中國近代中醫藥期刊彙編
第一輯
8

紹興醫藥學報

上海辭書出版社

目録

代派處

- [illegible] [illegible]君
- 中江 會文書局
- 蘇州 陸炳常君
- 潮州 協豐紹興店
- 天津 婁公館
- 奉天 王叔眉君
- 漢口 會文書局
- 杭州 貴翰香君
- 湖州 李浩生君
- 寧波 碧鷗書屋
- 紹城 紹興公報館
- 紹城 墨潤堂書坊

售報價目表（每月朔日發行）

全年十一冊	五角	外埠
半年六冊	三角	郵費
每月一冊	六分	另加

廣告價目表

本報廣告以行計
每行以三十字爲率
第一期每行取費一角
第二期至第五期每行均收費六分
第六期以上每行收費三分
特別廣告及刊刻大字圖表者價另議

再版

紹興醫藥學報

戊申六月第一期

本期目錄

●●本會徵文啓

本社以研究爲名。原以各個人之智識有限，冀得互相交換之益。組織社報。亦爲社員一得之愚。質諸海內。以求指正。與他報之提絜社會。引道國民爲責者。性質不同。願閱報諸君。時賜讜論。匡勸敝報。當照登載之多寡。答相當之報酬。是則本報受無限之光。社會得無窮之益者也。

●●敬告醫藥兩界諸君啟

醫界諸君。藥界諸君。亦聞我中國數千年來積習深痼之宗教醫藥。一躍而入於政治醫藥者乎。諸君如未有所聞。請看數日中庸邸之整頓醫學。江督之考試醫生之章程可也。諸君聞之。爲喜爲憂。未可知也。惟聞醫生而不知藥。藥師而不知醫。民命相關之大事業。而不學無術者操之。可乎否乎。醫院設立者教會也。藥品販賣者外商也。諸君總不以同胞生命計。亦當以一己立足計也。本社之設。有鑒於斯。冀以各人之學識閱歷。互相交換。千慮一得。豈眞不能漸臻發達。以存立於競爭劇烈之場者耶。諸君盍起　共扶之。

◎請閱醫藥學報以重生命啟

嘗考德日維新。首重醫學。英初變政。先講衛生。故近今歐美日各國。醫林藥界。精益求精。新理新法。日出不窮。朝登報紙。暮達遐衢。與國醫之自私自利。秘而不顯者。大相逕庭。吾儕對之。能不悚惶。又且吾國病家。不講衛生。不知看護。若遇重病危症。惟恃一日一至之醫生。一日一服之方藥。庸有濟乎。甚或迷信鬼神。受愚巫卜。仙方靈丹。雜藥亂投。及至人財兩失。始痛詆醫藥之貽誤。土偶無靈也。悔何及已。本社有鑒於斯。特爲慎重生命起見。不揣固陋。研究中西醫學。生理病理證治方藥。以及衛生事宜。看護要則。與夫通俗簡便療法。靡廣收博採。逐期刊列報章。似此苦心孤詣。應亦各社諸君所曲諒焉。敢乞　仁人君子。天地好生之德。存民吾同胞之心。逢人說項。廣勸購閱。庶病家智識日開。而醫家亦不得不力求進步也。頹風既挽。壽域同登。本社實深厚望焉。

本會公啟

●●請登醫界一覽表啓

紹郡醫家散處城鎮鄉埠者。各科林列。更僕難數。病家因證指請。或僅聞其姓。未識其名。未詳其地。每苦臨時歧誤。貽害病機。所關非淺。本報爲同人增長學識計、得不爲病家指請醫生計。故本社特創後附一式。請吾紹各大醫士。照給一表。塡寫名姓住址。暨專治兼治何科。門診出診何價。送付本報。上期照啟。俾閱者按圖可索。不至問道於盲。醫家病家。胥有益焉。願列表者。應助每月二角。藉充本館經費。即由本館飭送本報每月一分。以資考證。不再另取報費

醫界一覽表

姓名	醫科	診例	住址

宣統二年　月　日

●●請登藥界一覽表啓

醫藥猶唇齒也。醫無藥不足以治病。藥無醫不足以待用。近數日中政府整頓醫學。屢見報端。將來豈獨遺藥樂之雜用俱偏而無僞雜者。不待言已。其有道地未的缺數不全者。一經醫家病家逐漸考察。勢必均須整頓以廣招來。故本報特創一格。奉告藥界諸君。嗣後各有改良何料何品新增何丸何丹。均可填註格內。蓋用印章。即付本報照囑以便刊登。計助刊資若干。隨時定價在藥界所費不多。而聲明遠播。且使醫家可以開用。病家可以指買。實一舉三得。謹啓

藥界一覽表

藥品	丸丹	功用	服法	價目

宣統二年　月　日　堂書東

創製滲濕四苓丹

專治風濕寒濕暑濕酒茶濕濕溫溼穢濕挾濕瀉濕瘧濕痢濕腫濕滿濕濁濕毒濕鬱濕滯及霍亂水土不服等病但看病人舌苔白滑而膩或黃白相兼而厚者濕邪均在三焦氣分也悉以此丹主之每服一塊各照湯引送下價廉功敏

太和春藥蘆謹白

創製熱痧奪命丹

專治一切熱痧或膚生赤點為紅痧身發黑斑為烏痧身生赤疹為羊毛痧角弓反張為落弓痧腹痛筋轉為吊脚痧心中悶亂為糊心痧子發午亡為子午痧皆猝中暑毒穢惡及天行疫癘所致

太和春藥蘆謹白

甘露消毒丸

治濕熱溫溼吐瀉瘧痢胸痞頭疼惡心煩躁淋濁斑疹黃疸時疫

天保堂謹啟

梅蕚調肝丸

近患肝病者多犯胃則嘔承脾則瀉脹痛鬱悶苦況難鳴治不得法反種病根此方得自仙經藥品純良虛實兼到修合盡善功效特奇洵壽世靈丹也

天保堂虔製

◉◉紹興醫藥學報

發刊辭

自周子雪樵創辦醫學報於申江。迄今已四年矣。繼其後者。闃焉無聞。吾國醫林之頹敗。醫識之幼稚。已見一班。惟去年春。吾國留東學界。輸入醫藥學報。其中科學之繁博。內容之豐富。洵足爲有志斯道者。增長學說。擴充見聞。惜程度太高。苟無普通學識者。非但不能讀其報以明理。明理以達用。卽於名詞及字義。猶不能知。在彼輸入者。與不輸入等。在我瀏覽者。與不瀏覽同。又安能採彼之長。補我之短。以改良醫學也耶。雖然。醫精藝也。重任也。實業也。大學也。強人種。培國脉。保生存。袪痛苦。與國家社會。有密切之關係者也。吳江徐大椿云。人之所係。莫大乎生死。王公大人。聖賢豪傑。可以旋乾轉坤。而不能保無疾病之患。一有疾病。不得不聽之醫者。而生殺惟命矣。夫一人係國家之重。而國家所係之人。其命又懸於醫者。下而一郡一家。所係之人。更無論矣。華陽曾科進曰。吾國醫界之腐敗也。以不士不農不工不商之廢人。降而學醫。以五色五味

第一期弁言

五運五行之瞽說奉爲名言物理不解化學不知生理不明病理不精惟憑診脈以斷症徒誦湯頭之歌訣一見譫狂幻覺不知其爲神精病之現象而以爲鬼神作祟瘟疫瘧痢不知其爲黴菌物所傳染而以爲氣數所關醫者惟以師心自用病者遂以數盡自甘甚至靈藥仙方轉而乞命於土偶鬼符神咒得以流毒於人間種種荒謬不勝枚舉洄溪徐氏又云當時藥不市賣皆醫者自取而備之迨其後有不常用之品後人欲得而用之尋求採訪或誤以他物充之或隱以別種代之又肆中未備以近似者欺人取利此藥遂失其眞矣至其藥性變遷之因實非一端或因地氣之殊或因種類之異或因天生與人力之不同藥性既殊卽審病極眞處方極當奈其藥非當時之藥則效亦不可必矣今之醫者惟知診脉定方其藥則惟病家取之肆中所以眞假莫辨雖有神醫不能以假藥治眞病也揚州史搢臣云從古及今醫聖醫賢精言名理日出不窮若肯以外貌應酬之工用於內求記誦之際推尋奧妙研究精微則學問自有進境之期治病更多取效之證今僭創一議無論內外大小各科一月之中豈

無一二大證。一年之內。豈無一二奇病。若懷之胸臆。則近於秘。道不傳。若登之棗梨。又礙於少。難成帙。何不於三五知己中。每於月終歲底。各出所治大證奇病。現何證。服何藥。如何療。如何愈。共成一卷。佈告醫林。每年增廣。亦是不朽之舉。若止於此中求名漁利。以他人性命。作太廟犧牲。清夜自思。能無自愧也乎。鄙人讀此四則。益嘆醫藥一道。關係之重大。如彼醫界之腐敗。如此藥品名實之不符。又如此醫道之貴乎合羣。醫法之貴乎宣布。又無不如此此憂時之士所由奔走號呼。聯合同志。組織醫藥學社。月編醫藥學報之義務也。其編輯宗旨。於國醫學之足以保存者。則表章之。於西醫學之足以匯通者。則進取之。於中西醫學之各有短長處。則比勘而釐訂之。共勦綿力。力謀進步。或亦社會衛生之一助。醫學改良之嚆矢歟。鄙人不揣譾陋。特誌其緣起於報端。

越醫何廉臣謹識

畧例

奏定醫科大學章程。於中西醫學。必令兼習。未嘗偏廢。故本報對於吾國醫藥學界。有進取新學。表章舊籍之責任。凡關於醫藥之一切事項。或從家傳。或由

心得或事編撰或假譯述惟專爲國內醫家病家瀏覽起見凡所論列力謀淺顯俾切實用而易領悟爰將內容條例陳如左方

一〇論文

醫學通論　凡關於醫藥學之普通理論及醫藥界之批評解決或選論或徵文不拘一格兼收並蓄

全體總論（凡泰西全體學日本解剖組織生理等學均參用之）

病理總論（以中醫學爲主兼參西說）

藥治通論

古今名醫方論（以上方藥二門全從中學藉以保存國粹）

二〇學說（分醫學部藥學部兩門）

醫學部

甲　內科學（凡傷寒瘟疫雜症虛損均屬之）

乙　外科學（凡軍陣外科及吾國傷科學均屬之）

丙　兒科學（凡痘瘄等均屬之）

丁　婦科學（凡產科學均屬之）
戊　眼科學
己　喉科學
庚　針灸科學
辛　診斷學
壬　看護學
癸　衛生學
藥學部
甲　生藥學
乙　醫藥化學以上各科學說擇其最精要者編述之其間中者編撰西者譯述或徵求
三〇醫案
四〇小說
五〇雜錄

第一期弁言

甲　越醫會講

乙　社友心得錄

丙　社員題名錄

丁　通俗簡便療法

戊　單方草藥

己　醫諺存眞

六〇通　訊（凡內外醫藥界之惠函及本社社員之調查報告均屬之）

七〇專　件（凡　上諭　奏牘及稟批章程等均屬之）

八〇近　聞（凡各報之關係於醫藥界者均屬之）

本社同人學識幼穉閱歷淺隘尙祈海內有道時時匡其不逮紹郡醫界幸甚藥界幸甚病家更幸甚

醫學通論

◉◉醫與社會關係論

胡東皋

人不幸而病。病不幸而不得醫。與得醫而不幸。其爲鹵莽滅裂之手。等不幸也。而猶以不得醫而聽病之自然者。爲不幸中之或可幸。然則醫可廢乎哉。曰、是又執不藥爲中醫之見之偏也。夫失治之弊在輕醫。而誤治之弊在輕病。病何事也。醫何業也。合乎法則生。背乎法則死。故凡爲醫者。有繼天地施生之責。有代君相調燮之責。有保種族完全之責。吾不敢知曰軒岐再世。生靈無夭札之慘也。吾亦不敢知曰軒岐再世。病情無轉輾之變也。病變愈出。學問愈入。思之思之。羣聚而力索之。有全體學焉。可以探內景之所不常見（如骨骼筋肉皮膚內臟之部位形狀搆造及種種生活之現象）有病理學焉。可以抉中受之所不易知。（如六淫七情之病原寒熱虛實之病狀遞傳間傳之病變可治不治之病機）有診斷學焉。可以合闡而得其精。（如四診中有望有問有聞有切。必不爲病情之疑似所欺。而後病情之眞相可斷）有藥物學焉。可以分類而顯其用。（如辨藥有原質雜質之異配方有正治從治之殊）而又明人事。（如有貧富有貴賤有始富貴而後貧賤有始貧賤而後富貴之類。）順天時。（如春夏發升、秋冬蟄藏、必先歲氣、毋伐天和、及雖有舍時從症、而亦不得太過之類。辨職方。(如東南西北中風土不同體質自異)詢質性。(如有陰虛有陽虛有始陰虛而後陽虛或並受時感有始陽虛而後陰虛或並受時感)必至醫藥中之能事既盡。實無如何而後可聽諸天委之數而無歉。此則吾同人之所以欲共研究。而祈至於完全。以免人費也。顧就研究之一方面言之。不過本社會之發達焉耳。而功用之所包範圍之所及。無論爲政治社會。爲文學社會。爲工藝職業社會。凡儲其材以效用者。不能免飲食男女之事。風霜雨雪之遇。及喜怒悲思憂恐驚之感。卽不免外疎其防內失其節。維時疾病方至。動作遂輟。爲問所恃以託命者誰乎。曰、醫而已矣。醫而良。辨症劃然。處方井然。應手霍然。是繼天地施生之窮也。是代君相調爕之用也。是保種族完全之效也。醫而不良。前者虛虛。後者實實。轉相迭誤。大命告傾。其庸碌者。已破家矣。而或有其人。爲各社中所待以發達者。一蹶不起。生事遂廢。斯豈惟醫工之疚。抑將阻礙之影響。及於文明之所萌。爲不淺也。故結各社以合羣。爲求進文化者之大助力。而結醫藥學社以合羣。尤爲各社之求進文化者。而或有不測之大助力善乎大學堂之定章。有曰醫學科。藥學科。意者其在斯乎。其在斯乎。

內科學說 疫症類

◉◉疫氣淺說

李錦帆

疫傳染病也。其病名有八大之稱。其病狀有九傳之變。其病理有寒熱燥溼之殊。其病勢有輕重緩急之異。而究其原因。無一不由於黴菌毒。黴者黴類即霉毒氣也。菌者細菌。即微生物也。窺以顯微鏡。有植物菌。有動物菌。故名曰微生物。而不名曰微生虫。惟國醫論疫。專言乎氣。有云雜氣者。如楊栗山曰。毒霧之來也無端。煙瘴之出也無時。濕熱薰蒸之惡穢。無窮無數。兼以餓殍在野。胔骼之掩埋不厚。甚有死尸連床。魄汗之淋漓自充。遂使一切不正之雜氣。升降流行於上下之間。凡在氣交中。無男無女。無老無幼。無少無壯。不能不共相殘染。惟其來也無端。出也無時。且所着無方。故有發於一邑一鄉。而他處安然無恙者。此非四時六氣之可拘也。有云癘氣者。如陳畊道曰。疫癘氣也。或天應寒而反大熱。後乃繼之以霾霧。或天應熱而反大寒。後即繼之以淫雨。或河水泛而氣穢。或疾風觸而氣毒。或天久陰而熱鬱。或天盛暑而濕蒸。此皆疫氣之所由來也。有云敗氣者。如戴北山云。瘟疫、敗氣也。其氣先吸自口鼻。伏於臟腑。後則從臟腑蒸出於表面。氣血津液。逢蒸而敗。因敗而溢。輕則盈於床帳。重則蒸然一室。非臊非腥。似焦似腐。非鼻觀精者不能辨之。試察厠間糞氣。與凶地屍氣。自判然矣。是數說者。皆深知疫氣之當然。而猶不知其氣之所以釀疫者。實因其氣中含有黴菌。斯其氣乃雜乃癘乃敗。至其發現。中醫則曰疫氣從溼土鬱蒸而發。或發於山川原陸。或發於河井溝渠。西醫則曰低窪地土。或蘊有死水之衕。熱或積有腐爛之草木。後得六十度熱表之日光。接連晒之。其霉毒氣乃勃發。故在南方熱地。其毒尤甚。其傳染始則風爲之媒介。或水爲之媒介。繼則病人之口氣。汗氣。糞溺之氣。及其衣服器具。在在皆可以傳染。其療發則以逐穢解毒爲第一義。逐穢者、逐氣道中之臭穢也。解毒者、解血管中之菌毒也、故國醫有芳香辟穢法。有以毒攻毒法。總之不及日醫之血清療法。若夫辨疫、驗疫、治疫、防疫諸淺說。當續出之。以供醫林之評議。

◎近今時病與時疫辨

任漢佩

時病者。四季常有之病。如春溫、夏熱、長夏濕、秋燥、冬寒是也。時疫者。不拘四季、觸氣卽發。以人傳人。所謂癘疫是也。時病雖爲四季所常有。然有時春不病溫。夏不病熱者。何哉。是則所謂亢其害。承乃制。應寒則寒。而寒不過寒。應熱則熱。而熱不過熱。有承無亢。無太過不及之偏勝故也。時疫雖未必拘定四時。然多發於春夏之交者。何也。蓋二三月之間。天氣降於下。地氣騰於上。腐爛穢濁之氣。盡由是發。故內經名曰發陳。發陳者。發泄收藏後鬱久之陳氣也。二病之中於人也。一從表受。一從裡受。從表受之時病。不卽解其表。必由表而深入於裡。從裡受之時疫。不急攻其裡。必由裡而波及於表。見表治表。見裡治裡者。經也。見表治裏。見裡治表者。權也。

然則吾紹近日盛行之症。時病歟。抑時疫歟。據僕逐日證治者而言。有時病焉。有時疫焉。有時病而兼患時疫焉。若近患時病。其初起時不過惡寒發熱。頭眩鼻塞。咳嗽痞悶而已。略爲疏解。應手卽愈。若一兼時疫。變化多端。不勝枚舉而治法固有未可拘循常理者原二者患病之由兼病之故一因冬行春令應寒不寒春行秋令應温不温腠理疏弛邪得承隙而入中於肌表此時病之所由成也一因入春以來晴少雨多潮濕之氣固結不解居處卑窪飲食不潔者毒卽中之此時疫之所由生也既有新邪復觸疫毒攻之則表邪不解表之則內熱愈熾此時病時疫之兼患而不易兼治也但每見二病之兼患於初起時有惡寒發熱温表之而壯熱不退者因其頭痛膈悶升散之而目赤咽痛者愈治愈重卒至於氣喘聲嘶而後死僕乃另出治法而側重在時疫癍形未透病在表也在表治裡而癍點透矣頤發堅腫病在上也在上治下而頤腫消矣陽明府熱陷入太陰善睡昏迷不下自利大劑攻瀉宿垢一下神識清而下利亦自止矣設遇有病勢危迫不及救藥者急刺乳根伏兎二穴亦足補藥力所未逮蓋竊取先哲急則治標之法經驗甚多敢舉管見幸乞　諸君賜教

實用針灸學

(日本加藤浩及著) 鋅繹

譯者曰。今日吾國保存國粹之名醫。與譚東西洋醫學之發達。輒以不宜於中四字。爲自遁之符。不知外國醫學。傳自吾國者頗多。特我自失其傳。甘讓他人以獨步耳。即如針灸一術。日本近興針灸治會。善本疊出。而尋其祖則吾國之胡林達也。(明朝鮮之役、胡林達齎針灸之術於日本、日本遂興此學、)而謂針灸不宜於吾國可乎。

第一 針治法

針治法之施術。如按摩術之有一定方式。苟其對證。應驗如神。而慢性症尤爲見效。蓋是法亦技術之一種。在乎摩練習熟。其得心應手之妙。有非筆舌所能罄者也。

施術者

一身體强健。

二知普通醫學。

三通局所解剖者。

四熟悉按摩法。

五明針治之生理的作用。

六辨識針治之適當。

七有活潑之婉力（施治時如御車然。緩急强弱。動作各得其宜。）

刺針法

一如按摩術。指頭之知覺運動。務須敏捷活潑。

一刺戟法有特效之疾病。神經系統運動器病等之慢性症。及消化器系統急性解或慢症是也。其他於神經性之胃病等。亦有特効對末梢性痲痺着反應。

二刺針法。備誘導鎭靜興奮之功。

三作用奮興。如對末梢性痲痺之筋肉萎縮。或脚氣之痲痺等。喚起其知覺運動之機能是也。

（未完）

藥物學

裘吉生

◎◎金鷄納霜考

金雞納霜由金鷄納之皮熬煉所成。金鷄納是一種高可數丈至十數丈之植物也、一名秘魯皮。出南美亞利加及秘魯國等處。西歷一千六百三十年至一千七百八十七年。茲一二百年間。各國醫學家及植物學家紛紛往秘魯國調查及採標本并發刋記載。金鷄納之書甚夥。近百餘年來。益發明自南美移植於瓜哇印度等處者。其產出額幾可敷歐亞諸國之取給矣。

金鷄納之名本譯音成之。西字原文爲 Cindona。其種類甚夥。西藥收入茜草科。有赤黃褐三色。赤黃兩色較良。凡採取金鷄納之皮不得濫伐。著爲禁令。其皮部受剝後必護之以青苔黏土。使其重易發育。兩三年後新皮又生。

金鷄納之成分含六精二酸。一桂尼精。二先高尼精。三桂尼顛精。四先高尼顛精。五桂尼㚖。六先高尼夏。一桂尼酸。二桂尼文酸是也。黃色者、桂尼精較多。褐色者、先高尼精較多。桂尼精西字原文爲 Quinina。其形如結冰。頗綿軟。味極苦。能解熱。先高尼精西字原文爲Cinohonina色白而黃。味畧苦。入補劑。能解熱。桂尼顛精西字原文爲Quinibina。味苦無臭。入補劑。先高尼顛精西字原文爲Cinchonipina 功用與桂尼精同。五六兩精自三四精內分出。二酸性味亦略同。

金鷄納內含各精之性味功用既明。而金鷄納之性味功用可知矣。記載金鷄納之籍中。雖不如中藥本草之言色白入肺味苦性涼。然大書其爲能解熱。又入補劑。又稱其解瘧有殊功。無論往來瘧疾常熱瘧疾危險瘧疾皆主之。兼治虛弱。腦氣筋痛。久痰嗽。久鼻淵。久泄瀉。胃弱大頭瘟等症。其爲涼而且行之性可決矣。泉塘趙氏本草綱目拾遺。謂性熱。以傳聞之說。誤盡後人。

嗚呼。他國人已研究數百年。視爲至寶之藥。而我國人尚涼熱之莫定。視若毒物。眞可怪也。至醫藥界中恒操西藥不可用之說。尤爲不經。試問物產若須地界限之而可用。吾浙人將不能服川廣藥材矣。又何以西洋參印度鴉片諸君不因其外國產而不上脣也。雖然。吾知之矣。吾知諸君非有他界限也。苦無考證耳。爰敢以簡陋之文。摭拾羣書之要。爲金鷄納霜考。

廉臣醫案

四月十五日。會期講演云。鄙人習醫二十七年矣。先與沈蘭垞嚴繼春沈雲臣三君講求醫學。約有三年。粗知門徑。自以爲醫學不過如是而已。繼從樊開周夫子臨證三年。（樊師盛行一時。日診七八十人。多則百數十人）。始至症候之傳變。療法之活潑。層出不窮。其間效者甚多。不效者亦不尠。乃決計出游訪道。集思廣益。寓蘇垣僅一年。居滬江者三年。每遇名醫。輒相討論。類皆言陰陽升降。五行生尅。運氣流行。諸空談。卽侈然自足。而於切實治病之方法。精確不磨之學說。十無一二。竊嘆祖國之明醫。何其寥寥若晨星耶。惟於蘇垣傳星槎老伯處。晤馬培老。晨夕談醫。頗得一二要言。大旨謂醫學一道。半以醫案爲師。半以病人爲師。一可鑑別古人方案之優劣。一可調查平日治療之分數。旨哉斯言。可謂閱歷有得矣。與余感情亦最厚。承其面贈紀恩錄、及馬評外科全生集、驗方新編摘要各一冊。至辛卯秋。因病回紹。病痊遂於壬辰春在郡城寶珠橋懸壺賣醫。迄今已十有八年。回憶從前診治。遺憾良多盖閲一年則多一年之悔悟歷一症則經一症之困難故暇時輒筆記醫案藉以自鏡其得失善夫周澂之有言曰宋後醫書惟醫案最長見識取其實驗也余友夏希靈對余曰以報章開醫智惟多登醫案較醫論尤爲翔實効果亦多獨洄溪老人云近今醫案則襲幾句陰陽虛實五行生尅籠統套語以自文其陋而文人學士又最易欺見有陰陽五行等說即以爲有本之學深信不疑其人亦自詡爲得醫學之捷徑其實相率而入於魔道故周子雪樵云近閲名醫方案往往詳言病理略言病狀盖言病狀之合否夫人知之言病理之合否則惟老於醫者始能知之且聚訟而不能定鑒其開宗明義之要語不曰肝陽上升卽曰肺氣不降不曰肝木尅土卽曰腎水素虧病理之下所述病狀則就其淺顯者略言之遂接論治法此等方案雖日書數百紙而不知其僞也鄙人鑑此流弊內斟今古外參東西思之思之得一新醫案之式先於方紙上逐一表明

一病源（內經所謂治病必求其源也）

二病狀（徐靈胎所謂一病有一病之症狀也）。
三病所（毛對山所謂病之所在是也）。
四病變（繆仲淳所謂病有初中末症。必有傳變也）。
五診斷　診者審也。斷者判也。審其舌苔脉至。參合病源病狀病所及病變。以判决其病勢之輕重。病機之安危也。
六療法（宜分外治內治兩法。隨機應變）
七藥力（例如濕温用三仁湯加減。暑濕用蒼朮白虎湯加減之類）。
八看護（即教病家衛生之要法。如衣被宜潔淨。飲食宜淡泊。臥房宜寬暢。窗戶宜開爽。侍人勿雜。燈火少燃。清風徐來。病氣自然消散。至於藥劑。或宜多煎。或宜少煎。或宜少水。或宜多水。或宜先入。或宜後入。或宜泡服。或宜冲服。醫者須一一告明病家。而病家亦必一一服從醫家之命令）
如此立案。明白易曉。舉其便利有三。一便利醫家塾寫。毋勞思索。二便利查閱前案。一目瞭然。三便利病家調理。有條不紊。講演畢。經同人拍掌舉手。多數贊成决議實行而散。今不自揣。特先登醫案數則。以就海內同人之匡正。

時疫醫案　引言

今年時疫約有二種。一者風毒。有發為喉痧者。有發為白喉者。有發為痄腮頤腫者。一者濕毒。即濕溫時疫是也。二者從三月中以迄近今。忽隱忽現。愈發愈凶。往往一人起病。後即傳染一家。藜藿多。膏粱少。戚黨來探望者。多傳染而去。其病情皆先伏於血分。而後發出於氣分。表裡同病。蔓延三焦。其病狀始惡風寒。後但壯熱不寒。四肢倦懈。筋骨痠疼。胸腹熱甚。按之、灼手。渴不引飲。或嘔呃頻作。口穢噴人。面色油膩。其大便有水瀉於注者。有滯痛如痢者。其小便有熱積如淋者。有點滴不通者。神色懊憹。煩躁。時清時昏。或譫語發狂。或如尸厥。（即俗名蒙閉）或頭搖手痙。氣喘聲嘶。或發白瘖。或發紅疹。或發紫瘢。或發黑暈。或發時瘄。或發黃疸。或發天花痘。或鼻衄如注。或口吐紫血。或便紅。或溺血。舌苔或白或黃或紫或絳。或灰或黑不等。脉形或濡滯或弦數或細勁。或銳利。或模糊。變現不一。究其病原。無一不由於黴菌毒。其治法總以殺菌解毒為主義。上焦則透而逐之。中焦則疎而逐之。下焦則攻而逐之。或佐散風。或佐宣濕。或佐消食。或佐化痰。或參以平脈。或參以清腦。隨機應變而已。（案續出）

小說

◎◎詼諧文　醫生本草

刼

引言

嘗聞醫者有立方容易診病難之說。病家智識不一。醫者莫展其長。斯言誠然。予以病家當有生病容易就醫難之嘆。蓋醫鮮十全。古之大家。且有某某主溫。某某尙凉。某某專於補。某某慣於瀉之偏執。後世末學。概可知矣。擇醫之艱。毋待言也。夫專科醫生。性質與習慣之不同。學問與閱歷之互異。猶本草載藥品之有眞僞。藥性之有和猛。有過之無不及也。爰作醫生本草。以寫近來各科之現狀。俾病家如醫生立方選藥。然而有所擇焉。語雖詼諧。事頗着實。讀者毋作游戲筆墨觀。　作者識

兒科　味苦（兒科稱啞科。孩提不能自言疾病。醫者苦於審診）。性平。（兒科用藥每只數分）　主治痘瘄、急慢驚風（兒科招牌。皆兼治痘瘄急慢驚風）。有小毒（呱呱初墮之兒。爲兒科所殺。日不知凡幾）。有虛證或病後成慢脾風者

勿服。（慢脾風即慢驚屬虛寒證其狀雖亦見身熱口鼻氣必冷唇舌色必淡二便必清利與急驚屬實熱者成反比例急驚治宜幸涼表散慢驚治宜甘溫補益常見兒科用藥不分虛實）虫積疳癆初起頗著小效（兒科慣用消導虫積疳癆初起頗宜）鄉鎮所售者宜於藜藿體（兒科懸壺於鄉鎮者其習慣之專事攻伐農工家之體質稍堅實者無碍）膏粱家體質弱者擇儒門產者良。（兒科儒理者自然略近於理）出寺觀庵廟中僧尼之種世以能按摩針刺實皆僞物。（僧尼之輩往往以按摩針刺欺侮病家其實類皆不學者流）長於去痘毒者莫如外國產。（引種牛痘最爲妥當惟種法終推西醫）近來華種西植者尚可入藥。（中國人之學西醫法者術尙精細）性最毒者浙東之山陬種。以善去痘毒名而人命常作田稻比例以稱年歲之豐歉。（種花之醫多出山陬每於春夏之際常於同道中自稱今年收成尙好種一千人痘死者只三百人）算名先生爲佐。（世人多迷信爲醫所殺不記醫過但云今正算命先生原說有關故醫者得以諉其咎

（未完）

◎◎時疫問答

趙逸仙

門人問曰。今年時氣有病數日而愈者。有病數日而死者。此何故也。余曰病數日而愈者。濕溫也。苟不犯逆。隨手可以取效。病數日而死者。伏氣而又感時氣也。去歲冬令過溫。陽不潛藏。立冬後南風競作。天氣逢南風則晴。北風則雨。倒行逆施。自古無之。人在氣交中。以疏泄之薰風。開其腠理。賊邪中之。又復春行冬令。重受時邪。大抵伏氣猶火藥也。時氣猶火線也。時氣易散。而伏氣最難透達。二者兼衡。則宜側重伏氣。吾爲子輩詳言其理。夫血分之邪。熱毒也。男子初起。有鼻衄者。有齒血者。女子有潮泛不及期而至者。斯時也。血既沸騰。熱又內陷。若用苦寒。則邪無出路。若用升散。則愈加妄行。若熱在血而治在氣。則愈熱愈甚。而血必瘀。若任其熱而聽其陷。則愈熱愈沸。數沸之後。而血必散。又何怪汗出氣喘。悠然長逝乎。嘗聞一男子死後而鼻血如注者。一女子死後。將殮而經猶如湧泉者。此皆血中熱毒之明證也。凡遇此症。外邪宜散。而血熱宜輕。法在宣氣解肌。通絡淸榮爲要。至血氣兩燔。非攻下不可。嘗有下後而熱更甚。至再下三下而始熱退身涼者。此不可拘常法也。

●●臨證芻言。

舒欽哉

治病如治獄。然原情定罪。良吏固無不白之寃。對病發藥。良醫豈有不治之症。然刀鋸桁楊之具。聖王必不得已而用之。爲其干造物之和也。矧乃罰不當罪。其含寃更不知何如矣。經曰。毒藥治病。衰其大半而止。又曰毋虛虛毋實實。昧乎旨哉。由前以觀而過用之干和同。由後以觀而誤藥之含寃同。吾輩懸壺求食。抑已鄙矣。而臨證施治。非特攻刼之劑。不可過用也。卽滋補亦何可過用。非特未病之地。不可誤藥也。卽已病之地。亦何可誤藥。奈不學之輩。且倖倖以相告曰。趁我十年運。砒霜當藥醫。嗚呼噫嘻。吾末如之何也已矣。

●●通俗簡便療法

何幼廉

四時感冒（分冒風 冒寒 冒暑 冒溼）

冒風 此卽俗稱小傷風是也。但有嗽咳、清涕、鼻塞、聲重而已。身不發熱。故無傳變。與傷寒論中之桂枝症不同。只須微辛輕散。與葱豉湯加薄荷。

鮮葱白二枝 淡豆豉三錢 蘇薄荷三分 開水泡服。 忌酸冷腥發油膩等物。

●●紹郡醫藥學研究社社員題名錄

以三月十五日大會時舉票之多寡爲先後加圈者社費已收

○何廉臣　社長　　汪竹安　又　　○高潤生
○裘吉生　副社長　　○施莘耘　又　　○駱保安
○包越湖　副社長　　○胡幼堂　又　　蔡錦清　會計員
○舒欽哉　評議員　　○陳心田　評議員止　　○何幼廉　庶務員
謝佩銘　又　　陶芝蘭　書記員　　○何小廉　庶務員
○趙逸仙　又　　陳紫栽　　嚴紹岐
○李錦帆　又　　徐仙槎　　○魏芳齋
○胡東皋　評議員兼編輯　　王子珍　　何雨村
○胡瀛嶠　又　　金耀庭　　王傳經
○楊質安　又　　○沈伯榮　　王者輔
○任漢佩　評議員兼編輯　　余月亭　　金沛恩
○姚小漁　又　　○陳宜臣　　施葆卿
○高光瑞　又　　○鄭少春　　謝東喬

童匯康　○章友三　章吉堂

吳麗生　○馬幼安　謝福堂

○孫康侯　○傅克振　駱國安

○潘文藻　○賀純賢　駱靜安

顧寶齋　○王伯延　酈鳳鈞

○趙琴孫　○陳順齋　陳樾喬

○周越銘　姚浪三　曹炳章

○史慎之　阮屏侯　樊星環

王景章　姚定生　兪少湄

錢少堂　○孫寅初　金蔚卿

○李蓉栽　朱橘泉

○金海珊　傅伯楊

○嚴繼春　范少泉

如有新入社者俟入社後逐期續登

通訊

◉◉李蓉齋君來函

越中醫學素占優勝洄溯往昔代不乏人比來個人各爲生計每有心得秘而不宣或自作聰明矯枉過正下之則流品不齊濫吹混食醫風腐敗已達極點況東西各國新理新識層出不窮若不刻意改良中醫遂不堪聞問矣同人有鑑於此急欲保存國粹化私爲公爲此釐訂清章組織社會培承發起諸公不棄傳單招致研究醫樂兼參東西以期互相討論力求進步庶幾相得益彰漸臻文化此舉培亦深表同情竊恐同志無多難收集思廣益之効將來若欲普及非假官方考驗不可如宋之考太醫法以墨義、脈義、大義、論方、假令、運氣六事命題若俗醫不願投考則援外國强迫敎育之例庶積學者奮發愈勤膚淺者用功加勉至於藥學品類衆多醫家漫不經心未能逐種嘗試竟有行道有年叩其藥品形狀茫無以對藥肆雜路冒冲形色氣味性質全失雖有針鋒相對之方往往有名無實更有本色已變薰以硝磺欲色鮮明浸以酸酒欲足神光。打以白蠟。此類不勝枚舉。如欲整頓。亦須邀藥業入社。預囑改良。社員各處調查。勸諭禁止。并照外國警章。巡警得查禁權限。庶售眞貨者。樂此聲名。沽僞貨者。懼干法紀。凡此皆社會上當研究問題。培既承不以庸劣見遺。若安緘默。則辜負高誼。實非淺鮮。故妄抒所見。以博社中諸公一粲。

專件

◉◉紹郡醫藥學研究社簡章

第一章　定名

第一節　本社遵照　欽定大學堂章程第四節第四條醫科分醫學藥學二門故定名爲醫藥學研究社

第二章　宗旨

第二節　本社專門研究中西及日本醫藥科學以交換智識輸入新理爲闡發吾國固有之醫藥學爲宗旨

第三章　社員

第三節　社長一人副社長二人評議員十四人社董若干人編輯一人書記一人會計一人庶務一人社員贊成員名譽員均無定員

第四節　社員中職務及權限訂定如左

甲　社長須醫理擾長品行端正者由社員中公舉凡社中整理事宜編輯

醫報均由社長主任並有開會邀集社員之權

乙　副社長須才識幹練名譽素著者由社員中公舉凡社中一切事務副社長均有協助之責如社長不能到社副社長亦有開會邀集社員之權

丙　評議員由社員中公舉歷有經驗持論和平者凡社中施行事宜及研究醫藥學上之問題評議員中以多數議決之

丁　社長副社長評議員均以一年爲一任連舉者得聯任

戊　凡素識醫理願入本社照章納費者均得爲本社社員

己　由贊成員名譽贊成員中公邀若干人爲本社之社董有糾察本社施行事宜之權

庚　書記擔任繕錄評議及研究各件此外如有證治驗方及新書新報中有關於醫學之文者悉須錄存副本

辛　會計任收支經費及報告年結等事

◉◉江督考試醫生章程

一醫界範圍甚廣。今以地方行政所關。先就江南省城。立有牌號。及定有脉金之醫士。一體考選。其有知醫而不問世。只與戚黨酬應者。及曾游學醫科。得有文憑者。攷否聽便。不在此限。

一各醫生統限於五月十五以前。赴提學使署報名投考。將姓名年號籍貫。及所業何科。現居何處。逐一註明。聽候定期考試。屆時有提學使牌示通知。其現未懸牌。亦願與考者。一體報名。

一各醫生所報專科。如內科外科女科幼科之類。以及產科痘科眼科牙科等。於某科之中。專擇一事者。是猶大學選科之例。亦可聽其擇報。凡報一科。或兼數科者。均聽。

一考試一題。祇就醫學普通知識所必有者。發爲總題。但期明於醫術。並不苛其文藻。其餘發問數條。各就本科。難易不等。亦不限令全答。取覘程度高下。以定等差。

一考試各醫生。按照學堂章程分爲五等。其最優等優等者。各給應得文憑。並記名候給醫學差委。中等者給予中等文憑。以上均聽其懸牌行醫。不懸者仍聽其便。其下等及最下等者。不給文憑。不准行醫

一經此次考選之後。各將所得某等文憑。註明於牒上。凡無文憑者。不得懸牌。倘此次未經考試。或考後補習有進者。應候再考。如有混行懸牒者。由地方官隨時查禁。

●◉近聞

肅邸注意醫學○民政部肅邸提議。以中國醫學衰微。往往有不通國文。不知藥性者。輒敢掛牌行道。殊於生民大有妨礙。擬將京城內外行醫者。逐一調查。由部考驗。如果學有精素。方准掛牌。否則停止其營業云。

鼓勵醫官○政府擬將京外官醫院醫官。改爲實官。分訂品級。以示鼓勵。

徵求名醫○聞日前　皇上爲　聖躬康健之預備。電飭直隸、江南、廣東、湖南、湖北等省督撫。徵選名醫來京。以備不時應　詔云。

光緒三十四年五月三十日初版
宣統元年六月初一日再版
編輯者　紹興醫藥學研究社
印刷者　紹興印刷局
總發行　紹興宣化坊醫藥學研究社

看護學問答

凡人不能免疾病即不能免醫藥惟醫藥與疾病之間必賴看護看護周至醫無掣肘藥不誤施則患疾病無足慮也然則疾病之關係要在看護也明矣故由西國看護學爲專門學醫院病院必有多數之看護人以看護病者我國社會亦有八分調養二分醫之說調養之事雖屬病人調養之法實出看護學顧醫學開明之域醫院林立之區看護學固必要之學也若醫之與病者不相關切而又無專司看護之人如我國者看護學爲尤要學也何則蓋人事萬狀不出倚人自衛兩節闔醫事亦然有完全醫院及專司看護之處之民一旦疾病纏身但赴病院可也醫藥看護均可無待自操之勞中國內地醫生習慣草草十餘字之方紙忽忽數杪時之診斷甚其責任藥之效驗與否病之輕重與否[illegible]不顧也看護上既不能倚恃醫者其責任全須病者家屬戚屬等人自擔之故醫學已開明之處呈看護學爲醫界中一部分必讀之書醫學未完全之處看護學爲人人必讀之書本館因於是意聘精於醫事與[illegible]事者取最完美之譯汰煩抉要譯成看護學問答初集不日出版以餉海內君子先睹爲快之意定價一角上海商務印書館文明書局會文書局及各省各大書坊均有寄售

總發行浙江紹興大路內紹興教育館總發行所
水澄巷內第一支店

再版

紹興醫藥學報

戊申七月第二期

代派處

●●申江　王問樵君
●●申江　會文書局
●●蘇州　陸炳常君
●●湖州　協豐綢興店
●●天津　婁公館
●●奉天　王叔眉君
●●漢口　會文書局
●●杭州　貴翰香君
●●湖州　李浩生君
●●寧波　碧鷗書屋
●●紹城　紹興公報館
●●紹城　墨潤堂書坊

●●售報價目表（每月朔日發行）

●●全年十一冊　五角　外埠
●●半年六冊　三角　郵費
●●每月一冊　六分　另加

●●廣告價目表

本報廣告以行計
每行以三十字爲率
第一期每行取費一角
第二期至第五期每行均收費六分
第六期以上每行收費三分
特別廣告及刋刻大字圖表者價另議

本期目錄

●本會徵文啓

本社以研究爲名。原以各個人之智識有限，冀得互相交換之益。組織社報。亦爲社員一得之愚。質諸海內。以求指正。與他報之提絜社會。引道國民爲責者。性質不同。願閱報諸君。時賜讜論。匡勸敝報。當照登載之多寡。各相當之報酬。是則本報受無限之光。社會得無窮之益者也。

●敬告醫藥兩界諸君啟

醫界諸君。藥界諸君。亦聞我中國數千年來積習深痼之宗教醫藥。一躍而入於政治醫藥者乎。諸君如未有所聞。請看數日中肅邸之整頓醫學。江督之考試醫生之章程可也。諸君聞之。爲喜爲憂。未可知也。惟聞醫生而不知藥。藥師而不知醫。民命相關之大事業。而不學無術者操之。可乎否乎。醫院設立者。教會也。藥品販賣者。外商也。諸君總不以同胞生命計。亦當以一己立足計也。本社之設。有鑒於斯。冀以各人之學識閱歷。互相交換。千慮一得。豈眞不能漸臻發達。以存立於競爭劇烈之場者耶。諸君盍起　共扶之。

請閱醫藥學報以重生命啟

嘗考德日維新。首重醫學。英初變政。先講衛生。故近今歐美日各國。醫林藥界。精益求精。新理新法。日出不窮。朝登報紙。暮達遐衢。與國醫之自私自利。秘而不顯者。大相逕庭。吾儕對之。能不悚惶。又且吾國病家不講衛生。不知看護。若遇重病危症。惟恃一日一至之醫生。一日一服之方藥。庸有濟乎。甚或迷信鬼神。受愚巫卜。仙方靈丹。雜藥亂投。及至人財兩失。始痛詆醫藥之貽誤。士偶無靈也。悔何及已。本社有鑒於斯。特爲慎重生命起見。不揣固陋。研究中西醫學。凡生理、病理、證治方藥。以及衛生事宜。看護要則。與夫通俗簡便療法。靡廣收博採。逐期刊列報章。似此苦心孤詣。應亦各社諸君所曲諒焉。敢乞 仁人君子。 天地好生之德。存民吾同胞之心。逢人說項。廣勸購閱。庶病家智識日開。而醫家亦不得不力求進步也。頹風既挽。壽域同登。本社實深厚望焉。

本會公啟

◉◉請登醫界一覽表啓

紹郡醫家。散處城鎮鄉埠者。各科林列。更僕難數。病家因證指請。或僅聞其姓、未識其名。未詳其地。每苦臨時歧誤。貽害病機。所關非淺。本報爲同人增長學識計。亦得不爲病家指請醫生計。故本社特創後附一式。請吾紹各大醫士照給一表。塡寫名姓住址。暨專治兼治何科。門診出診何價。送付本報、期照啟。俾閱者按圖可索。不至問道於盲。醫家病家胥有益焉。願列表者應助每月二角。藉充本館經費。即由本館飭送本報。每月一分。以資考證。不再另取報費。

醫界一覽表

姓名	醫科	診例	住址

宣統二年　月　日

●●請登藥界一覽表啓

醫藥猶脣齒也。醫無藥不足以治病。藥無醫不足以待用。近數日中政府整頓醫學。屢見報端。將來豈獨遺藥。藥之雜用俱偏而無僞雜者。不待言已其有道地未的缺數不全者。一經醫家病家逐漸考察。勢必均須整頓。以廣招來。故本報特創。一格。奉告。藥界諸君。嗣後各有改良何料何品新增何丸何丹。均可塡計格內。蓋用印章。即付本報照囑以便刊登。計助刊費若干。隨時定價。在藥界所費不多。而聲明遠播。且使醫家得以開明。病家可以指買。實一舉三得。謹啓

藥界一覽表

藥品	丸丹	功用	服法	價目

宣統二年　月　日　堂書東

看護學問答

凡人不能免疾病即不能免醫藥惟醫藥與疾病之間必賴看護看護周至醫無掣肘藥不誤施雖患疾病無足慮也然則疾病之關係要在看護也明矣故東西國看護學爲專門學醫院病院必有多數之看護人以看護病者我國社會亦有八分調養二分醫之說調養之事雖屬病人調養之法實出看護學顧醫學開明之域醫院林立之區看護學固必要之學也若醫者與病者不相關切而又無專司看護之責之人如我國者看護學爲尤要之學也何則蓋人事萬狀不出倚人自衛兩範圍醫事亦然有完全醫院及專司看護之處之人民一旦疾病纏身但赴病院可也醫藥看護均可無待自操如中國內地醫生習慣草草十餘字之方紙怱怱數杪時之診斷盡其責矣藥之效驗與否病之輕重與否概不顧也看護上既不能倚恃醫者其責任全須病者家屬戚屬等人自擔之故醫學已開明之處呈護學爲醫界中一部分必讀之書醫學未完全之處看護學爲人人必讀之書本館因於是意聘精於醫事與諳事者取最完美之精汰煩抉要譯成看護學問答初集不日出版以餉海內君子先睹爲快之意定價二角上海商務印書館文明書局會文書局及各省各大書坊均有寄售

總發行浙江紹興大路內紹興教育館總發行所
水澄巷內第一支店

創製滲濕四苓丹

專治風濕寒濕暑濕酒茶濕濕溫溼穢濕痰濕瀉濕瘧濕痢濕腫濕滿濕濁濕毒濕鬱濕滯及霍亂水土不服等病但看病人舌苔白滑而膩或黃白相兼而厚者濕邪均在三焦氣分也悉以此丹主之每服一塊各照湯引送下價廉功敏

太和春藥廬謹白

創製熱痧奪命丹

專治一切熱痧或膚生赤點爲紅痧身發黑斑爲烏痧身生赤髮爲羊毛痧角弓反張爲落弓痧腹痛筋轉爲弔脚痧心中悶亂爲絞心痧子發午亡爲子午痧皆猝中暑毒穢惡及天行疫癘所致

太和春藥廬謹白

甘露消毒丸

治溫熱溫溼吐瀉瘧痢胸痞頭疼惡心煩躁淋濁斑疹黃疸時疫

天保堂謹啟

梅萼調肝丸

近患肝病者多犯胃則嘔承脾則瀉脹痛鬱悶苦況難鳴治不得法反種病根此方得自仙經藥品純良虛實兼到修合盡善功効特奇洵壽世靈丹也

天保堂虔製

論文

◉◉論本社之設實有益於病家

六世儒醫任漢佩著

醫家之患患在不知病病家之患患在不知醫以不知病之醫家而令之治病與不知醫之病家而使之求醫等患也而醫家之患小病家之患大醫家之於病品之優者惟名是尙品之劣者惟利是圖治而愈也名得之矣利得之矣治而不愈亦不過失一時之名利已耳以醫家一時之名利與病家一身之性命相較孰利孰害孰輕孰重無待智者决之奈病家之就醫或僅識其人焉或徒聞其名焉或爲親友推薦焉倉皇猝就其見識契若品行奚若學問閱歷又奚若概不詳究卽欲究之亦惟以病試之而已以病試醫何如以醫勉醫以病試醫者暫以醫勉醫者常以病試醫者醫得售其奸以醫勉醫者醫不得藏其拙本社之設不啻以醫勉醫其表面若爲病家計宜乎祗和私利之庸流因畏生忌因忌生讒羣起而毀之曰是社也爲沽名爲弋利爲把持醫業於治病乎何有由是聞其言之醫家氣爲之一阻聞其言之病家氣更爲之一阻設有人焉

有益於病家

從而叩之曰、在社諸君。類皆行道有年。聲名卓著。非與絕無影響者比。抛有用之光陰。作無益之談論。何唇舌之不憚煩乎。好無己之奔波。竭有限之精力。何跋踄之不畏勞乎。破一己之私囊。供一社之公用。何輕財若此乎。且一遇冒開特別。不拘遠近。爭先恐後。集社討論。即在聲價素高者。亦僅給與馬之費。不收聘請之資。又何急公忘私一愚至此乎。彼必答之曰。是欲炫己之長。形人之短。竊人之有。益我所無者也。誠如是。則醫學日有進步。病家必大有裨益。蓋個人之學問。不敵乎衆人之學問者。理也。偶爾之閱歷。不敵乎經久之閱歷者。勢也。試以中醫所供識者略言之。張機而後。代有名醫。各抒一見。各立一說。雖各有所長。皆各有所偏。此其弊實由於人自爲學。家自爲教。無相與討論之故耳。今設社以爲之挽救。要知智識之淺深。不研究則不自覺。學問之程度。不研究則不自知。尺短寸長。自古才難求備。東搜西採。於今理可。參觀醫者多一有用之見聞。即病者增一無窮之利益。積年累月。智識日開。爲醫者不患不知病。患病者不患不知醫。此固同社諸君所共幸。實即吾紹病者一大幸。

全体総論

●●緒言

越醫何廉臣編撰

國醫學自有歷史以來。四千餘年於茲矣。讀其書。推想其理。實驗其法。大約病理學、理學中國舊說可採者十之三四。診斷學中國舊法可用者十之五六。證治學、中國舊說多由閱歷而來。可從者十之七八。藥物學、論藥之功用治法。與西說大同小異。所少者化分化合之法耳。至處方學則古今良方林立。美不勝收。雖好新學如康氏。尚謂仲景之藥方亦足尚焉。其他單方草藥。不但見信於中邦。亦且盛行於美國。奈崇奉東西醫學者。而謂四千餘年之國醫學。實少精華之可取。毋乃蔑視國粹乎。惟軀殼之形層。臟腑之部分。腦筋之纏繞。血管之輸發迴流。全體之各種機能。承訛襲繆。遜於西醫之精確者多矣。此則國醫學之一大缺點也。謂予不信。請綏泰西學說。一一以證明之。

英醫合信氏云。人身百體。功用甚多。學醫之士。首宜精研。夫人有皮、肉、筋、骨、合成軀殼。其中實以臟腑。貫以血管腦筋。所謂體質也。一物有一物之用。無虛設無假借所謂功用也試以鐘表譬之其體質則有函匳輪軸機擺其功用則或主旋轉或節遲速令人一望而知時刻良工修理鐘表必先審察函匳毀壞否輪軸機擺折斷否若俱未也則考究旋轉何以不靈遲速何以不準或損其有餘或補其不足或拭其垢滯務使復其常度醫者亦然有體質之病有功用之病有體質功用相兼之病必先細心辨明方能施治余來中國施診今已二十年矣訪查華人竟有數十年老醫不知臟腑何形遇奇險不治之症終亦不明病源何在豈非憾事乎。

美醫柯爲良云中國醫書所論骨骼經絡臟腑或缺或誤不勝枚舉如肺只五葉以爲六葉肝只五葉以爲七葉則誤其形脾居左以爲居右肝居右以爲居左則誤其位心運血以爲藏神腎司溺以爲藏精則誤其用膀胱上口斜接腎中兩溺管溺由此來以爲膀胱無上口係由小腸第四回藉三焦之氣滲入則誤有形爲無形至外腎爲生精之經膀胱之底有精囊爲藏精之府腹中另有甜肉一經其爲用也乃會同胆汁化食物之油類腸間有吸液管無數其爲用

也乃吸攝精液運行周身更有最大一經曰腦白體內外皆有腦筋纏繞如目之能視耳之能聞鼻知香臭舌辨酸鹹心能運血胃能消化手足之能動作肌膚之知寒熱痛癢以及記憶謀慮者無一非腦之功用也此數者或闕其功用而不言或闕其全經而不講展讀之下爲之三嘆焉

英醫德貞云予英人也幼業西醫壯遊東國訪考醫術二十餘年竊嘆中國之醫書甚多何明醫之絶少也細究其弊一由於無專功一由於泥古法中國之醫從無幼習類皆誦詩讀書半世無成去而習醫讀藥性之賦記湯頭之訣鬪針灸之法操術未深而謀食便切急於出試高談佐使君臣空說望問聞切視藥料爲名利之數等民命爲孩兒之戲有終身行醫而不明人之全體者亦有數年學醫而不明人之臟腑者肌之理不明腦之體不講血之管不知肝之部位不能悉心之功用不能辨胃汁膽汁甜肉汁俱有消化之功用而不能諳血徒以脾動磨胃腑有三焦右腎爲命門小腸引溺入膀胱等等誕妄作無稽之論使操此術以業醫吾恐理既處於悖謬意必涉於胃味其何以起人之死而

回人之生耶。一命亦關天地之和。匹夫而補陰陽之缺。此種之責任。豈易易哉。予願中國有志醫道者。及早於全体一書。三折肱焉。九折臂焉。庶乎其無誤矣。合三說以觀之。若糾正。若勸勉。若耳提。若面命。僉信欲明醫理。必先究病理。欲究病理。必先知生理。欲知生理。必光窮解剖組織之原理。然則中國醫學之改良。必從全体學始也。明矣。嗟乎。往者已矣。來者可追。前三說實爲精確。我輩當奉爲明言。視爲諍友。不必存彊域異同之見。蓋交涉上有國際界限。學問上無國際界限也。況擇善而從。不善而改。聖訓明明。詔我乎。所可痛哭而流涕者。既疊受其激刺。而猶夢然罔覺。龐然自大。間然自足。不肯結中醫之團體。羣中醫之腦力。或猝厲其所固有。或採補其所本無。合古今中外一爐而陶鎔之。以與東西醫相競爭。而保權利。吾恐二三十年後。中國之醫治權。不爲外人所奪者鮮矣。甚可痛哉。甚可惜哉。

未完

學說

●◉傷寒傳經辨惑論

楊質安

昔人云。治傷寒如對勁敵。以傷寒勢最險惡。治療頗不易易。而後世發明傷寒者。積書成軸。皆合是其是。無可折衷。鄙人下乘之駟。學殖荒落。悉心研究。於是者垂二十年矣。所讀如朱肱活人書。韓祗和傷寒微旨。成無己明理論。戈存橘補天石方。中行祥。郊倩傷寒前後條辨。喻嘉言尚論篇。柯韻伯來蘇集。沈芊綠傷寒論綱目。丹波元簡傷寒論輯義。舒馳遠傷寒集注。徐靈胎傷寒類方。陳修園傷寒串解。張路玉傷寒緒論。唐容川傷寒淺註補正。或發明奧旨。或出自心裁。而獨於傳經次第。皆有一定。曰先太陽。次陽明。次少陽。次太陰。次少陰。終厥陰。其拘於日數耶。昔張令韶別有見解。曰此正氣之逆傳。而非病氣之遞傳。病斯逆。逆斯不循。從陰出陽之常。而有從陽入陰之變。正如天之五星。逆行退舍而後爲災。斯固足以據逆行之經度。憑見證所在。而可測其病不病矣。其謂邪必從太陽入耶。而鄙人獨竊有疑焉。蓋風寒之邪。亦有經中陽明。若仲景云。陽明、中風。口苦咽乾。腹滿微喘。發熱惡寒。脉浮而緊。又有徑中、少陽、者曰少陽中風。兩耳無所聞。目赤。胸中滿而煩。且不獨陽明少陽爲然也。即三陰亦有之。曰少陰病、始得之。反發熱。脉沉者、少陰初受寒邪之症也。又曰太陰中風。四肢煩疼。陽微陰濇而長者。太陰初受風邪之症也。又曰厥陰中風。脈微浮爲欲愈。不浮爲未愈者。厥陰初受風邪之脈也。以上諸症。又與直中不同。直中者病在臟。此則病在經。是以六經皆能自受風寒。何必盡從太陽傳入。昔王海藏言之甚詳。是古人已有先得我心者矣。乃今之言傷寒者。曰是可以日數定也。曰是必從太陽經入也。竊不敏。敢撮其大略。試作辨惑論。以貢治傷寒之有閱歷者。

按傷寒爲外感病之總名、凡四時傷風、夏秋暑濕、秋後伏暑、深秋燥症、春冬溫病、古人皆以傷寒二字括之、故扁鵲九十八難云、傷寒有五、一曰中風、二曰傷寒、三曰濕溫、四曰熱病。五曰溫病、此論但就初春深冬之正傷寒症而言、若伏氣傷寒、西醫名腸炎症、日醫名腸窒扶斯、又是一種黴菌毒矣、辨症施治、又當別論、

廉臣謹識

虛損略說

包越湖

諺云。傷寒莫醫頭。虛損莫醫脚。此極言病勢之來盛去衰。使醫者有所注意耳。執是說也。虛損之宜早治。不宜遲治也明矣。蓋虛則尚可復。補損則斷難復完。譬彼修屋。虛則微形破殘。不過不蔽風雨而已。一經修整。完復如初。損則日暄雨淋。霉爛不堪。傾頹在卽。雖有良工。無從下手。如損至肌肉消盡。脾臟已敗。其不可治者一也。筋節疼痛。肝臟已敗。其不可治者二也。泄瀉無度。腎臟已敗。其不可治者三也。瘖啞氣促。肺臟已敗。其不可治者四也。恍惚錯語。心臟已敗。其不可治者五也。五敗有一現象。當預先絕覆病家。免致日後招怨敗壞醫家名譽。若不到此危候。僅見吐血、鼻衄、多痰、咳嗽、骨蒸潮熱、遺精自汗之類。雖現將損之兆。尚可按症施治。然亦未可概論也。須視其年紀之大小。患病之久暫。平時之勞逸。以爲斷耳。若年在二十歲內外。十治一二。年在三十歲以外。十或可治四五。每見年青人。任意縱情。斲傷者。十居四五。一至氣血衰頹。嗜慾漸淡。自知保養。遂隱與醫家有維繫之情。見症治症。醫者不難措手。或補陽。或補陰。或陰陽並補。當細察其營衛虛實。爲關鍵。陽虛則用芪朮。補之以氣。陰虛則用地冬。補之以味。陰陽並虛。氣血自宜並補。此宗張介賓、及葉薛繆諸家之說也。若於病家。尤宜剴切苦勸。戒嗜慾。除勞怒。節飲食。慎寒暑。至建中湯。雖爲治虛症良方。幸勿恣意妄投。致使病者蹈偏勝之弊。銜不白之冤。有背乎張仲景立建中之本旨。蓋建中一湯。原爲傷寒後、調和營衛而設。雖曰補虛。此虛字指傷寒後虛在營衛之虛。非該括七情六欲內傷之雜症也。後人不察。徒喜其建中二字。誤會穿鑿。用以治虛損雜症。未免拘文牽義。貽誤多矣。不知陰虛者、火必旺。薑桂並用。是適投其所惡。何異抱薪救火。宜乎禍不旋踵。他如法東垣補中益氣。亦應察其中虛與否。腎氣完固與否。方能確中病的。否則恐升、柴、誤用。升氣於上。其下必虛。伊古以來。方法甚繁。然墨守成方。失之迂執。何如臨症變通之爲愈乎。

眼科學

目光妄見論

胡瀛嶠

岐伯曰。五臟六腑之精華。皆上注於目。可知目光全賴精氣之灌注。精氣衰則昏。精氣盛則明。此古今不易之定理也。乃間有寒熱失調。飲食不節。則兩目失明。奇形萬狀。症類不一者。且有無中生有之症。如旗旆飄揚。有類蠅蛇飛伏之狀。仰視則上。俯視則下。甚至人獸往來。常在目前。倏生倏滅者。非妖怪之作祟。實膽腎精氣之不生故也。蓋膽貯綠汁。上通於目。肝又竅開於目。肝膽既相爲表裡。其精氣之交注於目可知矣。腎主於精王含也。內具白膜。上系心胞。下穿脊髓。過脊。系而達腦。精氣由是而生。伎巧由是而出。此西醫之所以重腦也。惟上有脾胃蓋之。胃主納穀。脾主消穀。飲食入胃。化爲津液。液從胃腸之吸液管入血管。過肝入心而化赤。津由肺拼出而爲氣。肺藏魄。體質輕鬆。懸系氣喉管竅甚多。下達腎臟。腎臟足則腦髓亦足。而目自明矣。倘一臟受損。四臟俱虧。生生之氣。一有所阻滯。則元府失調。神靈散越。宜乎正視則欹。視一如二矣。此皆肝胃爲之虛焉。原其致此之由。總不脫七情六欲。固非僅得之於外感也。蓋血氣俱虛。血虛則生風。風生火。火助風勢而爍精。氣虛則留濕。濕生痰。火因痰結而成形。所以物之明明而見之妄。妄也治法。卽製濟既丸。還晴夜光丸。早晚兼服。靜心調養。所見則自明晰矣。若任意妄爲。則風火痰三者俱歸膽腎二部。膽腎之精液耗散。巽風雷火交相亢害。全體之運用失職。腦氣受損。精膏卽因之而敗壞也。症變不治。喪明必矣。追溯上年來一江蘇命婦。年逾二旬。体質肥胖。雙目無光。詢知病起時常見蝶舞。手撲卽無。蓋因前醫用平肝清熱。一無奏效。至三月而目光漸失。據云目之如是。已越六月。診脉沉弱。苔滑。自汗。輪廓無恙。當投獨參湯。兼服既濟丸。調理三天。則視物略見。而瞳神終未免散大。更服滋陰地黃湯。倍五味子。進三帖。瞳神由漸縮小。光較前明。而夜寐如覺黑暗之中。房中什物。無不瞭然於目。頃刻仍覺無光。此乃火水未濟。氣不歸腎。而陽光外越使然也。早辰服加減八味丸。晚間仍服既濟丸。如是二月。視物如常矣。此虛實之不可不辨。而醫藥之勿謂不靈也。

腰痛(俗名疝氣)、等是也。誘導如對風氣膨滿。(腸內發生膨滿如鼓)胃、部壓重等症是也。施術之時愉快有可立待者。

刺針法之正律如左

一燃針法。

二淺深刺法。

三禁針。

四折針拔去法、(詳細用法詳後)、

第二灸點法

灸點亦一種之誘導法也、與針法同質異性、一名皮膚燒烙法、凡衰弱者、腺病質體溫亢進者、及飢餓時均忌之

灸點別爲二種

一團艾如鳩卵。灸後貼軟膏以腐蝕之。使漿液滲出。

一團艾如米粒大。或爲圓錐形。火具一端再三反覆至皮膚呈黃色而至。

注：此半葉佚。

節齋化痰丸

專治痰因火升凝結喉間吐咯難出凡老痰燥痰鬱痰黏痰皆由於此若用辛溫豁痰則爍肺液甘柔潤肺則滯肺氣往往做成肺癆終歸不治此丸清金保肺利氣活痰軟堅散結止咳定喘功在礞石滾痰丸指迷茯苓丸之上每服三四錢開送下奏功極速醫家病家幸勿輕視

越城[illegible]橋存仁堂虔製

虔製犀珀至寶丹

時邪蒙閉世多混治蒙則邪犯包絡溼蒙用太乙紫金丹熱蒙用紫雪丹皆稱神效閉則直入心臟若痰迷心竅以清心至寶安宮牛黃等丸治之獨於血瘀心房一症如男子熱邪陷營婦人熱入血室及產後瘀血衝心小兒痘疹內陷急驚暴厥皆非尋常々丹所能奏效本堂存心濟世遍採良方虔製是丹靈應無匹不敢自秘以貢病家湯引列後

◉一治熱邪陷營便通用鮮生地汁熱童便調服便閉煎生錦紋川連等分調服內閉外脫煎人參青竹皮調服

◉一治婦人熱入血室便通煎桑葉丹皮廣鬱金等分調服便閉煎桃仁製錦紋等分調服血脫不在此例

◉一治產後瘀血衝心挾風寒煎當歸桃仁乾薑桂枝等分調服風熱煎歸尾桃仁白薇竹葉等分調服崩厥不在此例

◉一治小兒痘疹內陷煎蟬衣薑虫紫草茸櫻核等分調服痰食內閉不在此例

◉一治急驚暴厥煎羚角石菖蒲廣鬱金芽茶等分調服慢驚不在此例

浙紹天保堂敬啓

藥物學

本草必用

吳門顧靖遠松園原著
越醫何拯華幼廉重訂

緒言

自神農氏作本草經。而藥品之名以起。（如分上品中品下品之類）、張仲景著傷寒雜病論而用藥之法始備。（如汗吐下和溫清消補之類）、徐之才撰要藥十劑。而用藥之道益廣。（如宣通補泄輕重滑澀燥濕之類）雖然。藥能生人。亦能殺人。用得其宜。砒硇竟能救急。用投其忌。參苓亦足誤人。全在善用者之對症發藥。辨明宜忌耳。然欲明藥之宜忌。必先救藥之功用。欲究藥之功用。必先審藥之性質。然則藥物學。不可不精研也明矣。夫研究藥物學。豈易易哉。必先從博物理化等學研求有得。而後從事於生藥學、醫藥化學。庶知藥物有植物品。有動物品。有礦物品。三者之中。何種為汽質。何種為流質。何種為定質。何種為有機化學之原質。何種為無機化學之原質。及其種種之化合質混合質。物質既明。而藥性之和猛。藥力之緩急。藥品之功用主治。藥用之輕重多寡。乃可一一定其方準。處方時知所取舍。不爲古人所欺。庶能隨症用藥而不拘斋藥貴乎靈。何分中外。質求其美。豈判古今。此則研究藥物學之要義也。願吾國研究藥物學者。則曰藥字從草。著書立說。每冠以本草二字。如李士珍之本草綱目。趙恕軒之本草綱目拾遺。搜羅繁富。集其大成。而趙氏辨症數條語多精當。洵足爲東璧之功臣。其他潛江之本草述。仁宇之本草彙言。不遠之半偈。隱庵之崇原。石頑之逢原。香巖之解要。洄溪之百種。逸名之醫數。皆各抒心得。多所發明。而鄒潤安本經疏證。引證浩繁。注疏精透。尤爲近今之第一善本。第文筆沉晦。較盧氏半偈爲尤甚。讀者苦之。惟顧松園本草必用。精切不讓鄒氏。而顯豁過之。王孟英溫熱經緯云。吳門顧松園因父患熱病。爲庸醫誤投參附所殺。於是發憤習醫。寒暑靡間者閱三十年。嘗著醫鏡十六卷。徐侍郎秉義爲之序。稱其間而明。約而賅。切於時用而必效。惜無刊本。余求其書而不得耳。家君從友人處。厚其禮而假鈔一通。視爲趙璧。恒珍藏之。今拯華從諸君後。不敢不化私爲公。仿泰西科學例。將原書重爲厘訂。間期錄出。以質　博雅。

病源 病狀

記濕溫時疫之驗案

今年春夏之交。患此症者、十居五六。最易傳染。鄙人診治。每月不下千餘人。茲擇其病勢極重變症極烈者。間期登入、以求海內有道之指正。

一本城集賢橋楊世照君。四月初。患濕溫時疫症、

由濕穢入絡。絡鬱化火。潛伏於腸胃脥膜之間。故其症無不胸腹熱甚、腸間痞滿。查其遠因則由於熬夜嗜酒。查其近因則由於吃受霉毒氣。

始惡寒後但壯熱不寒。四肢倦懈。筋骨痠痛。胸腹熱甚。按之灼手。頭痛而重。腸間痞滿。小便短赤而熱。大便水瀉如注。此則初起一二三日之情形也。繼即疵點隱隱。心煩懊憹，輾轉床褥。既而神昏譫語。高唱戲曲。兩手發痙。靜則沉昏似醉。小便短赤如血。大便閉結、通而若烟薰。忽笑忽怨。此則四五六日之情形也。終則斑瘖俱透。神識漸清。大便先通。連日解下醬糞。小便通而帶熱。形色混濁黃赤。胸腹之熱漸退。胃亦知味。能飲極薄米湯。惟精神困倦。氣力衰弱。起坐須人扶助。此則七八九日之情形也。

病所

始則潛伏於腸胃膜絡之中。其發現也由血分發出於氣分。表裏同病。蔓延三焦。濕穢則阻滯氣道。溫毒則刼爍血絡。

病變

辛淡開泄後。即變現熱盛神昏。瘄點隱隱。芳透兼苦泄後。疹點雖發而症變狂譫發痙。鹹苦達下兼宣竅後。狂痙雖瘥。大小便雖俱通。而症變沉昏如厥。通血宣竅後。蒙閉雖開。而症變氣弱神憊。變症疊出。儼若愈治愈重。而病家堅信不疑。即醫家責無旁貸。此等對付醫家之手段。雖泰西文明諸國之病家。亦不過如是謹嚴而已。吁、可畏哉

診斷

初診脉右濡滯。左反弦急。繼則脈多滑數。或見弦勁。終則細弱微濇。舌苔初起滑白厚膩。繼則黃膩帶灰。舌肉紫赤。後則焦黑而燥。舌捲而短。終則舌色嫩紅。兼起細紋而裂。照此脉舌參合病狀。病變不得不斷為病勢之重。病機之危者矣。

療法

初用辛開淡泄法。次用芳透苦泄法。又次用鹹苦達下兼清腦法。終用甘鹹清營兼通血宣竅法。善後用清補氣液兼寧神法。

藥方

普濟解疫湯加減方（新開淡泄法）、葉天士原製 何廉臣加減

廣藿香三錢 淡豆豉三錢 蘇薄荷八分 鮑白荳蔻四分拌滑石四錢 西茵陳二錢 生苡仁四錢 乾菖蒲錢半 連翹殼二錢 射干錢半

按王孟英曰此治濕溫時疫之主方也。並主水土不服等病。故鄙人於此症初起時。但看病人舌苔滑白厚膩者。悉以此方出入加減。

升降逐疫湯方（芳透苦泄法） 陳三錫徐洄溪原製 又

蟬衣五分 白殭蠶八分 廣姜黃四分 酒生錦紋八分 青蒿腦錢半 紫草三錢 澤蘭三錢 鮮菖蒲錢半 西茵陳錢半 貫仲三錢

先用活水蘆根二兩北細辛五分煎取清湯代水 紫金錠二分冲

按陳三錫云。升降散為治疫痢之總司。輕重皆可酌用。屢試屢驗。百無一失。徐洄溪云。雍正十年。崑山溫疫大行。余皆以清涼芳烈如鮮菖蒲、澤蘭葉、薄荷、青蒿、蘆根、茅根等藥。兼用解毒丸散。屢奏捷效。故鄙人仿二公之法。酌定一方。試之多驗。

犀羚承氣湯加紫雪方（鹹苦達下兼清腦法）、先師樊開周原製

犀角尖八分 羚角片錢半 鮮生地一兩 粉丹皮錢半 人中黃錢半

生錦紋三錢 元明粉三錢 澤蘭葉三錢 小枳實錢半 紫雪四分

先用藥湯調服

按此治時疫化炎之驗方也。先師樊常對鄙人曰。余治溫毒熱疫諸病。凡現耗液傷營。逆傳內陷。痙厥昏狂。譫語發斑等證。但看病人舌色乾光或紫絳。或圓硬或黑苔。皆以此方出入加減。疊救危險重症。鄙人試之。信然。

加減神犀湯合犀珀至寶丹方（甘鹹清營、兼通血宣竅法）、葉天士原製、其丹方係鄙人自製經驗、

犀角尖八分 鮮生地二兩拌搗淡豆豉三錢 銀花二錢 連翹三錢

粉丹皮錢半 元參心三錢 紫草三錢 大青葉二錢 金汁一兩冲

犀珀至寶丹一顆去殼研細先用藥湯調服

雜錄

越醫會講

公共衛生之大意

陳宜臣

鄙人平素善病少酬應。幸際諸君提倡醫藥學研究社。無量崇拜。今日臨會。欲有所聞而去。非有所見而來也。承裘君吉生堅邀演說。辭不獲。請勉將公共衛生之大意略述之。以供諸君採擇。未知有當否。也所謂衛生者。衣食居三項。是公共所注意。竊以衣。禦寒暑。務求適體。壯外觀。其末也。奈近時老成者。尚寬大。新進者尚逼窄。然寬大有寒暑易侵之弊。逼窄有膚腠不舒之弊。難者曰。寬大僅多費衣料耳。姑勿論。逼窄之衣。莫西人若。而西人固精求衛生者也。何不言及此。則將應之曰。西人有體育以利機關。於氣血已無阻滯之患。且時時洗澡。肌膚悅澤。時時浣濯。衣服精潔。雖不窄。庸何傷。中國則反是。此中又當有所區別矣。至於食。上古茹毛飲血。食物類生。中古火化。始與食物乃熟。惟俗有言生鮮熟有味。於是或求熟。或求生。詎知熟食入胃。得少消化力。而卽腐。生食入胃。

遇少消化力而生虫。虫乙爲害滋生。最易不知不覺食人精氣。而成怯症。吾見亦多矣。且百物之中。各有原質。平時宜瀏覽理化。而於有蛋白等質者。常常服食。藉資奉養。自然生機日暢。一無流弊。此外各有碍衛生之物。雖亦奉養之所需。必不能絕。惟既確知其有害。稍稍撙節而少服之。豈遂無補於攝生乎。若夫居關境遇也。富貴之家。高曠者多。貧賤之家。湫隘者多。高曠多養氣。故富貴家少疫染。湫隘生炭氣。故貧賤家有疫染。天之所限。抑亦有數焉。然鄙人則謂高曠者無論矣。湫隘者雖不暢陽清氣。少吸。但使室以內整理潔淨。室以外糞穢滌除。以人力之有餘。補天限之不足。或者能免疫染。未可知也。鄙人敢質之諸君。以爲何如。

治病用藥宜勿執略說

李錦帆

今日本社開第一次研究會。僕忝列評議部。不可無一言。然先時無預備。言之凌雜。轉足令諸君捧腹。知不免也。夫僕雖行道有年。而性孤寂。少同道講貫之益。平時徒口手一編。求解乎經方之作用。而每苦臨症治療。未盡尤當。今悟矣。

古人對証施治。歷有經驗。乃名湯以餉遺後人。譬之九章算法。一定規矩也。然算非一盤可盡。治非一方可通。如金匱例云。短氣有微飲者。當從小便去之。參桂朮甘湯主之。腎氣丸亦主之。病溢飲者。當發其汗。大青龍湯主之。小青龍湯亦主之。小便不利。蒲灰散主之。滑石戎鹽散、茯苓戎鹽湯亦主之。可見臨病審察。必隨其所稟之偏勝。形志之苦樂。並兼証夾症之錯雜。而爲之定病施治。隨證加減。運機處方。至有顚倒一方之君臣。並藥味全易。僅祖一方之酌合。而借以治他病者。醫不執方。其斯之謂乎。甚於自亂其神明。將就病家之喜忌。則更不可。夫病家惟不知醫。故求醫。醫惟能知病。故用藥。病而虛。適逢病家不喜補。而爲之用瀉可乎。病而實。適逢病家不喜瀉。而爲之用補可乎。推之寒熱亦然。乃近來瞶瞶者流。竟有揣摩喜忌。而借藥逢迎。曰醫固江湖流亞也。不如是則岸然曰。是將使病家絕商量之路。其不吾用矣。是又於膠執成方之外。而膠執江湖習染者。誤更甚。僕請爲諸君述古語曰。臨病如臨敵。用藥如用兵。

醫診存眞

餓勿殺個傷寒

何小廉

呵呵。現今世界大半是一張嘴上騙飯吃。鄙人偏把餓勿殺個傷寒講起來。難道自己飽了。不管別人家餓了嗎。但古人有兩句妙談。就是禍從口裡出、病從口裡入、這兩句話仔細想來。是狠有道理的。人生世上能夠從嘴口上出的謹愼一點。處世也勿爲惹禍。能彀從嘴口上入的謹愼一點。養身也勿爲成病。況且人已病了。胃已鈍了。受點餓有舍勿好呢。不過近來一般醫手。開口說懂得訣巧。打得幾叫。閉口說江湖一點訣。莫對妻兒說。這種人自己的身分。先承認是江湖一流人物。無怪明白些的病家說我醫界中人只有一張利口。三個指頭。從江湖上騙騙飯吃罷了。其平日臨證。看到前醫藥方。不管好歹。便一味的批評病人。問到先生這是舍個病。可吃點舍物事。就道這是個傷寒。從來餓不殺的。要曉得餓勿殺三個字。其中大有區別。說起來狠有趣味的。可惜限於篇幅。且待下會再說。

通訊

黃鴛雄君來函（致裘吉生君函）

頃閱紹興公報。第一首載紹興醫藥學研究社廣告。擇於三月十五日。在豫倉開第一次大會。討論一切。并公訂章程云云。鄙人以俗務旁午。未克躬與其盛、深爲悵悵。細閱發起諸君。內中舒欽哉趙逸仙爲鄙人讀書時之受業師。其中學醫理之熟。鄙人亦已深悉。至於近今西醫學說。未免不甚信用。并以不甚信用而不加研究。似乎缺典。今荷閣下與姚定生君及諸同志發起是社。將來互相討論。聯續研究。令越春回。定堪預卜。惟鄙人猶有慮者。請爲閣下及貴社發起諸志士告。夫人之藉以生活者。豈非生命財產乎。而所以發達財產者生命也。所以保持財產者。亦生命也。夫以生業上求生活之時。或因勞心過度。勞力過度。或則寒燠失宜。或則暴風疾雨。侵人生命上之危險。由茲來矣。其所以解脫此危險者。醫藥是也。是醫學之不可不研究也。夫學以獨而否塞。故愚。學以羣而通。通則變。此泰東西之所由創立學社也。一經學社創立。則是學必定發達。歐化東漸以來。吾國漸知集會結社。以冀力挽頹風。自庚子以後。社會之漸起。漸伏者日形諸報。而持久獨立者。則鮮如麟角。細尋其跡。或稱一時之熱憤。難求同志。今日立一社。明日即見其消滅。或者以社會為好名之地。或者以社會為射利之具。或者以少數人之呼號。不能動多數人之感情。或者各會員雖具極端熱誠。而經費為難。難於久持。鄙人自愧才疏。且近來經濟困難。未敢有所側足。所望閣下轉告貴社諸志士。須念我國社會將在萌芽。而醫藥學社又為萌芽之萌芽者。國家富強。醫藥有間接扶助之力。務當各矢熱誠。各顧公德。而尤望寬出經費。購置新出各種醫書及人體解剖模型圖說等件。擇地陳列。以資參考。各會員如有心得及發明之處。必編講義。請全體會員評究。或是或非。務當據實指正。萬不可隨聲附和。此鄙人所朝夕希望貴社諸同志之能實地履行者也。并祈將開會後如何情形。略示一二。不勝感激之至。

◉◉敬告海內醫學家

中國自新醫院院長新安汪惕予

中國自新醫院擬招集海內漢醫學家授以西醫西學西藥之最普通者開辦醫藥學補習科行有日矣乃再拜稽首而告我同志曰。

凡百科學皆古疏今密古拙今巧非今之財力勝而人也有疏者拙者爲之先。而巧者密者緣是以起循是以往閱數十年或數百年後之視今所謂巧者密者亦復疏且拙矣學術本無止境進步之遲速視國人程度之高下而異我國自中古後學術毫無進步而醫學一科則尤一切學術無進步之代表也。

我國之醫學在上古中古殆超出於泰東西萬萬自今世以來海外學術日益發達醫學之進化有一瀉千里之勢而以吾國與之較不啻鑽火之與電燈弓矢之與鎗砲也恒此終古株守不變則猶舍跨海之巨艦而承伏羲刳木之舟舍踰山之汽車而承大禹治水之橇也不其傎歟無已世必有疑我言者以請古今之學語證之。

中風一症素問靈樞仲景之書皆主於風至劉河間則主於火李東垣則主於

氣虛外受風邪。朱丹溪則主於痰濕。操矛伐異。迄無一是。不知病源實在於腦。由腦中血管崩裂。血液橫溢。壓迫腦髓所致。故日人有直命名爲腦出血者。驚風有急驚慢驚之別。急驚古曰陽癇。慢驚古曰陰癇。醫學家如楊士瀛、錢乙、張元素、朱震亨、李杲、王肯堂等。各有論著。甚有創爲驚邪之入心入肝入腎入肺入脾之說。而不知急驚之病源。爲單性腦膜炎。慢驚之病源。爲結核性腦膜炎。疑似之學說益多。而眞確之理去之遠矣。

論傷寒者自張長沙後。數千百年。於茲矣。其著述殆數百種。其著名者。晉之王叔和、宋之高若訥、孫兆、韓祇和、朱肱、龐安時、郭雍、許叔微、楊士瀛、金之劉完素、成無己、張從正、張元素父子、李杲、王好古、羅天益、元之呂復、滑壽、朱震亨、朱撝、危亦林、馬宗素、王禮。明之戴原禮、陶華、虞摶、樓全善、張介賓、繆希雍、王肯堂、李仲梓、方有執、龔信。國朝之喻昌、張志聰、徐彬、張璐父子、魏荔彤、沈明宗、程應旄、徐大椿、柯琴、尤怡、陳士鐸、黃元御、陳念祖、鄒澍。凡四十八家。議論紛紜。不窮其源。動輙謬誤。殆所謂言愈雜而道愈遠者非耶。

本社選錄　(未完)

壬　庶務任社中一應雜事及發行醫藥學報

癸　編輯書記會計庶務等員均由社長於社員中聘任薄送薪水

第四章　經費

第五節　凡入社者須納入會費墨銀一元於入會時先繳常年費每月墨銀三角於每月第一次開會時繳淸

第六節　凡與本社旨趣不合者不能入社

第七節　凡精通醫學聲望素著雖行醫他處或僻在鄉鎭不能按期到會而願欲助本社經費或以著述相助者公推爲本社贊成員

第八節　凡素有聲望之紳耆及商學界中能熱心佽助本社經費者公推爲本社名譽贊成員其慨捐助款或以舊藏醫藥學鉅帙見惠者當別留紀念以誌高誼

第五章　編輯醫藥學報

第九節　本社延聘專員月編醫藥學報一冊社員中或有家傳驗方或有心

得醫理或臨診時互有發明或臨症時確有治驗均編入本報中每月發行以供海內同人之討論凡本社員每月各分贈一册

第六章　會所

第十節　本社暫假藥業會館爲開會研究之所俟有的欵再另行設立社所

第七章　會期

第十一節　本社每月開常會二次於朔望下午三點鐘開會社員必須按時到會各將所有心得付書記錄存以便編入醫藥學報每年開大會二次以三月二十日九月二十日爲大會期社中如須更張辦法於大會時決議實行

第十二節　時症初起病理藥用須及時討論者應開特別大會由社長發傳單邀集社員公同研究如病家有疑難雜症屢治無效欲由本社開會商議治療法者應另助會費亦由社長發單開特別會邀集社員公同研究

第八章　附則

第十三節　此章程於三月十五日大會時通過即照章實行

第十四節　詳細章程俟本社成立之後隨時試驗酌定

南京考試醫生辦法○江督以醫學一科。有關生命。特札飭甯提學陳子勵學使。凡在省垣行醫者。須一律考試。以定去取。日前陳學使遵即錄札牌示。令業醫者開具姓名年籍牌號。先行報名。聽候示期傳考。聞其考試之法。擬用病症方藥古今人治法不同之處。設爲問題。令其條對。班次分爲五等。考取中等以上者。始給文憑。下等者。暫時禁止行醫。并擬於中西醫院附設一醫學研究所。仍令考取中等以上各生入所講求。以冀深造。其考不及格。如願入所研究者亦許之。如此則既取者精益求精。未取者亦可相觀而善。刻已詳請江督侯批後再行飭遵。

考醫變相○甯垣考驗醫生。提學司使陳子礪方伯因報名人衆。展限五月十五日爲止。現已集有八九百人之多。調查向來懸壺者。並無此數。緣不通文理之醫家。經此試驗。均不免有難色。因各覓一班增附生員。亦竟報名投考。便於臨時倩代。惟現在新學時代。非如從前科舉之可以倩人。監察嚴厲。恐難遂其私願。方伯考驗宗旨。先試以經（如內經難經本經金匱玉函經脉經之類）、史

五十九（第二期近聞）

考醫再誌

（如醫學史之類）策（如各科條對之類）、論（如普通醫論之類）、觀其根柢。然後再驗據報專門。倘國文不通。於醫學必不能洞見原委。故各醫生對此種問題不得不假優孟之衣冠云。

攷試醫生再誌〇督憲此舉原爲昌醫學保民命起見。攷時第觀學術。不以文藝爲先。所出之題。就病症方藥古今人治法不同之處。疑難奇僻之病症。及游移競爭之理說。每科擇要設爲問題數條。能對若干條。卽判爲若干分數。仍以六十分爲中等。於寬假之中。有一定凖繩。醫術重閱歷。試後發往中西醫院試驗。彙其醫案方藥成績報告。與試卷合校。再於中西醫院中附設研究所。均於攷定後察酌舉行。攷時極爲嚴肅。學憲連日住宿於高等學堂中。聞須將試卷校定後始回署云。

名醫去世〇姚滋軒君於六月初十日酉時西歸。　譜弟滋軒醫理高超。處方新穎。年僅四十八歲。遽而西歸。殊堪痛惜。　何廉臣誌唁

節齋化痰丸

專治痰因火升凝結喉間吐咯難出凡老痰燥痰鬱痰黏痰皆由於此若用辛溫豁痰則爍肺液甘柔潤肺則滯肺氣往往做成肺癆終歸不治此丸清金保肺利氣活痰軟堅散結止咳定喘功在礞石滾痰丸指迷茯苓丸之上每服三四錢開送下奏功極速醫家病家幸勿輕視

越城[illegible]橋存仁堂虔製

虔製犀珀至寶丹

◉時邪蒙閉世多混治蒙則邪犯包絡溼蒙用太乙紫金丹熱蒙用紫雪丹皆稱神效閉則直入心臟若痰迷心竅以清心至寶安宮牛黃等丸治之獨於血室心房一症如男子熱◉邪陷營婦人熱入血室及產後瘀血衝心小兒痘疹內陷急驚暴厥皆非尋常之丹所能奏效◉本堂存心濟世遍採良方虔製是兆靈應無匹不敢自秘以貢病家湯引列後◉一治熱邪陷營便通用鮮生地汁熱童便調服便閉煎生錦紋川連等分調服內閉外脫煎人參青竹皮調服◉一治婦人熱入血室便通煎桑葉丹皮廣鬱金等分調服便閉煎桃仁製錦紋等分調服血脫不在此例◉一治產後瘀血衝心挾風寒煎當歸桃仁乾薑桂枝等分調服風熱煎歸尾桃仁白薇竹葉等分調服崩厥不在此例◉一治小兒痘疹內陷煎蟬衣薑虫紫草茸櫻核等分調服痰食內閉不在此例◉一治急驚暴厥煎羚角石菖蒲廣鬱金芽茶等分調服慢驚不在此例

浙紹天保堂敬啟

光緒三十四年六月三十日初版
宣統元年七月初一日再版

編輯者　紹興醫藥學研究社
印刷者　紹興印刷局
總發行　紹興宣化坊醫藥學研究社

代派處

●●申江　王問樵君
●●申江　會文書局
●●蘇州　陸炳常君
●●潮州　協豐紹興店
●●天津　婁公館
●●奉天　王叔眉君
●●漢口　會文書局
●●杭州　貴翰香君
●●湖州　李浩生君
●●申江　醫學研究所
●●紹城　紹興公報館
●●紹城　墨潤堂書坊

（每月朔日發行）

●●售報價目表

●●全年十二册　五角　外埠
●●半年六册　三角　郵費
●●每月一册　六分　另加

●●廣告價目表

本報廣告以行
每行以三十字爲率
第一期每行收費一角
第二期至第五期每行均收費六分
第六期以上每行收費三分
特別廣告及刊刻人字圖表者價另議

紹興醫藥學報

戊申八月第三期

本期目錄

本社徵文啓

本社以研究爲名。原以各個人之智識有限。冀得互相交換之益。組織社報。亦爲社員一得之愚。質諸海內。以求指正。與他報之提絜社會。引導國民爲質者。性質不同。願閱報諸君時賜讜論。匡勷敝報。當照登載之多寡。答相當之報酬。其不登載之稿。恕不檢還。

敬告醫藥兩界諸君啟

醫界諸君。藥界諸君。亦聞我中國數千年來積習深痼之宗教醫藥。一躍而入於政治醫藥者乎。諸君如未有所聞。請看數日中肅邸之整頓醫學。江督之考試醫生之章程可也。諸君聞之爲喜爲憂。未敢知也。惟聞醫生而不知藥。藥師而不知醫。民命相關之大事業。而不學無術者操之可乎否乎。醫院設立者教會也。藥品販賣者外商也。諸君總不以同胞生命計。亦當以一己立足計也。本社之設。有鑒於斯。冀以各人之學識閱歷、互相交換。千慮一得。豈眞不能漸臻發達。以存立於競爭劇烈之塲者耶。諸君盍起而共扶之。

◉◉請閱醫藥學報以重生命啟

嘗考德日維新。首重醫學。英初變政。先講衛生。故迄今歐美日各國。醫林藥界。精益求精。新理新法。日出不窮。朝登報紙。暮達通衢。與國醫之自私自利秘而不顯者。大相逕庭。吾儕對之。能不悚惶。又且吾國病家。不講衛生。不知看護。若遇重病危症。惟持一日一至之醫生。一日一服之方藥。庸有濟乎。甚或迷信鬼神。受愚巫卜。仙方靈丹。雜藥亂投。及至人財兩失。始痛詆醫藥之貽誤。土偶之無靈也。悔何及已。本社有鑒於斯。特爲慎重生命起見。不揣固陋。研究中國醫學。凡生理病理。證治方藥。以及衛生事宜。看護要則。與夫通俗簡便療法。靡不廣收博採。逐期刊列報章。似此苦心孤詣。應亦各社諸君所曲諒焉。敢乞仁人君子。體天地好生之德。存民吾同胞之心。逢人說項。廣勸購閱。庶病家智識日開。而醫家亦不得不力求進步也。頹風既挽。壽域同登。本社實深厚望焉。

本社公啟

◉◉請登醫界一覽表啓

紹郡醫家散處城鎭山埠者。各科林列。更僕難數。病家因證指請。或僅聞其姓。未識其名。未詳其地。每苦臨時歧誤。貽害病機。所關非淺。本報爲同人增長學識計。不得不爲病家指請醫生計。故本社特創後附一式。請吾紹各大醫士照繪一表。塡寫姓名住址。暨專治兼治何科。門診出診何價。送付本報。每期照啟。俾閱者按圖可索。不至問道於盲。醫家病家胥有益焉。願列表者。應助每月三角。藉充本舘經費。卽由本舘飭送本報每月一分。以貲考證。不再另取報費。

醫界一覽表

姓名	醫科	診例	住址

光緒三十四年　月　日

◉◉請登藥界一覽表啓

醫藥猶唇齒也。醫無藥不足以治病。藥無醫不足以待用。近數日中。政府整頓醫學。屢見掇端。將來豈獨遺藥。藥之習用俱備而無僞雜者不待言。已其有道地未的缺數不全者。一經醫家病家逐漸考察。勢必均須整頓以廣招來。故本報特創一格。奉告藥界諸君。嗣後各有改良何料何品。新增何丸何丹。均可填註格內。盖用印章。即付本報照囑。以便刊登。計助刊資若干。隨時定價。在藥界所費不多。而聲明遠播。月使醫家可以開用。病家可以指買。實一舉三得。謹啓

葯界一覽表

藥品	丸丹	功用	服法	價目

光緒三十四年　月　日　堂書柬

◎◎讀江督考試醫生章程牌示及問題感言

何廉臣

讀江督考試醫生之章程六條。及陳提學使之牌示一通。與考試各科之問題。不禁一則以喜。一則以懼。喜則喜政府之慎重民命也。懼則懼醫界之日蹙生計也。蓋一經考試。優者勝劣者敗。自然淘汰。無待言矣。其間最可惜者。竟有臨症甚多。實驗精深。或手術純熟。而不通國文者。因其不通國文之故。而名落孫山。政府因而停止其營業。吾儕可痛之事。孰有過於此哉。其間最易倖者。其國文不過粗通。其學術僅知大要。其經驗亦甚稀罕。而其人善於運動。竟得博一高等文憑者。凡此諸端。皆考試時所必有之事也。嗚呼。醫界諸君。醫界諸君。不欲存立於競爭劇烈之場則已。如欲存立於競爭劇烈之場也。不可不預爲之備。

僕不敏。請先述宋神宗考醫之法政。其設科也。建立內外醫學。置教授及諸生。皆分科考察。陞補亦如周禮醫師之有等。上取則錫官受祿。或編醫書。或教學生。中取則給牌行道。次取則留學讀書。不取則飭使改業。其命題也有六。一曰。

墨義試以記聞之博二曰脉義試以察脉之精三曰大義試以天地之奧與臟腑之源四曰論方試以古人製方之法五曰假令試以症候治法之宜六曰運氣試以一歲之天時地氣與人身感應之理

其教授醫學則分設三科一曰方脉科凡內科婦科兒科皆統屬焉一曰針灸科凡針砭推拿導引祝由諸科皆統屬焉一曰瘍科凡外科傷科眼科口齒咽喉科皆統屬焉方脉科以內經難經脉經爲大經以傷寒金匱巢氏病源千金翼方爲小經針灸瘍科則去脉經而增三部針灸經常以春試學生定其等級懸爲程式

其試題之體有三一曰義題出靈素發明軀殼經絡臟腑之體用及內外諸證寒熱虛實之病理汗吐下利補瀉逆從之療法二曰解題出神農本經傷寒論金匱要略考試藥性方義及諸病傳變之要理三曰案自述平時治病之驗否及其所以用此方治此病之意其太醫局程文皆通貫三經及三部針灸之法金石草木之性辨別精微足資闡發

（未完）

醫學無窮必須共相研究論

鄭少春

今之時代。一學問競爭之時代也。不特各科學然。卽醫學何獨不然。中醫與中醫競。且將與東醫西醫競。蓋學不競。則末由進步。不進步。則無以自立。此吾儕之所以共相研究也。僕今髦矣。請以生平研究有得者。略陳巔末。僕素業儒。而性耽方技。遇症試治。偶效則欣然自足。以爲醫之技止此也。遂專攻岐黃。受業於陳師丹崖。夫陳師吾邑名醫也。亦名士耳。質疑問難。縷晰條分。始知醫學精微。非一知半解者所可爲。自此益嶔然矣。旣而束裝游杭。與名醫相切磋。與通人碩士相往來。頗有心得。愈覺此中奧義。層出不窮。固不可以一蹴幾。未幾爲王太守之子療驚風危症。爲崧中丞之媳療年久虛勞。從先治愈。一時名噪。而門庭遂若市焉。無何因母病回里。侍奉湯藥。遂於桑梓僻壤間懸壺問世。求治者非他醫殘羹。卽久嗽、肝鬱、翻胃、噎膈、脹滿、虛癆、乳病、瘰癧等症。其間厥疾頓瘳者固屬不少。而偃蹇難痊者亦在所不免。因思古人療病。內外兼治。或針或灸。按穴施治。應手奏效。於是究心於針灸諸穴。揣摩有年。如法試療。輒著奇效。

已而擔囊來越。迄今已五載矣。遇癇症。服琥珀散。灸上星、鬼祿、鳩尾、湧泉、百會、而愈。遇久瀉。初服血府逐瘀湯。繼服十全大補湯。灸百會、天樞、水分、神闕、腎俞、百勞、脾俞、胃俞、三陰交、足三里、長强、尾閭、而愈。婦人因病、不孕。初服清肝調經湯。灸氣海、關元、帶脈、子宮、三陰交、中極、腎俞、而能生。遇翻胃病。服大半夏湯。灸膻中、脾俞、胃俞、肝俞、腎俞、上脘、中脘、下脘、而愈。遇肝胃氣痛。服疎肝散。灸期門、膻中、肝俞、胃俞、腎俞、上脘、中脘、下脘、鳩尾、而愈。遇勞損症。服人參養營湯。灸心俞、白勞、脾俞、肝俞、胃俞、腎俞、百會、三陽絡。三陰交、足三里、而愈。遇脹病。或服麻黃附子細辛湯。否則金匱腎氣丸。灸水分、神闕、上脘、中脘、下脘、鳩尾、足三里、而愈。遇瘰癧症。服銀花夏枯草湯。灸肩井、肩骨、三陽絡、缺盆、曲池、肘尖、瘰癧上下、而愈。以上數症病輕。服藥亦能愈病。重必須方藥與灸相輔而行。噫。閱歷半生。肱非三折。益知醫學之無窮。而研究之不容稍緩矣。今悟矣。古人之學在乎專。今人之學在乎羣。竊不禁私心頌禱曰。醫藥學研究社千秋。醫藥學研究社千秋。

創製滲濕四苓丹

專治風濕寒濕暑濕酒茶濕濕溫溼穢溼咳溼瀉溼瘧溼痢溼腫溼滿溼濁溼毒溼鬱濕滯溼及霍亂水土不服等病但看病人舌苔白滑而膩或黃白相兼而厚者溼邪均在三焦氣分也悉以此丹主之每服一塊各照湯引送下價廉功敏

太和春藥蘆謹白

創製熱痧奪命丹

專治一切熱痧或膚生赤點爲紅痧身發黑斑爲烏痧項生赤髮爲羊毛痧角弓反張爲落弓痧腹痛筋轉爲弔脚痧心中悶亂爲糊心痧子發午亡爲子午痧皆猝中諸毒穢惡及天行疫癘所致

太和春藥蘆謹白

甘露消毒丸

治濕熱溫溼吐瀉瘧痢胸痞頭疼惡心煩躁淋濁班疹黃疸時疫

天保堂謹啟

梅蕚調肝丸

近患肝病者多犯胃則嘔承脾則瀉脹痛鬱悶苦況難鳴治不得法反種病根此方得自仙經藥品純良虛實兼顧修合盡善功效特奇洵壽世靈丹也

天保堂虔製

學說

◉◉傷寒不同雜感說

任漢佩

自素問有病熱皆傷寒之類一語。（此熱字指惡寒發熱之熱而言、非病溫病熱之熱也、）宗其說而能承先啓後者自漢迄今首推仲景。（仲景又有風中衛寒傷營之別營衛雖殊傷中同義、）其餘之取法於仲景而能按文註釋者成無已後。約有百餘家說多必雜後之誤會經文獨注意於一類字者。遂以雜邪之外感爲傷寒之總名。卽遇停痰食積脚氣虛煩等症、但冠類字於首亦無不以傷寒名之。以訛傳訛。愈況愈下。降及近今。卽遇尋常之傷風咳嗽一見惡寒發熱亦卽名之曰傷寒。（庸夫俗子於傷寒痧症二者病名、自幼慣聞最喜入耳殊不知不諳病原病證病名之庸醫、用以藏拙用以欺世、其取巧正在乎此）詎知傷寒者冬時天氣嚴寒人身固有之陽潛藏於內。外被寒束先從皮毛逼入經絡太陽居足六經之表而又爲寒水之經以寒召寒。（同氣相求之義）故邪必先從此經而入其餘各經之遞傳先由陽而後入陰者亦以各藏府之經絡雖同一循行於一身。原有淺深之異。表邪傷人。無不自外入裡。由淺入深。此千古不易之定理也。自一日至六日經傳已遍。(仍須視其各經之現證。)至七日欲再作者。以天地人三者之氣。至七日而一復。「此卽七日來復之義。西人七日一休息。衛生之道。卽可於此觸悟。」氣血之循環。至此一轉。此時各藏府經氣已疲。而少陽之餘邪未解。陽明之鬱熱猶存。表裡夾攻。他府藏重受荼毒。勢必不支。其邪熱之乘虛而入。自較初起時爲更易。故仲景有針足陽明使經不傳則愈之說。所謂或死或愈者。當視其水漿之能入與否。醫治之得當與否。外邪之重感與否。看護之失宜與否。以爲斷。固未可拘以時日也。(卽就本經而論。原有七日巨陽病衰。八日陽明病衰。九日少陽病衰。十日太陰病衰。十一日少陰病衰。十二日厥陰病衰之說。其不必定死期於六七日者。於此可見。)惟各經之傳變併合。確有一定不易之至理。切勿拘持偏說。使後學無門徑之可尋。卽在仲景。尚且按步就班。不違經旨。經文論傳經之次第。不謬可知。

(未完)

◎辨疫淺說

李錦帆

疫之名何自昉哉。則昉於上古時代。如素問遺篇。詳載五疫。曰金疫、木疫、水疫、火疫、土疫、大旨謂五疫之至。各隨其所值之年。由伏而告發。則皆相染易。無問大小。病狀相似。說至精理至確也。惟本五運六氣。以分隸某干支主患某疫。且主定若何年歲。現若何病狀。以僕歷年所驗。則多有不盡然者。

迨後漢中古時代。疫之發現也。尤蔓延而劇烈。仲景當靈獻時。遭疫者六。建寧之辛亥。熹平之癸丑。光和之已未壬戌。中平之乙丑。建安之丁酉。皆有疫症。而以丁酉之疫爲最。曹植嘗言曰。是年癘氣流行。家家有僵尸之痛。室室有號泣之哀。或闔門而殪。或覆族而喪。罹此者。悉被褐茹藿之子。荊戶蓬室之人耳。若夫殿處鼎食之家。重貂累蓐之門。若是者鮮焉。此乃陰陽失位。寒暑錯時。是故生疫。仲景所值有疫之年如此。而傷寒雜病論。並無疫症之精確療法。其書之遺亡可知矣。

迄宋元近古時代。則不、名、爲、疫、而名曰瘟。如蘇公雪夜詩云。稍壓冬温。聊得健蓋以俗傳有雪、壓、瘟、疫之語也。此即喻嘉言所謂雞瘟死雞。豬瘟死豬。牛馬瘟死牛馬是也。考此瘟病。至明、吳、又可、時、而、大盛。計其名則有六。曰大、頭、瘟。曰搦、頸、瘟。曰絞、腸、瘟。曰軟、脚、瘟。曰爪、瓤、瘟。曰疙、瘩、瘟。厥後繼吳氏而言瘟者。則有劉松峰。焉所遇瘟症。有葡、萄、瘟。有鸕、鷀、瘟。有龍、鬚、瘟。有蝦、子、瘟。有芋[illegible]、瘟。近今閩粵兩省。又有所謂鼠瘟者。而吾越當光緒初年間。更有所謂爛腸瘟者。

國朝道光七年。湖南盛行諸翻症。（翻亦作揨）曰烏、鴉、翻。曰兎、子、翻。曰長、蛇、翻。曰母、豬、翻。曰蝦、蟆、翻。曰纏、絲、翻。曰啞、叭、翻。互相殘染。傷人最速。而多。近數十年。痧疫盛行。若癟、螺、痧。若吊、脚、痧。若紅、燐、痧。若羊、毛、痧。若爛、喉、痧。若搖、頭、痧。若糊、心、痧。若捲、腸、痧。種種名稱。或因時代之不同。或因方言之各異。要皆見形取名◎一無精鑿之定義◎總而言之。疫也。翻也。痧也。凡病能傳染者。皆謂之疫◎但有常、疫、大、疫之不同耳◎常、疫雖一歲之中。長幼之病。多相似者。而所殤不過百中之四五。大疫、則不僅為長幼相似。直有比屋連村。一家而斃數人者矣。不獨死生在幾日間。且有早發夕死。夕發早死。尤急則頃刻而死者矣。

（未完）

痘症略述　（兒科學）

山陰駱亨衞生氏命男保安編述
靜安集註

◉◉第一章痘症原理　（中西合參）

何謂痘○痘者瘡屬西名發紅發熱病有全身生炎之證據故曰瘡亦曰痘瘡初起爲重發熱繼則變爲紅點爲水點爲膿點爲痂點爲疤點其狀類豆故以痘名其性質有生長化收成之効果與植物類花囊相同故亦謂之花西字爲Smaupox譯音爲司毛而樸格司

右第一節闡發痘症命名之義雖有痘與瘡與花諸名稱其實一也

痘症始於何代其安危若何○稽古醫書初無痘症相傳漢建武時伏波將軍征武陵蠻兵經壺口軍中驟罹此厄百無十生厥後班師毒流中國爲小兒禍今猶傳染弗衰世皆謂之天痘猶言天生痘也亦曰天花又曰天瘡曰聖瘡曰百歲瘡其名雖異其義則同若或遇之順而吉者居少數逆而凶者居多數非兒界中最危險之一大候乎此蓋爲傳染病類之一也

右第二節溯痘毒爲害之初起點以證後世兒禍之慘

痘毒因何傳染○其傳染之理。或因相遇傳染。或由空氣傳染。或染自生人。或染自死人。或從水疱之汁。膿疱之漿。結成之靨。及衣食諸物之近於痘質者。俱能染之。由氣傳染之相距。約三十尺至五十尺。或有餘。由病體傳染之相距。約二十四小時至四十八小時。或有餘。未有能餘旬日者。大概一生祇發一次。在血懷時。亦能患之。既出以後。必不再出。西醫謂百人中約有一人發二次者。在種痘之出而未盡者。容或有之。若天痘則未之有也。

右第三節發明傳染之原理與相距之約數但已染者決無再染之患

天痘何由而名○其致痘之由。一為胎毒先天稟受之氣也。人當有生之初。莫不蘊有胎毒。一為疫毒後天時行之氣也。人在氣交之中。誰能免夫疫毒。之二者互有吸引化合之能力。是以胎毒蟄伏。而無時疫相觸者。必不出痘。疫毒盛行。而其胎稟已發者。亦不再痘。惟胎毒蘊於中。疫毒觸於外。毒與毒併。痘乃摩盪而出。猶天之生物然。其機勃發。勢不可遏。故曰天痘。

右第四節言天痘蘊於胎毒。發於時行。乃千古不易之至理。

（未完）

衛生學

◉◉論國民衛生之要素

本社選錄

天災流行。國家代有。物競劇烈。人事宜勤。東西文明國之通例。對於時令不和之際。必有綢繆未雨之方。預消禍患之無形。斬造人羣之幸福。不幸而時疫已發。則先考驗來源。研究實際。亟行防止之策。用絕傳染之媒。國家之衛生設局。國民之衛生立會。胥是道也。我中國近年以來。倡行新政。通都大邑。大都仿文明規則。先後設立衛生局。並於海口建設醫院。遇有輪船來自有疫之口岸。必派醫生登輪驗視。凡有患病搭客。立即送入醫院。妥爲施治。並不准該船入口。防隱患而維公安。立法未嘗不周密矣。獨是內地風氣未開。對於公共之安寧。與夫社會之利病。地方官既不知提倡。俾各互相防維。而一般紳商士民。復不知衛生之原理。於是街道汚濁。塵穢堆積。屋宇則湫隘不治。河渠則淤塞不修。實有礙於衛生。此時疫之根源所由起也。然則吾民苟欲杜漸防微。維持團體之幸福。不可不講衛生防疫之法。其法大別有二。一曰臨時補救。一曰平時防維臨時當以驅除微生物杜絕傳染之根源爲補救第一要義記者前已論其概要茲不復贅若夫平時之防維關係尤重非由一方之團體組織衛生之學會使一般人民逐漸明其原理相率實力奉行不足以取益防損也請舉衛生之要素以供社會之研究

第一、居室部衛生之關係

居室之與人身最有密切之關係蓋朝於斯夕於斯寢興於斯動作於斯斯地苟或不良則癘氣暗長潛滋舉室皆蒙其影響故講求舉室利病爲衛生之第一要義乃我中國社會多不明其原理富貴者窮奢極侈徒以翬飛鳥革飾耳目之觀瞻而空氣不流通光線不合度貧賤者則繩樞甕牖聚集多人尤爲致病之原蓋生理學之公例每人每一晝夜須換氣四百立方尺倘人多而屋小則新鮮空氣不敷供其呼吸炭氣必愈積愈盛白病因以叢生故欲爲公衆之衛生計莫如須定規條凡民間臥室之容積當視人數之多寡以爲標準計每人所佔地步應以一千立方尺爲度卽長與高濶各一丈也　（未完）

藥物學

用藥要訣

緒言

嚴紹岐

神農氏嘗百草作本經始有醫藥凡植物動物礦物如草本禽獸魚虫金石之類能療病者總名爲藥藥之用於人身不過去其所本無復其所固有而已即用藥之要訣無論其人之男婦老幼少壯貴賤地之南北東西病之外感內傷總不過寒者温之熱者清之虛者補之實者瀉之而已豈眞別有妙用哉

雖然用藥如用兵夫人而知之用兵之法長於戰守攻取者非久歷疆塲之老名將不辦用藥之道善於温清補瀉者非熟悉症候之老名醫不辦善夫徐靈胎有言曰凡用藥當深知其性質功用而屢試屢驗方可對病發藥由是觀之藥貴乎靈何分良毒方求其驗豈判古今所以許氏有屢用達藥之說孔子守未達不敢嘗之戒也

然藥之實驗而能達者其用法大端有八或收其氣或取其味或取其形或取

其色或取其性或取其質或取其所生之時或取其所成之地各以其所偏勝而即資之療疾故能補偏救弊調和臟腑

其間欲其速行則用湯藥取湯以蕩之之義

欲其緩化則用丸藥取丸以緩之之義

欲其峻補則用膠藥取膠以滋之之義

欲其輕揚則用散藥取散以發之之義

至於煎法亦當用意如陰液大虧又夾痰涎則濁藥輕煎取其流行不滯（如地黃飲子是也）

如熱在上焦法宜輕滌則重藥輕泡取其不犯下焦（如大黃黃連瀉心湯是也）

如上熱下寒則寒藥淡煎溫藥濃煎取其上下不礙（如附子瀉心湯法）

或先煎以厚其質或後煎以取其氣或先煎取其味厚而緩行或後煎取其氣薄而先至（如大承氣湯先煎大黃厚朴枳實後下芒硝是也）

（未完）

醫案

◎◎逆經結瘕驗案

陳心田

諸暨周嫗孕十餘月不產。醫者曰從事於養胎諸劑。而胎終不長不產。因乞余以卜產期。脉之兩手浮洪。惟左寸關稍弱。審其胎前並無弄胎試月諸候。惟惡心至今未除。心頗疑之。因自勸曰以爲胎耶。何孕已逾年屢服補劑而胎終不長耶。以爲病耶。豈有經停年餘。而起居食息步履色澤毫無病狀者耶。繼而思之。孕二三月。而嘔吐惡心。蓋胚胎初結。血少不行。故壅而上潛。迨四五月。則血漸下行蔭胎。而惡心愈矣。今十餘月而此候尚在。血逆已甚。況脉又浮洪。於法當病倒經。問向有齒血鼻衄否。皆答以無。再問比來身常得汗否。曰有但不甚沾濡。不以爲意耳。余作而起曰。得之矣。此病結瘕而患逆經。醫不細察病情。故耳。請竟其說以解衆疑。按病原候論稱癥瘕不動者。名曰結瘕。即此病也。故雖十餘月而不動不長。內病瘕而外無病狀者。經自行也。凡婦人病經猶未止。病雖甚可治。今經不行。非果經停也。經逆行旁溢。人自不察耳。蓋汗出於心。而心實主血汗血本屬一家故傷寒家每旨血爲紅汗若知平時所出之汗即血血即是經則此病不過逆經結瘕而已蓋婦人終身病瘕而一切如常者比比皆是又何獨疑於此之經停十餘月而無病狀哉方以木通、蓮子、白芍、白芨、阿膠、麻黃根、浮小麥、清心斂肺養血止汗十劑汗果止繼以當歸杞子、阿膠龜膠五靈脂、桃仁、新絳養肝滋腎活血通經十五劑而月事來本方守服二十劑信水時止於是羣疑始釋再與以破積消瘕之方合丸守服從此而痊僕嘗謂認症之訣當於反正疑似處辨別明白自解自難久之自有一種眞正道理橫飛躍出燦然於心目之間特非多讀書多臨症者亦斷不能有此境耳

吐瀉無脈驗案

鄭少春

五月間鄭子清之妻患上吐下瀉六脈全無上身發躁下身發冷荅色黃白兼有汗余至先有同道三人在座請余先診立方診畢書黃連瀉心湯加冰片少許前三醫評議謂此症非附桂不可余曰身冷無脈者熱深厥亦深矣又可所謂脉厥是也三醫不言而退病家信服余方果一劑知二劑愈

雜錄

◉◉社友心得錄

治利一得

陳心田

曩者僕治俞媼年四十餘夫死子傷中情抑鬱久成滯下屢治罔效遷延三月每日下痢五十餘行夜間盜汗邀余診治兩脉浮弦細數形瘦如柴飲以米湯輒不下咽一下咽嘔逆不已大汗淋漓除米飲外五果五菜猶可下也視其舌色光紅兩顴亦赤予書芍藥甘草湯一方登輿而歸嗣後連診六次痢汗如故米飲仍不能下再三推想其病理此症盜汗下痢脈又浮弦細數明乎表裡不和疏泄不暢結氣留於腸胃之間非和解表裡不可宜前方悉不中肯也當與局方蓮子清心飲一劑次日問其効否對曰昨日之方甚効痢止八九分且不後重米飲亦可下且不嘔惡問曰効何其神余曰清心飲中柴芩之功也蓋柴胡疏心腹腸胃之結氣黃芩主治黃疸腸澼神農本草經載之顯然今世僅閱本草從新本草備要等書安能深悉藥之性質功用耶甚矣本經不可不熟讀

也

解茴香毒之實驗

趙逸仙

吾紹以茴香輕生者每年約有百餘十起而他處可知矣解救之法本草所不詳洗寃錄亦不載毒發時與信石相似面紅目赤口鼻皆血指甲青黑力兼數人身躍如離水之魚無論煎服吞服四兩以上者一二時斃命一兩二兩者亦不過三四時而已僕二十年來救活者不下百餘人今特舉一二則以告同道一爲觀音橋徐氏女僕到時有謂服砒毒者有謂吞鴉片者衆口沸騰莫衷一是再四躊躇始得其故急用犀角條以銅匠磋刀磋一二錢吞下立愈嗣後持此法以解此毒無不應手取効一爲酒務橋描金匠服毒後立邀余診亦以犀角解之半月後又來問余云此人不生不死不食不語口開目瞪已十餘日矣余問故彼曰犀角只購墨銀一元余曰不過三分餘耳宜其効而不効當時何以不服一二錢彼曰家貧之故余恍然有會令購人中白四兩濃煎溫服覆盃卽愈噫此急救良法也醫界諸君幸勿以余言爲河漢

外科芻言

魏達夫

凡治外科。第一在深明部位精練手術其次在丸散膏丹家傳秘方各有經驗。丸散宜新。膏丹宜陳。其中藥味必須精選。分別自製。慎弗諉諸藥肆中修合。恐其以僞亂眞。貽誤病家匪淺。又如升降藥線等品。愈陳愈良。若或用新煉等丹。上瘡必痛。痛則不但良肉受傷。勢必心火愈熾。癰瘍愈甚。經云。諸痛瘡痒皆屬於心。洵至言也。至於心法方術。亦須先知內景。及其病理。庶內外通徹。立法不致有偏。如腦疽發背與疔毒喉症。從中分辨。猶內科之治傷寒與溫病。類是兩大關鍵。不可不慎。若論內癰。必以救心護膜爲先。蓋心爲一身之主。膜乃臟腑之囊橐。又宜順氣活血。氣順則滯散。血活則毒消。此其大要也。

醫宜破除迷信

蔡鏡清

僕素昔經營。而性嗜醫學。近與諸名醫往來講學論道。頗知大意。竊謂處今之世。爲今之醫。眞欲改良醫學。則以破除迷信爲第一要務。蓋病家多一重迷信。則醫家多一層障礙。勢所必然。譬如病患實症。實者攻之。自是正法。而病家所求之藥籤則用地冬焉或參蓍焉攻補雜投病必加重甚或因此傷身病家必歸咎醫藥之貽誤而不知神藥之補住實邪焉又如盛夏之時炎暑莫登樓夫人而知之而病人適處樓中自宜遷居樓下以避熱焰奈病家偏執病人不可遷移之謬說任其炎熱煎熬雖無病人當之尚不能堪而況其在蒸蒸發熱之病人乎更如夏令患中暑夾食症熱熾神昏譫語喃喃如見鬼狀者皆神經病之現象而病家悉以爲鬼神作祟謂此非藥物所能療於是求神問卜或放燄口或送野鬼或拜雷懺或去安墳或許戲文願或念七人佛甚有盛名鼎鼎之時醫反乞靈於毫無對回之邪鬼代爲之許皇懺許水陸此在醫家自爲計巧則巧矣其如病人性命何試問此等無意識之舉動果能成效彰彰則將古今歷代名醫之讜論歷聖相傳之經方皆可置之高閣又何必僕僕道途研究醫藥兩端也哉雖然今日之中醫決不肯破除迷信者則以鬼神爲醫家之護符且爲醫家卸肩之退步又誰願損己利人觸私利而講求公益噫此醫所以與巫卜並稱而目爲小道賤業者歟

本社收入社員入社費及月捐表（附墊發）

姓字	入社費	月捐	墊發
何廉臣君	墨銀一元	墨銀三元六角	墊發購日本醫書墨銀十元
裘吉生君	墨銀一元	墨銀三元六角	墊發購日本醫書墨銀五元四角
包越湖君	墨銀一元	墨銀三元六角	
右社長及副社長			
胡東皋君	墨銀一元	墨銀三元六角	墊發購日本醫書九元五角八分六
舒欽哉君	墨銀一元	墨銀三元六角	
趙逸仙君	墨銀一元	墨銀三元五角二分二釐	
李錦帆君	墨銀一元	墨銀三元六角	
胡瀛嶠君	墨銀一元	墨銀三元六角	
楊質安君	墨銀一元	墨銀五角二分二釐	
任漢佩君	墨銀一元	墨銀三元六角	

姚小漁君　墨銀一元　墨銀三元
高光瑞君　墨銀一元　墨銀一元
施莘耘君　墨銀一元　墨銀三元六角
胡幼堂君　墨銀一元　墨銀三元六角
陳心田君　墨銀一元　墨銀二角六分五釐
右評議員

前三月廿二日開評議會時、議以社中經費支絀不敷周轉、由社長副社長及評議員月捐必須預繳一年、普通社員仍照本社章程、於每月第一次常會時繳清。現查評議員中有楊質安姚小漁高光瑞陳心田四君、尚未繳清、若汪竹安謝佩銘兩君、尚未全繳、務請顧全公益、維持社會、於本月十五日常會時繳清、以免倩人收取、

以上共收墨銀八十四元二角九分五釐、本社會計員蔡鏡清敬誌

（未完）下期續登

創製太乙紫金丹

專治霍亂痧脹嵐瘴中惡暑濕溫熱之邪漫布三焦胸悶心煩神識昏蒙及喉風中毒蛇犬虫傷五絕暴厥癲狂鬼魘諸危症凡太乙救苦丹所不能治者急服此丹辟穢化毒宣氣通營每服一粒煎石菖蒲燈心湯化服

紹城江橋大街太和春中西藥廬啓

創製冷香回春丹

夏秋痧症且因甚多惟冷痧一症多因酷熱之時貪涼飲冷恣食油膩兼吸臭穢或夾氣鬱陡然心悶神昏爲悶痧腹痛肚冷爲陰痧腸中滾痛爲絞腸痧腿肚弔筋爲縮脚痧但看病人舌苔白滑或青灰者悉以此丹救之每服一分如湯引不便均溫開水送下立能通氣宣絡解毒辟穢洵冷痧症回春妙藥也較天中十香丸平安如意丹塘栖痧藥尤爲效速而無流弊

太和春藥廬謹啓

創製消暑七液丹

專治暑溼暑熱暑穢暑風暑咳暑瘵暑厥暑癤及深秋伏暑瘧痢泄瀉痧脹霍亂紅疹白痦項腫喉痛痹耳火眼淋濁黃疸等症但看病人舌苔白膩或黃厚或黃白相兼者暑邪尚在三焦氣分悉以此丹主之輕服一塊重服兩塊功靈效速

太和春藥廬謹白

專件

◉◉民政部奏續辦外城官醫院摺

民政部　奏爲陳明續行開辦外城官醫院日期以廣　皇仁而重民政恭摺仰祈　聖鑒事竊臣部於上年正月間奏報開辦醫院漸著成効摺內聲明擬於外城再設醫院奏明辦理等因在案茲查內城醫院迭經奏報每季診治人數均逾數萬凡內城商民人等皆得邀　博濟之仁荷診治之便靡不歡欣鼓舞感頌　慈施惟外城地面素稱廣濶距內城醫院較遠其偶抱疾病者咸苦難於就診每歎向隅本年春夏天氣亢旱外城病人尤多臣部職總衛生雖當款項萬絀之時不敢不勉爲籌挪趕圖設立以期顧全民命推廣　聖恩當飭於外城梁家園勘擇地段建立醫院查有衛生司郎中唐堅創設內城醫院頗著成効籌辦醫務均稱周至卽派令總司其事併遴派監督醫官各員妥爲經理一切叅照內城醫院章程分別籌辦核實支給業於五月初一日開辦嗣後該醫院醫治人數擬按季彙同內城醫院一併奏報伏維疾醫之設仿自周官

病坊之開詳於唐典皆以曲施救濟惠及窮黎近來各國講求公共衛生醫務尤稱重要臣部仰蒙　恩准先後開設內外城醫院經費藥品悉出公家　仁澤之宏遠軼萬古臣等惟當督飭該員等虛心醫診實力經營總冀救濟日多上副朝廷子惠元元重視民命之至意所有陳明續行開辦外城官醫院日期緣由謹恭摺具陳伏乞　皇太后　皇上聖鑒謹　奏奉　旨依議欽此

民政部奏請准免官醫院藥料稅釐片

再臣部內城官醫院所用中西藥料皆係購自直隸山西等省及英德日本各國轉運維艱所費甚鉅今外城添設醫院藥料自必加增查此項藥料原備施濟貧民之用可否仰懇　恩施俯准援照大學堂工藝局用品免稅成案將此項藥料經過各處關卡一律免稅如蒙　俞允卽由臣部咨行稅務處轉行各關一體遵照所有官醫院藥料懇請照案免稅緣由理合附片陳明伏乞聖鑒訓示謹　奏奉　旨依議欽此

本社通稟府縣詳請立案奉

紹府憲孫批

查醫藥兩門係衛生民人之要端據稟該職員等集合同志設立社會研究中外醫藥學術實於地方大有裨益第此等結社集會事件應由地方官呈報既據聲明山會兩邑業已具稟姑候該縣等通報到日再行核辦

希即知照草章附

山邑遵李批

醫藥一道關係最重其學問原無盡境該職等現擬聯合同志設立醫藥學社以各個人之學識互相研究復以研究有得組織社報月出一冊以廣質証似此力謀進步醫林藥界何患不漸臻發達據稟殊堪嘉許應准立案既據並稟着仍候

府憲批示遵行章程一紙附

謹告醫家病家

上海醫學研究所七月間遍發傳單敬告醫家病家暨食物鋪照錄於下。

敬告醫家。 一字跡須可認識。勿得模糊。 一藥名須寫正名。勿寫別名。
一用藥須對病症。勿尚奇異。 一藥方須自覆閱。勿令錯誤。
敬告醫家。 一藥帖各有主顧。勿得調錯。 一按方認明字跡。勿誤藥物。
一分兩務須稱準。勿有參差。 一藥料須用珍品。勿用假借。
敬告病家。 一臥室須先清潔。勿有污穢。 一空氣必須出入。勿令閉塞。
一起居飲食衣服。勿背醫言。 一僧道師巫邪術。切勿迷信。
敬告食物舖。 一臭穢腐敗之食物。勿售於人。 一熟物須用紗罩。勿令蠅集。 一生熟宜分兩處。勿置一處。 一洋紅洋綠有毒。勿染糖菓。

近聞 吉林省甄別醫生

吉林省垣各醫生。不學無術者。十居八九。民政司現擬甄別優劣章程。準於七月二十日。在司署考詢諸醫。分別甲乙而定去留。共分上中下三等。取中上等者作爲醫官。派充施醫院衛生局差使。如取中下兩等者。准爲醫官。許在吉省地方懸牌治病。如未經錄取者。卽不准胡濫行醫。愚弄鄉民等情云云。

南京考試醫生之問題

初三日考內科第一場題目

問有人平素無疾每逢秋令忽然身體强直如角弓反掌形口不能言素不吐痰初則每年秋令發一次久則冬令春令亦間發此爲何症病源在何處應如何處治拔去病根

問有人十七日不更衣眼紅面赤舌黑唇焦溺短如血偏身壯熱下體獨涼連服諸承氣不效按之脈實者此屬何病當用何方

問陶尙文治傷寒四五日吐血不止因知其誤服犀角地黃湯而反劇遂切其脈浮數而緊照脉治之乃愈如此脉象當以何治之方爲合法

問吳鞠通治温病辛温剛燥之藥懸爲厲禁其治上焦首主銀翹散取其辛涼乃後人於應用銀翹散方內每加麻黃功效倍捷以麻黃治温病是以火濟火也究竟何時可加用麻黃見何症候麻黃即可不用試陳其說

問三物香薷飲本以治傷暑之嘔泄後人加茯苓以治瘧其理何在係何瘧爲

相宜。

第二場題目

問嘔吐而利。名曰霍亂。霍亂之候。其來暴虐。腹中疼痛。擾亂不安。近俗痧証七十二種。發時與霍亂無異。究有分別否。應從何家之法爲治。

問水腫鼓脹。以何爲別。水腫亦有兼脹者。脹亦有兼水腫者。或爲先喘後腫。先腫後喘。或但腫而不喘。應如何分別先後爲治。其中表裡陰陽。如何分辨。如何用方。

問春温濕温風温症。與傷寒傳經症。如何分別。如何用方。

問黃連瀉心。脾西醫言補胃。其理何在。中醫亦言厚腸胃。其說相同否。

問熱入血室。何以用柴胡。

第三場題目

問金元以後。至於近代。醫家着述。分門別戶。各擅所長。諸生誦習有年。試務去陳言。獨抒心得。略陳大意。

問古有是病而今無之者。如外臺所載。貓鬼野道之類是也。古無是病而今有之者。如兩粤之鼠疫。江南之癟螺痧是也。近日患是病者。傷人最速。究竟如何厲氣。治之當用何法。

以上頭二場有二藝爲完卷、三場以一藝爲完卷、

初四日考內科兼有他科者第一場題目

問半身不遂。前人或主風。或主火。或主痰。立論各異。試推原病根。並擬治方。

問脚膝痿弱。下尻臂皆冷。陰汗燥臭。精滑不固。脉沈數有力。應如何施治。

問婦人氣鬱血滯。經水或多或少。或先或後。且咽中有痰。咯之不出。嚥之不下。且有呑酸噯噫。此病在何經。應用何方。

問小兒病莫重於臍風。或三朝或七朝。俗名難治。試言預杜臍風之法。及臍風已發如何施治。

問痘初熱嘔吐。得利口不渴。身手足俱冷。不食。脉沉細者。當用何法挽救。

第二場題目

問人有犯房勞傷寒不服藥而身熱已退十餘日外忽然昏沈身戰慄手足如冰當用何方施治

問有少年濕溫証服桂枝湯數帖致舌黃焦發狂胃閉肌熱甕溏溺如血昏迷不醒服犀角羚羊生地元參芩連等略效而唇舌牙齦反成板黑人尙昏迷當用何法施救

問鴉片流毒幾徧中國現行烟禁試籌培本斷癮之法各擬戒烟方一通

問眼有赤膜遮下無黑而白視物不見暴然得之並無痛楚應用何藥

問古人云陽滯於陰則生瘡陰滯於陽則生疽在內生於臟腑在外生於皮膚之表其有感於風寒者亦有出於熱毒者當於何驗之

第三場題目

問自古名醫必兼通各科近如葉天士之精於痘瘖徐洄溪之深曉外科皆爲世所推試言其略

問傷寒金匱爲方書鼻祖千金外臺搜羅宏富沾丐無窮諸生研究有年試畧

言其所得。

雜科第一場題目

問婦人由飲食失節。脾胃虧損。邪正相搏。積於腹中。牢固不動。或氣道壅塞。得冷則病發。遂致不孕。或月水不通。此屬何病。用何治法。

問婦人產未滿月。因怒氣血流三日不止。隨又勞苦。四肢無力。睡則汗出。日晡潮熱。口乾。五心如焚。用柴胡薄荷等藥。熱愈熾。脉浮大無力。屬何病。宜何治法。

問孕有垢胎漏胎之殊。經有錯行逆行之別。試分辨之。（未完）

續本報第一期勘誤表

論文				學說			
頁	行	誤	正	頁	行	誤	正
四	十一	物理	藥物	七	三	譬	卽
四	廿二	正	症	七	十六	同	用

本報第二期勘誤表

雜録

頁	行	誤	正
十二	四	冬行春令	春行冬令
十二	十一	瀉南補北	此句無
十二	十二	下熱更甚	下後而熱更甚

專件

頁	行	誤	正
十五	三	考	問

論文

頁	行	誤	正
一	九	醬	醫
一	十四	明	名

學說

頁	行	誤	正
四	七	次厥陰	終厥陰
四	十九	太陰	太陽

學說

頁	行	誤	正
四	七	落次少陰一句	

醫案

頁	行	誤	正
十三	八	菌陳	茵陳

（未完）

創製肝胃氣痛散

痛有九種惟肝胃氣痛爲最多發時痛不可忍或如繩縛或如板硬或如針刺或串背筋或串兩脇或串腰腹或從小腹衝心心中熱煩甚至痛極而厥厥後轉痙見人欲咬撳桌扯衣急服此散二分冷茶送下立能平肝降氣和胃止痛較左金丸越鞠丸效速

太和春白

創製瘧疾五神丹

專治風瘧寒瘧暑瘧溼瘧痰瘧食瘧瘴瘧鬼瘧夜瘧及三陰瘧等凡發時寒熱有定期或一日一發或隔一日一發甚至隔二三日一發俗名四日兩頭較諸瘧病深難治悉以此丹主之每服一錢瘧未發前一時用鮮生姜兩片陳茶葉一撮泡湯送下暫服止瘧久服除根永無後患

太和春白

創製水瀉至神丹

水瀉一症春冬多屬風寒夏秋多屬暑穢而挾濕挾食則四季皆同此丹開胃健脾分清祛暑逐穢化滯運氣殺虫善治風瀉寒瀉暑瀉火暑濕瀉食瀉及小兒虫積疳瀉每服三錢各照湯引送下如入湯藥同煎可用四錢無不所投輒效

太和春白

何廉臣啓事

每日從九點鐘起十一點鐘止在寶珠橋舊寓候診餘時在府橋下宣化坊何氏醫家恐就診諸診者往返跋涉特此佈告

光緒三十四年五月三十日初版
編輯者 紹興醫藥學研究社
印刷者 紹興印刷局
總發行 紹興宣化坊醫藥學研究社

代派處

○○潮州 新羣書局
○○中江 王問樵君
○○中江 醫學研究所
○○中江 汪暢予君
○○江陰 馮箴若君
○○湖州 阮屏候君
○○杭州 謝丹[illegible]君
○○紹城 紹[illegible]教育館
○○柯鎮 傅伯揚君

○○天津 婁公館
○○蘇州 陸炳常君
○○奉天 王叔眉君
○○奉天 會[illegible]書局
○○湖州 李浩生君
○○杭州 貴翰香君
○○紹城 紹興公報社
○○紹城 阜通錢莊
○○安昌 嚴繼春君

再版

紹興醫藥學報 戊申九月第四期

本期目錄

●請登醫界一覽表啓

紹郡醫家散處城鎮山埠者。各科林列。更僕難數。病家因證指請。或僅聞其姓。未識其名。未詳其地。每苦臨時歧誤。貽害病機。所關非淺。本報爲同人增長學識計。不得不爲病家指請醫生計。故本社特創後附一式。請吾紹各大醫士。照繪一表。塡寫姓名住址。暨專治兼治何科。門診出診何價。送付本報。每期照登。俾閱者按圖可索。不至問道於盲。醫家病家。胥有益焉。願列表者。應助每月三角。藉充本館經費。卽由本館飭送本報每月一分。以貲考證。不再另取報費。

醫界一覽表

姓名	醫科	診例	住址

光緒三十四年　月　日

●●請登藥界一覽表啓

醫藥猶唇齒也。醫無藥不足以治病。藥無醫不足以待用。近數日中政府整頓醫學。屢見報端。將來豈獨遺藥。藥之習用俱備而無僞雜者。不待言。已其有道地未的。缺數不全者。一經醫家病家逐漸考察。勢必均須整頓。以廣招來。故本報特創一格。奉告藥界諸君。嗣後各有改良何料何品。新增何丸何丹。均可塡註格內。蓋用印章。卽付本報照囑。以便刋登。計助刋資若干。隨時定價。在藥界所費不多。而聲明遠播。且使醫家可以開用。病家可以指買。實一舉三得。謹啓

葯界一覽表

藥品　丸丹　功用　服法　價目

光緒三十四年　月　日　堂書柬

創製肝胃氣痛散

痛有九種惟肝胃氣痛爲最多發時痛不可忍或如纏縛或如板硬或如針刺或串背筋或串兩脇或串腰腹或從小腹衝心心中熱煩甚至痛極而厥厥後轉輾見人欲咬撦扯衣急服此散二分冷茶送下立能平肝降氣和胃止痛較左金丸越鞠丸效速

太和春白

創製瘧疾五神丹

專治風瘧寒瘧暑瘧溼瘧痰瘧食瘧瘴瘧鬼瘧夜瘧及三陰瘧等凡發時寒熱有定期或一日一發或隔日一發甚至二三日發俗名四日兩頭較諸瘧病深難治悉以此丹主之每服一錢瘧未發前一時用鮮生姜兩片陳茶葉一撮泡湯送下暫服止瘧久服除根永無後患

太和春白

創製水瀉至神丹

水瀉一症春冬多屬風寒夏秋多屬暑穢而挾濕挾食則四季皆同此丹開胃健脾分清利濁逐穢化滯運氣殺虫善治風寒暑瀉瀉火瀉濕瀉食瀉及小兒虫積疳瀉每服三錢各照湯引送下如虫積藥同煎可用四錢無不所投輒效入湯

太和春白

何廉臣啓事

每日從九點鐘起十一點鐘止在寶珠橋舊寓候診餘時在府橋下宣化坊何氏醫家恐就診請診者往返跋涉特此佈告

◉◉解剖爲中國固有之學攷

本期編輯任漢佩撰

昔孫思邈有言曰。欲爲大醫。必諳銅人云云●（古時考求醫理、先令學者、細察銅人、知藏府經絡穴道之所在、猶今泰西各國設院課徒、統聚全身內外諸部位經絡功用病源是也、可見古人至於全體、未嘗不認眞講究、）要知全體之學。首重實驗。實驗之學。首在解剖。解剖之學。獨讓東西醫炫耀於中邦者何也。以其治有形之症。刀割藥施。頃刻奏效。能使人顯見其技。並能使人共效其法。且於模形圖畫裝飾精緻。尤能使不知醫之婦孺詫異稱奇。幾以爲我中醫非西醫之導以先路。若不知全體爲何物。解剖爲何事者矣。卽以中人目中醫雖屠狗輩之不若。恥孰甚焉。

間嘗涉獵繹說。不禁喟然嘆曰。泰西醫學。原本於中國。（周東遷前。有羅馬人漢巴尼者。潛入中國。得內經歸國。專心力學十有餘年。於是名噪各國。聞風嚮往者。咸受業於其門）其能新奇日闢。漸見進步者。志在實事求是。精益求精非若中醫之不自振作。甘於下就者之但爲口腹計也。嗟乎。於固有者且必使之無於本無者遽能期其有哉此則有志之士所爲咨嘘太息者矣。

僕有感於此不忍湮沒古人之能事敢舉管見以陳其略曰西醫之於解剖先從大辟罪囚並老人院癲狂聾啞院之病涉疑難屢治無效而死者之屍體以試其迎刃而解之手段明察於已死之軀施治於病人之體師傳弟受目染耳濡宜於全體之軀殼血脈藏府經骨諸部位無不瞭若觀火心手既能相應游刃自覺有餘以中醫之日守一編藥尚王道治無近功者與之相角已覺相形見絀而不學無術者更無論矣（病亦有非中醫不能治者此中曲折非一言所能盡）西醫之所長若彼中醫之所短若此不識者幾疑有治人無治法解剖之學爲西醫獨得之奇矣而抑知非也靈樞經水篇曰皮肉在此外可量度切循而得之其死可解剖而視之不明明早有是法乎（西醫之於解剖安知不本於此）由後而論漢王莽誅翟義之黨使太醫巧屠刳剝度量五藏以竹筳導其脈知所始終又趙與時賓退錄云廣西戮歐西範及其黨凡二日解五十有六人宜州推官靈簡皆詳視之爰繪圖以傳於世（未完）

◉◉醫家名實論

蠡城儒醫趙逸仙著

有醫之名無醫之實雖門庭如市無足羨也有醫之實無醫之名雖窮餓終身無足愧也蓋名也者不過酬吾一人之願實也者恰能遂吾濟世之心有實者不必務名有名者究不可無實吾道人品之雜之陋已達極點矣或讀書未成或業賈未就或習書吏而見棄於公門或耗家產致衣食之不給俱視醫爲有利無本之利藪但書十數字於壁不啻植搖錢樹於庭身家無吃着之虞矣其通文字者涉獵一二册方書雖不知其義之所在然有志者或可望其成其不曉文字者杜撰臆斷更不知醫爲何事無惑乎僧道乞丐輩羣起效尤仁壽之宇轉而爲夭折之天矣

嗟乎庚子以後競尚維新通都大邑閭學堂林立鐵軌四通學界商界日漸振興獨我醫界黑暗如故腐敗如故推厥所由無社會之討論無學校之考習無官長之考驗以至於斯極耳國家定例殺人者死獨於庸醫殺人原其情而略其迹彼庸劣不職者雖日殺數十人習不爲怪而視人命遂同草芥矣謂予不

信。試舉一二証之。壬寅夏秋間。寒疫盛行。僕俱治以辛熱方。有轉機。有某醫名勝於僕。必繼之以苦寒。卒至一死者。以僕目擊不下數十計。尤可奇者。今歲時疫。本屬熱毒蘊於血分。一章姓婦因血熱不清。神昏便閉。危狀百出。僕以承氣合犀羚進之。有時醫某閱方毀之。曰以此方治此症。入口必死。幸病家堅信僕。平時治驗。决意服之。頃刻取效。僕行道有年。如此類者。不勝屈指。惟限於篇幅。僅舉一二端。亦足以見醫家有名無實之一班。

夫以蠡城之大。醫名之振。而終不免有此敗類。醫家之不幸歟。病家之不幸歟。吾敢出一言。曰銅臭薰心。非遂戟不能去其滯。非硝黃不足去其積。亦非笞責杖流之國法。所能禁其行。凡吾道有志上達。慎重人命者。將奈之何哉。幸也肅邸有提議之文。政部有開辦之摺。南京有考驗之問題。吉林有甄別之章程。加以各醫社之討論研究。網羅密布。吾道之振作。正在此時。進步亦在此時。優者勝而劣者敗。亦無不在此時。吾爲有志上達者慶。吾復爲無業游民者慮。吾更爲名不副實者擊一棒。

◉◉論醫家治病之通弊

周越銘

近世粗工治病。不分界限。惟事發汗、消導、滋補、三者。爲酬世之秘訣。詎知發汗。祇宜於寒。其（暑）雜感斷不可汗。而亦不必汗。蓋寒傷營分。邪不能越。必須辛溫發散。使肌一鬆。而邪從汗解。故仲景立法。傷寒則有麻黃湯。傷（風）則有桂枝湯。風寒並受。則有大青龍湯。此千古無可假借之定法也。若用以治春溫夏熱。未有不誤者。蓋溫熱二病。發於伏氣與新感之正傷寒症不同。故一發而熱勢熾盛。陰氣先傷。若再發其汗。則愈耗其液矣。始則血燥而汗不出。繼則陽越而出不止。值見壯熱不退。譫語神昏。手足瘈瘲。猶其小也者。爲葉天士徐靈胎吳鞠通王孟英諸先哲苦口危言。再三告誡。其如人之不悟何。至於消導。必夙有積食停痰。方宜用之。若內無有形之停積而用消導。則徒傷其胃。經云胃爲倉廩之官。五藏六府皆禀氣於胃。以胃爲後天之本。故脉有胃氣則生。無胃氣則死。自來名家無不以保胃氣爲第一要義。彼專事消導者。其貽患更不可勝言矣。若夫滋補之害。較發汗消導爲尤甚。發汗消導誤施於藜藿。尙或堪支。誤治諸膏粱。多見其僨事。滋補則膏粱中人所最喜。醫進滋補。不啻投其所好。誤用之雖死不怨。是以不明醫理。專習世故之庸醫。每以此術迎合人意。輒曰邪之所湊。其氣必虛。不知內經不過謂邪乘虛入。非謂有邪可用補也。氣者衛也。衛傷則表疏。表疏斯邪易入。若欲助胃以固表。當在邪未入之先。邪既入而補之。則適足以助邪耗正。每見有瀉痢未止而用溫補者。則曰中氣不足。溲便為之變。不知經所謂不足者。蓋為人當無病時。清氣上升。濁氣下降。今中氣為病阻遏。則清不能升。濁不能降。一身之樞機。失其運行之常度。溲便安得不為之變。若疑其不足而誤補之。則謬甚矣。且有產後瘀血未淨而用溫補者。執丹溪言產後以大補氣血為主。雖有他症。以末治之。按丹溪主末二字。即標本之謂。產後固以補氣血為本。既有他症。必當先治其標。丹溪雖有是言。重在本。何嘗不顧及其標。閱其方。揣其意。雖在至愚。應無不知之。特產後病當衰其大半而止。切不可過劑。過劑則貽害無窮。此讀書所以貴有識見也。喻嘉言曰。讀書無眼。則病人無命。又云先議病後議藥。此皆閱歷精深之言歟。

內科學時症門

◉◉痢疾棒喝（來稿）

山陰陳安波村居江墅

棒者何打千方一律之庸工也喝者何醒醉生夢死之病家也夫痢疾一症古名滯下緣仲聖原缺滯下一證致後人聚訟紛紛莫衷一是傷寒金匱雖有少陰厥陰之利以其脉症可與滯下相參非謂下利之症可與滯下混同合論而漫無區別也河間丹溪專注乎熱難後賢繼起代不乏人如東垣立齋東皋海藏養葵肯堂士材景岳石頑仲醇輩各有發明無如寒涼二字深入人心牢不可破近世奉爲金科玉律者聶可久痢疾三方也不憑脈之虛實證之寒熱專以日期施方概以三法論治實而熱者固爲得手虛而寒者何堪設想更可怪者聶可久之名人以方傳毒流海內遐邇咸聞不意近今忽改爲倪涵初矣曾見王君馥原籍內有倪涵初痢疾三方王君素稱博雅何其不察之甚也按痢疾之由雖感夏秋濕熱之天氣然實成於恣貪生冷之人事若起居有常食飲有節則何痢之有故痢屬寒者十之六七屬熱者十僅三四也初起多宜溫化

大忌寒涼若犯寒涼輕者必重重者必死蓋近日庸工學宗三方不審虛實寒熱一問見紅即予芩連殊不知血為寒凝血色必暗非溫不化內經云血雖陰類運之者陽和此之謂也僕之治痢也不執紅熱白寒不拘次數多寡概以脈證為斷如脈洪數有力面紅唇焦舌見老黃或赤昕夕不寐大渴引飲下痢或紅或白頻迫無度腹痛攻衝或兼嘔逆此熱毒燔灼刼爍津液所謂挾熱下痢也當以三黃解毒湯及犀角地黃湯拒按者加醋炒大黃脈如細數無神舌絳口乾耳鳴心悸身熱不寐飲食不思下痢無度此下痢傷陰宜黃連阿膠四物膠艾等湯若脈不洪數祇見胸滿嘔惡腹痛攻衝胎現白膩或兼灰色下痢純紅頻迫無度此寒濕之邪蘊結於胃腸間也輕者炮姜枳殼厚朴檳榔重則溫脾湯備急丸等法若脈來濡軟而遲舌白或黃神疲體倦耳鳴目眩腹痛喜按痢下或紅或白此下痢傷陽法宜香砂六君子輩此古人所謂見痰休治痰見血修治血之意也今之治痢不聞有用參者蓋有痢無補法一語橫梗於胸故也僕之治痢從　先王父載安公侍診以來閱歷三十餘年所謂心得者仗參

治者十不失一。如敗毒散益氣湯。重用參以挽伏邪也。半夏瀉心甘草瀉心等湯。重用參以降逆氣也。橘皮竹茹湯。重用參以治呃逆因於虛熱也。丁香柿蒂湯。重用參以治呃逆因於虛寒也。如六君異功保元生脈參附理中人參養營等法。出入維持。靡不賴此君挽回於無何有之鄉。豈尋常藥品所能望其項背哉。惜近世醫家。畏若鴆毒而不敢用。良可哀也。今之庸工。每見痢到七八日間。舌起黃色。輕則投以芩連。重則下以硝黃。殊不知舌現老黃。厚而燥裂。因當重劑推盪。如見嫩而微黃。或黃而膩滑。此必寒涼過傷。或推蕩過甚。以致脾氣空虛。胃氣告匱。若更投以苦寒。必致脘悶氣窒。呃逆頻仍。乾嘔不食。下痢無度。變成噤口痢矣。蓋黃爲中央土色。中氣虛餒。所以自呈其象也。脘悶氣窒。胎反厚膩者。何內經所謂至虛而有盛候也。今之治噤口痢者。囿於丹溪之專治濕熱。祇知有開噤散一方。此外罔乎其聞也。殊不知萬病皆有虛實寒熱。治法備有攻補溫涼。不獨痢疾一證已也。獨怪今之治痢。祇有實痢熱痢。並不知有虛痢寒痢。豈世界中偏祇生此一種實熱痢。俾流俗輩爲謀食計耶。嗚呼。醫道微矣。

夭札者多矣爲此啓請孫大聖仗金箍棒普告海內有道曰這班毛神該打乎不該打乎

凡病皆當辨寒熱虛實對證發藥不獨痢疾然也即以痢疾論因恣食瓜菓生冷而成痢者則爲寒濕積滯因內傷酒濕油膩而成痢者則爲濕熱積滯此秋季痢疾之兩大原因也其間中氣虛者多成脫症血液虛者多成竭症故痢疾最多壞症　國朝自鴉片烟進口以來流毒中原貽害無窮又於痢疾門中添一險症名曰煙痢治之得法十全五六若用普通治痢之板法往往釀成煙漏十不救一此外若瘀血痢或由胃脘痛症而轉成或由月經不通而變成其證或下赤痢或下五色痢此亦痢疾門中之一大險症也至噤口痢亦必辨其受病之原因或由濕熱中阻或由寒濕內鬱或由胃腸腐敗或由肝横胃敗其症有可治有不治有緩死有速死臨症時不可不細心診察也陳君此論專爲治痢者僅知苦寒消削下一針砭誠有功醫界之文惟用參不用參之處切宜詳審

何廉臣書後

兒科學

◉◉小兒中暑痙厥不宜驟開心竅說　　楊蟄安

溽暑炎蒸。流金爍石。非天時之至劇烈乎。臟腑怯薄。經絡空疏。非嬰兒之至柔脆乎。以劇烈之邪。攻柔脆之質。其中病爲尤易。鄙人於嬰兒一科。既非專門。又非世授。憶丙申丁酉間。任秋田師謝蕤畦丈邀往嬰堂。爲棄嬰援手。每日得診數十人。於是略有經驗。考中暑一症。古法迄無定論。國朝葉香巖氏、王潛齋氏、章虛谷氏。咸有着論。嚴寒溫之防。頗不塗徑。吳鞠通分中暑暑溫偏熱偏濕之例。而方法仍取重於安宮至寶清營紫雪之類。與溫病包絡受邪。譫語痙厥之證。無別。未嘗以中暑暴厥討源也。經言先夏至爲溫病。後夏至爲病暑。蓋夏至陰生。太陰濕土用事。濕、熱、火、三氣交蒸。合而成暑。異乎春夏木火司令之溫熱流行也。暑熱之名旣分。而中暑感暑之別。尤同源而異流。元明以前。以陰陽動靜分中暑中熱。闢之者固多。至論其實中感之輕重。傳變之遲速。不可不亟求其故焉。人之傷於暑也。邪由皮毛口鼻而入。其氣緩而漸。故治法不出溫病三焦。若中暑則大火流行。暑邪直逼血絡。劫動內風。風火沖激。盤旋四衝。釀成痙厥。勢若奔馬。此厥陰風木。少陽相火。太陰濕土。三氣戰沸。奔竄無常。其勢善沖。少陰君火。蓋肝爲風藏。其合膽。相火所寄也。肝木既張。未有不挾火而熾。相火一沸。必藉同氣賊及君火。蓋君相二火。異藏同司。招引尤易。是以得病一日。卽神昏。肢厥。痙渴煩躁。狀類包絡逆傳。實非少陰本病也。病源既易。治法自殊。世醫狃於故見。每以尋常兒科驚風熱濕之方。如羚羊胆星殭蠶天竺黃。牛黃淸心至寶之類投之。不特養癰待敗。貽害無窮。而黃犀之開洩。雄麝之升竄。亦將有開門揖盜之慮。然則治法將奈何。急宜息風。泄火。達絡。疏肝。四者而已。蓋風火既竄。內外煎熬。不急折其勢。以平其暴。反以芳香苦燥。貽抱薪救火之烈。此吳葉諸家所以爲未備也。要之風者善行而數變。火者炎烈而沸騰。風火合熾。其燎原飆驟之性。不至內亂神明。外掣經絡而不已。故一發而痙且厥也。是以治法急分消其合併之勢。其高者因而越之。其下者引而竭之。中滿者瀉之於內。熟味斯言。則活人法思過半矣。

申言痘毒爲害之原素。人生之有痘毒。由父母交媾時之慾情。與其愛力。相感而來。在造就小兒胚點之初。毒已內伏。猶石中之有火。特無形跡可擬耳。(按此全球人種痘毒未形時之初質而言。非僅指個人之原素已也)及其身出母胎。賴空氣爲呼吸。設有痘疫流行。其間則其初生伏毒。未有不互相吸引者。(此就其本性而言)故凡內伏之機。不觸時行則已。若爲時行觸動。勢必發而爲痘。猶以堅金擊石。火必從空發出耳。(此言痘毒在將發未發之間。有必發之特性。所以環球各國種痘之法尚焉)至其痘疫已染。則毒既由外發。必盡發而後已。即有時氣流行。尚何從而復發。譬猶火力已燼。非炭即灰。不能復燃耳。(此以痘毒已發而言。有盡發其性之能力。所以既染痘疫。即不遺有痘害焉)雖其人有病無病。一病再病。俱不可期。惟天痘一症。毒蘊自胎。發由於疫。終身斷無不染者。亦終身斷無再染者。

右第五節承上文而言痘疫傳染之所以然。

疫何以無不染。試申言之。當其傳染而觸發也。無論爲男爲女。或禍福或提攜。或髫齡。或壯歲。不染則已。既染卽發。雖老亦無能免者。故有百歲之稱。但其發也無時。且無定處。假如嚴冬盛夏。寒熱偏勝之時。或南或北。或東或西。雖已閉戶傳染。有此發而彼安者。有彼發而此安者。有先安而後發者。惟得温和春氣。爲痘家要點。是可爲毒蘊自胎。發由於疫。胎毒疫毒相觸致痘之證據。所以終身無不染者一也。（指諸行省之郡邑內一方面言）

凡人有處寒帶者。如朔方邊漠之地。風氣懸殊。恒無痘患。一入內地。莫不隨時染痘。故在温帶或熱帶之人。未有不患痘症者。惟痘疫有輕重。形症亦有不同耳。間或有伏而未發者。特未發耳。非不發也。是可爲毒伏於內。不觸則已。既觸時行。必發爲痘之證據。所以終身無不染者又一也。（指全球言）

註有謂終身不痘。何嘗不有者。不知北方風氣剛勁。地土乾燥。恒無時行。故有不患痘症者。南人亦間或有之。其不痘者。未發也。非不發也。

右第六節以未發之性。推必發之情。原無不發之理。所以終身無不染之痘疫也。（續前痘症）　駱保安稿　（未完）

欲其速下取急流水欲其緩中取甘瀾水(即千揚水、如煎大半夏湯法)、
欲其上升外達用武火欲其下降內行用文火
或藥後啜薄粥助藥力以取汗(如服桂枝湯法)、
或先食後藥助藥性之上升(如服眼科藥、及治頭風藥、多宜如是)、
雖然用藥之訣最要配合有方方者法也君臣佐使是也
內經云主病之謂君(君者對證之要藥、品味少而分量重、賴以爲主)、
佐君之謂臣(臣者品味少而分量稍輕、所以匡君之不逮)
應臣之謂使(使者數可出入、而分量更輕、所以備通行向導之使)、
而使方之活潑靈通者則在於佐開必少佐以闔闔必少佐以開升必少佐以
降降必少佐以升或正佐以成輔助以功或反佐以作向導之用
故內經云君一臣二奇之制也君二臣四偶之制也君二臣三奇之制也君二
臣六偶之制也
近者奇之(在上爲近、宜輕而緩)、遠者偶之(在下爲遠、宜重而急)、奇之不去

則偶之偶之不去則反佐以收之所謂寒熱溫涼反從其病也

例如有人患風寒痰食合而成病必審其風居多數則用散風藥爲君寒居少數則用祛寒藥爲臣痰食更居少數則用化痰消食藥爲佐使或一方不能兼治則先治其最急者無一味虛設之藥品無一分不斟酌之分兩此則用藥制方之要訣也能如是則謂之藥方不如是則謂之藥單紙

總而言之無不偏之藥則無統治之方如方書內所云某方統治四時不正之氣甚至有兼治內傷產婦者皆不通之論也近日方書盛行者莫過於汪訒菴頭歌訣醫方集解二書其中此類甚多以其書簡略便覽世多讀之而不知其瑕瑜互見也

況用藥治病者用偏以矯其偏以藥之偏勝太過故有宜用有宜避者合病情者用之不合者避之而已無好尙無畏忌寒溫補瀉惟病是從奈近今醫者學醫惟求其便病家擇醫惟求其穩然非通何由得便非當無所謂穩舍通而求便舍當而求穩必誤人性命矣

（續）嚴紹岐稿

犀珀至寶丹方　通血宣竅兼清腦法　何廉臣創製　續第二期

犀角五錢　羚羊角五錢　琥珀三錢　麝香一錢　蟾酥五分　桃仁三錢　丹皮三錢　血竭三錢　辰砂五錢　廣鬱金三錢　石菖蒲三錢　穿山甲二錢　杜赤豆五錢　桂枝尖二錢　連翹心三錢猪心血爲丸金箔爲衣每丸計重五分大人每服一丸小兒每服半丸嬰孩每服半丸之半丸

按此丹專治一切時邪內陷血分瘀塞心房不省人事昏厥如屍目瞪口呆。四肢厥冷等症。又治婦人熱結血室及產後瘀血衝心。小兒痘疹內陷。急驚暴厥中風中惡等症。用之得當奏功極速。夫人身心與腦同司靈機。心房血瘀。則心失其靈機之運用。雖腦之靈氣。下降於心。而心無激發神明之能力。故其人昏厥如屍。若不迅開其內閉。則肺中炭氣塞滿。內氣不接外氣。故其人氣喘息促。珠汗淋漓。而成內閉外脫之絕症矣。此丹大劑通瘀。直達心竅。又能上清腦絡。下降濁陰。故能使心中之一點靈犀。仍通百脈。以復其虛靈不昧之常。鄙人遇症試用。歷驗如神。爰敢出而問世。以質

越醫何廉臣敬告

博雅。

薛生白製

參麥茯神湯（清補氣液兼寗神法）

西洋參錢半　原麥冬一錢　辰砂拌茯神三錢　鮮石斛四錢

宣木瓜八分　生甘草四分　甜石蓮錢半　生穀芽錢半

按時疫經開泄下奪後。惡候雖平。而正亦大傷。見證多氣液兩虛。元神大虧之象。故宜清補。若用膩滯陰藥。反傷胃氣。如其症中虛泄瀉。則宜香砂理中湯。守補溫運。同一調補。善後最宜分清[illegible]限。

（看護）病初忌生冷油膩。祇宜蘿蔔乾菜煎湯服之。病人臥室。最宜清潔。多開窗戶。以收新鮮空氣。並宜多置水盆。以收陳濁炭氣。病後調理。先進稀米飲。次進薄粥。間進藕湯。病人切忌憂怒悲哀及犯房勞。

此症雖一手治愈。而種種療法。凡明於時疫證治者。應無不知之。亦何必登諸報章。惟病人神昏發狂之際。高唱三娘教子。病家悉以爲鬼祟。鄙人則獨曰神精病。厥後查問病人。曰平日最喜觀者徽班。最喜[illegible]者老薛寶（未完）

社友心得錄

◉醫藥新說　山陰若霞氏來稿

菠菜吸收鐵量之試驗◉以鐵鹽類培養植物。欲驗其所含鐵量之多寡。但取菠菜植於另鉢盛以一一〇五啓羅之泥。第一鉢加百分之〇〇五鐵。（養輕三）第二鉢加百分之二鐵。（養輕三）第三鉢用作標準。其結果含鐵。（養輕三）百分之二者。其生長雖不良。然就收獲後驗之。標準鉢中乾燥菠菜百分中含〇〇〇三之鐵。第一鉢百分中含鐵〇〇一八。第二鉢百分中含〇〇二三。由此觀之。灌漑以鐵鹽類。則所含鐵量亦加增。醫藥食物等欲增加鐵分者。可利用此法。

生髮簡便方◉西醫於髮稀少或脫落殆盡者。將黃楊樹之小枝。併葉。置於鍋內蓋密煎沸。傾入瓦瓶內。待十五點鐘後。絞取其汁。加香水少許。每晨以水洗髮。如髮根尚未脫盡。刷之自能生出。　（未完）

按此次再版謹照第五期本報聲明。改爲醫藥新說四字以清眉目。

史慎之

◉◉疫症一得

吾紹本年疫症起於春盛於夏前次開會時善於治疫諸君言之已詳何待鄙人贅述但疫有不同有癘疫有時疫癘疫者受天地之癘氣或大兵之後繼以凶荒內則爲飢寒所迫外則爲雨露所侵飲食不時居處不擇衣服不更加以積屍載路腐穢薰蒸是以不病則已病則有死而無生吳又可溫疫論正爲此作其時適當明末流離之際瘟疫盛行之秋所得之病皆從口鼻直入膜原故用達原飲由中達下治癘疫者必宗其法也若時疫者受天地之雜氣逢天氣不正之年爲獨盛或冬時過煖陽不潛藏或春雨連緜忽而暴熱人在氣交之中濕鬱熱蒸遂成斯病攷月令孟春行秋令則其民大疫季春行夏令則民多疾疫仲夏行秋令則民殃於疫疫者役也若役使然故一發則沿門合境病勢皆同然疫雖時行亦由人自召不節嗜慾不忌生冷與夫一切食物之不潔皆足以致之治法莫妙於葉天士先師所定甘露消毒丹一名普濟解疫丹及神犀丹醫者臨證但從此二方脫胎辨明氣分血分斷不致於大誤他如桐城余

氏之清温敗毒飲。新安呂氏之升降散。大小淸涼飲。以及雙解涼膈等方。均可隨證之輕重而酌用之。如穢勝則重用大黃。熱勝則重用石膏。若邪在血分。則澤蘭丹皮銀花紫草均在所必用。惟用溫燥發散之劑。若麻黃桂枝葛根羌活紫蘇之類。則亢陽之火。炎熾而病必危矣。

●腦髓釋義

胡幼堂

經云腦爲髓海。所謂海者。如水之朝宗於海。髓之聚非髓之生也。又云腦髓骨脉膽女子胞。此六者地氣之所生也。夫以地氣而論。舍腎無可生之氣。蓋人之初生。其腎先成。所謂腎應北方之水。水乃天一之元。二五摶精。胞胎始結。其象中虛。形如蓮蕊。由腎生骨。由骨成脊。由脊生髓。髓注於項。則謂之腦。生化之源。固無一不賦禀於腎也。西醫謂人之思慮智慧。知覺運動。皆腦之爲主。而腦有氣筋無數。散布於五官百骸。何處腦氣筋壞。卽何處有病。衰邁之人。腦氣不足。遂有痲木昏瞶之病。幼小之童。腦氣過盛。多有角弓反張之症。而心之爲用。專司乎血。心脈一躍。血行一度。驗心脉之遲疾。知病體之輕重。洵如所言。是腦之爲用廣而心之爲用窄矣以僕觀之腦雖爲全體之機軸非賴心主神明之激發必不能觸動其機機不觸則不動故腦在人身實與心同司靈機而已僕不敏以爲記憶屬腦則確有是據以爲知覺運動專屬於腦則春之心靈學泰西之心理學何謂也哉

素靈論腦一則曰腦爲髓之海再則曰腦髓骨脈膽女子胞爲地氣之所生又曰色夭腦髓消又曰諸髓皆屬於腦又曰筋骨血氣之精而與脉并爲系上屬於腦後出於項中故邪中於項因逢其身之虛其深入髓系以入於腦則腦轉腦轉則引目系急又曰精成則腦髓生又曰眞頭痛頭痛甚腦盡痛又曰因遇大暑腦髓爍又曰悍氣上衝頭者循咽上走空竅循眼入絡腦又曰泣涕者腦也腦者陰也髓者骨之充故腦滲爲涕他如黃庭經以腦爲泥丸春秋緯覽則曰人精在腦人身之於腦其不可忽也明矣然則腦之爲物軒岐未嘗不重視之因後人少所發明一若腦之體質功用遜讓東西醫爲獨闡精義獨明新理耳噫

任漢佩書後

本社員入社費及月捐表

姓字	入社費	月捐
李蓉栽君	墨銀一元	墨銀三元
傅伯揚君	墨銀一元	墨銀二元
章吉堂君	墨銀一元	墨銀四元 內仗四角歸入派分報費
史愼之君	墨銀一元	墨銀一元一角二分七厘
周越銘君	墨銀一元	墨銀一元另五分三厘
嚴繼春君	墨銀一元	墨銀一元五角
孫寅初君	墨銀一元	墨銀一元
陳宜臣君	墨銀一元	墨銀八角六分五厘
王傳經君	墨銀一元	墨銀九角
嚴紹岐君	墨銀一元	墨銀一元
魏芳齋君	墨銀一元	墨銀六角另九厘

何幼廉君	墨銀一元	墨銀一元五角
何小廉君	墨銀一元	墨銀一元五角
高潤生君	墨銀一元	墨銀五角三分五釐
沈伯榮君	墨銀一元	墨銀三角
駱保安君	墨銀一元	墨銀二角六分五釐
傅克振君	墨銀一元	墨銀五角二分五釐
陳順齋君	墨銀一元	墨銀五角六分
趙晴孫君	墨銀一元	墨銀三角
賀純賢君	墨銀一元	墨銀五角三分
王伯延君	墨銀一元	墨銀二角六分
蔡鏡淸	墨銀一元	墨銀三元六角

（未完下期續登）

自本社成立後。迄今已五月矣。社員諸君。月捐多未繳淸。兼有幷入社費而不繳者。務請維持社會。從速繳淸。以全公益。　鏡淸謹誌

通訊

◉◉敬告社會諸君研究生理學書　　雙月義務編輯員駱保安啓

種族競爭民生日瘁主權固執國計日癯環顧國民都病衰弱其將何以救藥耶竊思生理一學與國計民生甚有關係尤我醫學家所宜注意者焉泰東西各國大小學堂研究格致莫不從生理學入手此列强文化所由來也我中國自秦火以後大學格致失傳當此衰弱時代盍先研究生理以啓全國生民之知識從此進步可以轉衰爲盛轉弱爲强洵文明之基礎也故凡政學紳商諸界必切實講求生理也固矣至我醫界中人尤宜切實研究所謂生理學者近取諸身遠徵物類所包甚廣即如我身軀殼以內臟腑各體之性質功用若何又如飲食若何消化空氣若何呼吸腦筋脉管以及皮膜骨節肌肉若何知覺若何循環若何屈伸舒縮能於自己身上作爲起點作爲目的庶臨病有方針用藥有程度夫豈僅個人之關鍵已哉醫生資格以一人治人人關係更重故全國之盛衰强弱繫焉保才識淺微用陳管見以質高明

致惠稿諸君書　四十八—第四期通訊

單月義務編輯員任漢佩啓

敬告惠稿諸君書

本社創設未久。社內外諸同志陸續見惠大作。美不勝搜。吾紹有志之士。力謀醫學之進步。其熱誠已可概見。惟見惠諸稿。通論多於雜作。雜作多於學說。學說之中。惟內科學爲最多。內科學之中。又以議論中學爲最多。或心得。或經驗。語舊意新。當非僕一人欽佩已也。卽或有閱者未能賞心悅目。然以保存國粹而論。斷不能舍所學而從我。鄙見苟於本社宗旨不背。體裁合格。自應秉公編入本報。所難者門類有定式。紙張有定數。未能一律盡登。非特惠稿者有遺珠之憾。即在編輯。亦何嘗不深抱歉忱。自本期後。務請諸君多惠學說。雜作次之。至於通論。意在開通風氣。固不可無。然於實學之關係。究不若學說之爲重。若恐有意無辭。因辭害意。不妨將所著大作。於文理優長者。參酌潤色。又何患乎有質無文。有目不賞。僕已將本篇大意。於七月朔常會時演說一過。在座諸君。俱極贊成。學說一項。踴躍擔任者頗有其人。因恐未及周知。爰敢書此廣佈。

本社編輯員　前廣東瓊崖道署官局正醫生兼中學堂校醫歷辦紹郡嬰堂醫務　駱保安報告書

謹啓者。鄙人才識淺微。忝任本郡育嬰堂醫務。自問居恒臨症。靡不盡我心力。而中心之所以嘗耿耿者。其間治理却有幾層爲難。(一)所投病嬰非其病已垂危。卽看護不得其法。雖盧扁復生。亦束手而無策。(二)棄嬰日多。雖有數十名乳婦在堂。勢難周徧。藥能治已病之嬰。不能治失乳之嬰。故死於缺乳者甚多。此外有非鄙人所能盡心力者。更僕難數。輾轉思維。欲圖補救之策。非區分病院。與醫生以查驗權不可。一面請文明女士駐院。研究小兒養育法。監督乳婦看護法。一面請醫藥學社派員來堂輪流調查。似此切實整頓。庶可造嬰孩之幸福矣。畧佈愚忱。仰希社長及同社諸君。明以教我。敬啓。

胡東皋告退編輯啓

逕啓者。鄙人學植淺薄。猥荷同社諸君采及葑菲。畀以醫報編輯。與任君分月擔任。不揣蠡管。勉顧公益。已將第一期編就發刊。近以精神委頓。無法振刷。恐於諸君佳作。稍有顚倒。且擬將有他務。亦斷不能久於其職。敢請同社諸君。從早另行選擇。以免曠廢。以專責成。不勝拜禱之至。

任漢佩預辭編輯啓

編輯一部責重事煩非實有見決者斷不能勝任本報學備全科責雖甚重而月出一册事不爲煩無如社係公設社友來稿合格者固多不合格者亦復不少勢不能不爲之登勢亦不能俱爲之登若因其不合而從爲厘訂編輯之見解未必能合乎作者之見解若見其不合而聽其錯雜一人之名譽卽有關於全社之名譽種種爲難筆難罄述三月間開評議會時辱承諸君不棄公推僕一人專司是職僕有見於此自維學說淺陋才難勝任深恐貽誤大局力辭不任此固爲社長評議諸君所耳聞目擊者也旋因諸君衆口交稱執不予卻初以公議難違加之本社經費支絀既難以出資另聘亦未能有報不刊勉力承任亦所以爲大局計也又深慮獨木難支勉邀東皋胡君當場分任今胡君知難而退接其任者爲駱君保安僕曾於七月朔望常會亦迭辭兩次而諸君一再挽留僉爲既經承任決無告退之理不得已言明再行承辦兩期准於十一月出報後卸職特此預告務請社長與諸君於單月編輯預先物色可也

◎敬告海內醫學家(續)

中國自新醫院院長汪惕予

傷寒之原因。日人譯曰腸窒扶斯桿菌。桿菌直侵腸內之腺。爲八大傳染病之一。其潛伏期不出於三週後。入以內經冬傷於寒春必病溫二語直引爲是病之原誤矣。

素問氣交變大論。岐伯曰。歲土不及。民病飧泄霍亂。又六元正紀大論。岐伯曰。土鬱之發。甚則心痛脇䐜嘔吐霍亂。又曰太陰所至爲中滿霍亂吐下。靈樞經脉篇曰。足太陰厥氣上逆則霍亂。又五亂篇曰。氣亂於腸胃則爲霍亂。易說曰。穀雨氣當至不至則霍亂。其後有以風火濕熱及陰陽交錯等爲發病之原者。至同治八年。誇霍氏(Koek)在埃及印度始發明霍亂之病菌。日人譯作虎列刺菌。別其形質。考其原因。由是霍亂之治法。遂一躍而登堂奧。奈何今之業醫者。尚迷離恍惚。而執陰陽清濁等之謬說乎。

靈樞論疾診尺篇曰。夏傷於暑。秋生痎瘧。(素問生氣通天論同、)素問金匱眞言論曰。夏暑汗不出者。秋成風瘧。又氣交變大論曰。金肺受邪。民病瘧。孫思邈曰。夏傷暑。至秋作痻瘧。劉河間、張子和、李東垣、亦主此說。丹溪心法曰。瘧疾有、風、有暑、有濕、有痰、有老瘧、有瘧母。大法風暑當發汗。夏月多在風涼處歇。遂閉其汗而不泄故也。王節齋明醫雜著曰。瘧者、風暑之邪。薛立齋曰。瘧症皆因先傷於暑。次感於風。客於營衛之間。腠理不密。復遇風寒。閉而不出。以上學說。固皆由理想而得。其原因則未知之。

瘧者日人譯曰麻拉利亞。其病菌在血液內。生黑粒。能破壞赤血球。故病瘧者面少紅色。日久其黑粒被白血球吸入脾臟。故久瘧者。其脾腫大而發黑色。麻拉利亞菌入於血液之原因。如何由蚊之嚙人之口傳染而致。蚊之毒者飛復無聲。故傳害最易。爲害亦最烈。菌之種類不一。生滅代謝之期有一日二日三日之別。故發病也有每日瘧。間日瘧。三日瘧。發病後。卽舊菌已滅。新菌初芽尚未發達。而菌毒之間歇期也。服金鷄納霜。此菌卽撲滅。三種瘧病皆可服用。朱丹溪曰。一日一發者。受病一月。間日一發者。受病半年。三日一發者。受病一年。此說非是。

（未完）

醫學整頓之先聲○太醫院之醫學館。自添招新生後。一切辦法異常認眞。茲經院長飭令該館將各科功課切實改良。每月攷試一次。其分數等第均榜示大堂以昭公允。

嘉興組織生理研究會○油車港鎭。有吳君中臯發起組織生理研究會。醫界學界互相探討講求衛生生理各科學。聞報名者已有二十餘人。

◉◉南京考試醫生問題

問手足抽掣角弓反張。身熱。唇焦裂出血。不喜飲冷。嘔泄鼻孔煽動。睡則露睛。是何症耶。並出方。

問急驚未愈。得泄數日。驚尙如前。頭熱足冷。當何以治之。

問幼科開口卽曰食曰驚曰風曰肝。所用之藥。大抵以勾籐防風羌活全蠍等袪風。以硃砂牛黃膽星菖蒲等定驚。以山查神曲檳榔厚朴等消食。以史君子榧子五穀蟲等治虫。其治法本於何人。用藥能否更易。試詳辨之。

問痘毒伏。不肯宣透。氣滯血凝。診視肉種瘡枯。神躁不安。當用何藥。

第四期近聞

問痘醫痂甚薄中凝血跡兼之喻逆常嘔食入便有不化之形此證當如何施治。

問痲疹多有兼証倘兼疫厲有何法可治。　以上各科以二藝爲完卷。

續本報第二期勘誤表

頁	行	誤	正
十二	二	參	苓
十三	二	君	君
又	十三	社	社

雜錄　本社簡章

頁	行	誤	正
十六	十二	豫倉	藥業會舘

通訊　續本報第三期勘誤表

頁	行	落	增
			論文

頁	行	誤	正
一	六	熟	孰

（未完）

編輯者　紹興醫藥學研究社

印刷者　紹興印刷局

總發行　紹興宣化坊醫藥學研究社事務所

光緒三十四年八月三十日初版

宣統元年九月初一日再版

每月朔日發行

●●售報價目表

●●全年十二册　五角

●●半年六册　三角

●●每月一册　六分

（外埠郵費另加）

●●廣告價目表

本報廣告以行計

每行以三十字爲率

第一期每行收費一角

第二期至第五期每行均收費六分

第六期以上每行收費三分

特別廣告及刊刻大字圖表者價另議

代派處

紹城 教育館
紹城 紹興公報館
紹城 阜通錢莊
柯鎮 傅揚伯君
安昌 嚴繼春君
杭州 謝丹初君
杭州 貴翰香君
湖州 李浩生君
湖州 阮屏侯君

蘇州 陸炳常君
申江 汪惕予君
申江 王問樵君
申江 醫學研究所
江陰 馮箴若君
天津 婁公館
奉天 王叔眉君
奉天 會文書局
潮州 新羣書局

紹興醫藥學報 戊申十月第五期

本期目錄

◉◉本社徵文啓

本社以研究爲名。原以各個人之智識有限。冀得互相交換之益。組織社報。亦爲社員一得之愚。質諸海內。以求指正。與他報之提絜社會。引導國民爲質者。性質不同。願閱報諸君時賜讜論匡勦敝報。當照登載之多寡。答相當之報酬。其不登載之稿。恕不檢還。

◉◉敬告醫藥兩界諸君啟

醫界諸君。藥界諸君。亦聞我中國數千年來。積習深痼之宗教醫藥。一躍而入於政治醫藥者乎。諸君如未有所聞。請看數日中肅邸之整頓醫學。江督之考試醫生之章程可也◎諸君聞之。爲喜爲憂。未敢知也◎惟聞醫生而不知藥。藥師而不知醫。民命相關之大事業。而不學無術者操之。可乎否乎。醫院設立者教會也。藥品販賣者外商也。諸君總不以同胞生命計。亦當以一已立足計也。本社之設。有鑒於斯。冀以各人之學識閱歷。互相交換。千慮一得。豈眞不能漸臻發達以存立於競爭劇烈之場者耶。諸君盍起而共扶之。

◉◉請閱醫藥學報以重生命啟

嘗考德日維新首重醫學英初變政先講衛生故迄今歐美日各國醫林藥界精益求精新理新法日出不窮朝登報紙暮達通衢與國醫之自私自利秘而不顯者大相逕庭吾儕對之能不悚惶又且吾國病家不講衛生不知看護若遇重病危症惟持一日一至之醫生一日一服之方藥庸有濟乎甚或迷信鬼神受愚巫卜仙方靈丹雜藥亂投及至人財兩失始痛詆醫藥之貽誤土偶之無靈也悔何及已本社有鑒於斯特爲愼重生命起見不揣固陋研究中西醫學凡生理病理證治方藥以及衛生事宜看護要則與夫通俗簡便療法靡不廣收博採逐期刊列報章似此苦心孤詣應亦各社諸君所曲諒焉敢乞 仁人君子體天地好生之德存民吾同胞之心逢人說項廣勸購閱庶病家智識日開而醫家亦不得不力求進步也頹風既挽壽域同登本社實深厚望焉

本社公啟

◎◎請登醫界一覽表啓

紹郡醫家。散處城鎭山埠者。各科林列。更僕難數。病家因證指請，或僅聞其姓。未識其名。未詳其地。每苦臨時歧誤。貽害病機。所關非淺。本報爲同人增長學識計。不得不爲病家指請醫生計。故本社特創。後附一式。請吾紹各大醫士。照繪一表。塡寫姓名住址。暨專治兼治何科。門診出診何價。送付本報。每期照啟。俾閱者按圖可索。不至問道於盲。醫家病家。皆有益焉。願列表者。應助每月三角。藉充本館經費。即由本館飭送本報每月一分。以備考證。不再另取報費。

醫界一覽表

姓名　醫科　診例　住址

光緒三十四年　月　日

◉◉請登藥界一覽表啓

醫藥猶唇齒也醫無藥不足以治病藥無醫不足以待用近數日中政府整頓醫學屢見報端將來豈獨遺藥藥之習用俱備而無僞雜者不待言已其有道地未的缺數不全者一經醫家病家逐漸考察勢必均須整頓以廣招來故本報特創一格奉告藥界諸君嗣後各有改良何料何品新增何丸何丹均可塡註格內蓋用印章郎付本報照囑以便刊登計助刊貲若干隨時定價在藥界所費不多而聲明遠播且使醫家可以開用病家可以指買實一舉三得謹啓

葯界一覽表

藥品	丸丹	功用	服法	價目

光緒三十四年　月　日　堂書東

何廉臣啓事

每日從九點鐘起至十一點鐘止在寓候診餘時在府橋下宣化坊何氏醫家恐就診請診者往返跋踄特此佈告

太和春寄售

補天汁　月月紅　女界寶　自來血
痞積花塔餅　魚肝油精丸

創製化痰止咳丸

痰咳之病總由脾腎兩虛脾腎虛則不能勝水而痰生以致由痰而咳由咳而喘甚至肺痿失音癆瘵吐血等症本號此丸專治火痰結痰老痰頑痰凡男婦老幼患熱咳燥咳及風火咳者服之應驗如神每服三錢用茶送下戒食一切煎炒肥滯等物

太和春白

梅萼調肝丸

近患肝病者多犯胃則嘔承脾則瀉脹痛鬱悶苦況難鳴治不得法反種病根此方得自仙經藥品純良虛實兼到修合盡善功効特奇洵壽世靈丹也

天保堂虔製

甘露消毒丸

治温熱温溼吐瀉瘧痢胸痞頭疼惡心煩躁淋濁班疹黃疸時疫

天保堂謹啟

◉◉論醫藥學爲今日中國自强之關鍵　（來稿）　我亦醫界一分子

於戲。焚書以後。數千年種族日繁。而醫權轉失矣。互市以來。四百兆生靈日蹙。而藥力難施矣。危矣哉。今日中國之醫藥學也。重矣哉。亦今日中國之醫藥學也。吾中國醫藥學之危且重者。莫今日若也。吾曷言乎今日醫藥學之危且重哉。眄天衍之現像。吾國今日之醫藥學。不幾危乎。覘地運之承除。吾國今日之醫藥學。不轉重乎。吾故曰。中國醫藥學之危且重者。莫今日若也。試申論之。近來通商各埠。東西醫之來華者。日見其多。而繙譯之醫書。亦日富。東西藥之販華者。日聞其廣。而通銷之藥品。又日繁。今日之醫藥世界。非中外激戰之醫藥世界乎。醫與醫戰。則醫危。藥與藥戰。則藥危。醫與藥彼此互戰。則醫與藥俱危。矧當此中外激戰時乎。今日中國之爲醫爲藥者。顧不危歟。顧不危歟。幸也。新政日頒。京師大學。醫與藥各設專科。武備諸軍。藥與醫均隨營。後內外城奏辦醫院。并免藥稅。爲民政之精神。警察部聘請醫官。並備藥物。具衛生之性質。諸省會之創立學堂。各州屬之籌興學社。醫必與藥相附而行。吾國醫藥

中國自強之關鍵　一

之進步與政府之注意醫藥。不於此畧見一斑乎。向所謂漠視我醫藥學者。今乃轉而爲重視我矣。吾國今日之爲醫爲藥者。顧不重歟。顧不重歟。

噫危莫危於今日之醫藥學也。重亦莫重於今日之醫藥學也。顧今日之醫藥學。非腐敗難堪之會乎。一人腐敗。斯人人腐敗。人人腐敗。斯全國爲之腐敗矣。然今日之醫藥學。非已在競爭劇烈之場乎。一人競爭。卽人人競爭。人人競爭。卽全國與之競爭矣。天下事愈腐敗者愈不競爭。愈競爭者愈不腐敗。徵之東西各國。莫不皆然。而獨不可以例吾國乎。而獨不可以例吾國之醫藥界乎。今天下有政界。有學界。有商界。且有醫藥界矣。醫界者。學界中之一方面也。藥界者。商界中之一方面也。醫與藥之關鍵各界。猶學與商之輔佐全國也。但無論其爲學界商界醫藥界。要皆權輿於政界。且無論其爲政界學界商界。要亦維繫於醫藥界。貴報之所以研究醫藥。爲强種之基礎。爲衛生之根本。關係吾國全體之人類社會。豈淺鮮哉。然則貴社之設。爲人謀乎。抑己謀乎。爲公益乎。抑私益乎。吾意維新之士。必大聲疾呼曰。有吾國自强之關鍵在。（未完）

醫貴自重論（醫學通論）

王伯延

粤自神農、氏首出御世。著本草經。以療民疾。繼而黃帝、與岐伯、鬼臾區、伯高、少師、少俞、雷公、六大臣作靈樞素問書。八十一篇。此吾祖國醫教之所由興。周官之所以重醫學。也秦漢以後。政歸專制。學尙淵博。而醫道從此日衰。雖名醫輩出。代不乏人。而門戶攸分。各宗師說。往往訐人炫己。識見虛無。醫家無一定之方針。奚以達病家之目的。非病家之輕視夫醫。實醫家之不知自重。爲醫而不知自重。其如人之輕醫何。人卽欲重視夫醫。其如醫之自輕何。以是知醫之爲道。不患人之不已重。特患醫之不自重耳。故曰。醫、貴、自、重。

不見夫醫之煌煌者。輕裘艷服。畫舫肩輿。往來水陸之間。日夕不遑。門庭如市。或矜儒術。或炫師傳。或稱秘授。不可謂不自重矣。又見夫醫之庸庸者。架有詩書。門無車馬。安然坐守。行止自如。何嘗不自稱秘授。自炫師傳。自矜儒術。夫豈不知自重者乎。然煌煌者每失於驕。庸庸者每失於諂。不驕不諂。而後可以爲醫師矣。猶有一種。衣矜亦楚楚。如也。或讀書不就。或習賈不成。改而爲醫。不顧他人生命。觀其貌。則煌煌如也。問其才。則庸庸如也。與其研究醫藥。則踽踽涼涼。似乎有獨無偶者。踵門而來。則臨之以驕。應命而往。則寓之於諂。既驕且諂一若起沉疴瘳厥疾。無有出其右者。其眞不自重耶。其非不自重耶。

要之。爲醫之道。不可不自重也。自重維何。學而已矣。古語云。不學無術。又曰。學然後知不足。雖爲學界中普通立論。在醫者何獨不然。知不足而後知無術。知無術而後知自重。知自重而後人重之。尙何有於驕。何有於諂哉。蓋自小道一語。印入腦筋。人遂以小道目醫。而醫亦自安於小道。此醫道之所以愈趨愈下。不知所以自重矣。甚矣。吾道之衰也久矣。豈知人生在世。無論貧富貴賤。老幼强弱。誰能免夫疾痛。當夫疾痛之來。惟醫自賴。醫之爲道。不甚重哉。不甚重哉。此所以玄晏有游魂之痛。洄溪老人思與讀萬卷書者商確也。言念及此。可不奮起精神。改良性質。研究新理。保存國粹。以達病家之目的。而守醫家之方針。將來之保種强國。悉本於斯。庶不致被天衍之淘汰。孔子云。君子不重則不威。吾故以自重二字自勉。勉人。所望醫界中人。幸毋河漢斯言也可。

全體總論

越醫何廉臣編撰

目錄

（未完）

●●傷寒不同雜感說　（續第三期內科學）　任漢佩稿

乃庸庸者流。不察天時。不明病象。不融會內經之旨。不熟諳傷寒之論。每於伏氣之發越。雜邪之直中。癘疫之猝乘。時自春及冬。病自起至死。始終以傷寒二字爲護口之符牒。（見有病勢急速者、便以痧稱）設遇的確傷寒。詢其經絡若何。傳變若何。併合若何。表裡虛實若何。升降攻補若何。則茫然罔覺。痴若木雞。神智之昏迷。語言之譫妄。更有甚於不省人事之病者。第此中人恰有不可思議。不可攀附之能技。終歲終身。不拘何病。每一舉筆。非防風、荊芥、薄荷、桔梗、黃芩、加厚樸、陳皮、半夏、枳殼、杏仁、神麯。撫千手雷同之藥。立萬人同病之方。雖在明醫。一應俛首。或曰。以有定之方。治無定之病。此係庸劣所爲。固不足齒。但以雜感爲傷寒。說非無本。在內經原有凡病傷寒者。先夏至日者爲病溫。後夏至日者爲病暑。又曰。冬傷於寒。春必病溫。至夏病熱。又曰。冬必藏精。春必病溫。要知溫暑。俱從傷寒而得。固無不可以傷寒名之。卽一切雜感。亦安知不得之於傷寒。亦何必不名之曰傷寒。

感說（二）

一

吾竊以爲氣候攸分。寒暑互異。探原立論。吾不敢非。獨不知物以形變。名以實異。病亦以時殊乎。穀之初萌。則稱之曰苗。及其結穗。又稱之曰稻。去其穗。便名之曰草矣。終一苗字稱之可乎。人之初生。共呼之曰赤子。自幼而長而老。終以赤子呼之可乎。刲就本經所言而論。其於病也。明明寒自寒。温自温。暑自暑。其於時也。明明冬是冬。春是春。夏是夏。如因傷寒而病之温暑。皆必以傷寒爲名。直名之曰傷寒可矣。又何必分而別之。曰至春病温。至夏病暑乎。温暑猶然。而況在四時無定之雜感乎。而況在雜感之不從傷寒得乎。

晉太醫王叔和。深明乎此。故有嚴寒殺厲之氣。中而卽病爲傷寒之說。（就字論義、獨具隻眼、其嚴寒殺厲四字、看得傷寒何等鄭重、說得傷寒何等透澈、可見人被傷寒、如斧鉞之易、如戕命、非鞭撻之僅令痛楚已也。）先哲蔡銘莊集其說。而有霜降後天令嚴寒。感之卽病爲正傷寒一語。惟口中有一正字。卽意中有一類字。仍不能超脫古人之窠臼。卽不能振發後人之聾聵。且必以霜降爲起病之時。限語亦近乎固板。

（未完）

傷寒溫熱異同說　（內科學）

李容裁

素問、熱論篇曰。今夫熱病者。皆傷寒之類也。又曰。凡病傷寒而成温者。先夏至日者爲病温。後夏至日者爲病暑。生氣通天、陰陽應象等論曰。冬傷於寒。春必病温。靈樞、論疾診尺篇曰。冬傷於寒。春生癉熱。難經、五十八難曰。傷寒有五。有中風。有傷寒。有濕温。有熱病。有温病。東漢時長沙太守張仲景著傷寒卒病論。悉本內難諸經之旨。而有風寒温濕暍五者之別。統以六經。分脈證。內容三百九十七法。一百一十三方。吾國醫學家咸奉爲醫方之祖。

自西晉王叔和。紊亂仲景原文以後。註傷寒者。不下百餘十家。說愈多而理愈晦。致傷寒温熱之界限不清。究其異同。更無有道其隻字者。惟金之劉河間。創論温熱時邪。以三焦分治。主火立說。而後人反譏其偏。不知長沙所論之温病。是言內經冬傷於寒。春必病温之伏氣。非言春温夏熱。隨時所感之新邪也。數千年來。聚訟紛紛。莫宗所自。斯文幾墜矣。幸
國朝葉天士出。著温熱論二十則。別出心裁。遠宗其法。使後世學者。皆知傷寒

同說（二）

之與温熱源流不同。不致顢頇施治。爲千古不磨之至論。洵足與仲聖相頡頏也。請言其異。並引經文及先哲名言以證之。條列如左。

一曰受異○傷寒從足太陽經先受。（經曰、傷寒一日、巨陽受之）温熱從手太陰經先受。（温熱論曰、温邪上受、首先犯肺）此受病之經異也。

二曰入異○傷寒由皮毛而入。是自表而裡。（馬玄臺曰、寒邪中人、自表入裡。必先皮毛）温熱由口鼻而入。自上而下。（吳鞠通曰、温病由口鼻而入、自上而下。）此邪入之始所由異也。

三曰傳異○傷寒之邪。六經遞傳。（經曰、先太陽、次陽明、次少陽、次太陰、次少陰、終厥陰）温熱之邪。逆傳心胞。（温熱論曰、逆傳心胞）此傳經之異也。

四曰時異○傷寒多在隆冬。（王太僕曰、寒者冬氣也、冬時嚴寒、中而卽病、名曰傷寒）温熱多在春夏。（葉天士曰、春季温燰風温極多、又曰、夏爲熱病、王安道曰、暑熱者、夏之令也、人受之而爲病、名曰中暑、亦曰中熱一也）此時之異也。

（未完）

治瘧略說（內科學）

周越銘

瘧之爲病輕病也凡病化瘧是病化輕治之本易不足爲患惟誤治之則瘧亦足以爲患(一)膏粱之人謂瘧由於虛而妄用補劑(二)藜藿之人謂瘧不須藥而强用截法卒之愈補愈虛愈截愈甚至不可救藥而後已夫瘧者虐也邪正相爭故病以時發欲扶其正必先去邪善用補者必俟其邪已衰而後用補若補住其邪則邪無出路而瘧亦無愈期矣至用截法亦必俟邪勢將退而後可若未退而遽截之則邪勢益熾而有他變矣

凡截瘧方每用斑蝥等藥其性甚毒肌膚遇之尙且有害腸腑受之爲害更烈昔人嘗用生藜豆湯解之此豈輕嘗之品乎故吾以爲妄補者固謬强截者亦非妄補者如盜已入而閉其門未有不傾其財者也强截者如水方急而斷其流未有不潰其防者也此患瘧者所當懸以爲禁又如薑湯亦有大害世俗皆指瘧爲脾寒病當其寒熱方作每服薑湯不知四時六氣皆能致瘧豈盡屬寒果係寒瘧服亦無妨若熱瘧而服薑湯則火上添油咎由自取與醫何涉

醫家之患。在執守小柴胡湯一方。輒謂瘧不離乎少陽。信手用之。詎知仲景立此方。以治傷寒化瘧之證。王孟英嘗言之、曰。小柴胡乃正瘧之主方。古人謂爲和劑。須知是傷寒之和劑。在温暑等證。不特手足異經。而人參半夏薑棗亦皆不可輕用。雖有黃芩之苦寒。而仲景於傷寒之治。猶有渴者去半夏加括蔞根之文。古人立方之嚴密。何後人不加體察耶。旨哉、斯言。可謂先得我心矣。況瘧病以經言。亦有屬陽明者。有屬太陰少陰厥陰者。以證言。則有風瘧有温瘧。有暑瘧。有癉瘧。有濕瘧。攷古名家治法。風瘧用桂枝湯加減。暑瘧以白虎湯爲主方。温瘧兼微寒。則白虎湯中加桂枝。夾濕則白虎湯中加蒼朮。此皆從仲經脫胎。無可更易。惟癉瘧條下。仲經無方。喻嘉言甘寒一法。可謂至當。後人多宗之。僕屢經試用。無不取效。蓋近世正瘧少而時瘧多。必辨其發自何時。感爲何氣。對證施治。乃能有濟。見瘧治瘧。甚無謂也。若夫遷延歲月。久而不愈。若邪留肝絡而爲瘧母。或傷及脾元而成瘧鼓。或耗及腎陰而爲瘧勞。與夫山嵐障氣。時行疫氣。感而成瘧者。則又當別求治法。不得以常瘧拘也。

衛生學

論國民衛生之要素　續第三期

實與衛生大有裨益然而居室之中隨時取益防損之法更有三要

（甲）疏通空氣　空氣爲養生之至寶彼村野之人恒壯於城市之人無他所得之空氣足也苟逸居一室密不通風則必致病蓋每人每日恒呼出炭氣二十二兩而空氣中之養氣必須吸進十八兩方能舒暢自如空氣苟不流通彼室中之炭氣有不爲害者乎今欲疏通空氣莫如換氣窗之法卽於室之上下各開一孔一使出氣一使進氣蓋室中之濁氣熱則輕而上升乃自上孔而出室外之清氣冷則重而下降遂自下孔而入如此循環交換則室內之氣常和大有益於衛生焉

（乙）採取光線　萬物皆恃日光爲養命之源人苟居暗室之中不透光線則血色漸淡體質漸衰必成尫羸之症彼礦工終年窟處恒患弱症甚至疫癘叢生是爲明證故格致家謂日光與人身之生育有最大之關係苟

欲神經發達體質健康知慧擴張精神活潑必以採光線爲要點況微生物多萌芽於黑暗非得日光普照不足以滅彼毒菌故窗牖之建置當以多配玻璃務使光線充足爲衛生之要素也

（丙）調和溫度　天時不能有熱而無寒地氣不能有燥而無濕而所以調和其溫度以杜風邪之患以協體質之宜者則在乎人力蓋尋常居室以攝氏表十七度至十九度爲最適當寢室宜自十四度至十六度學校宜自十七度至十九度每遇暑熱空氣乾燥則當鎮之以冰潤之以器（用鐵器沸水使散氣以潤之）冬寒則宜用地爐置於窗外其次則用洋爐務使室內溫度平均空氣充足斯疫癘無自而生若夫北方之煤爐每發多量之炭氣最易致毒衛生者尙愼旃哉

第二　攝身部衛生之關係

處陰陽燥濕之中人身每受其激刺一遇四時不正外界之風邪濕毒必益相迫而來故欲防止危害消癘氣於無形不可不講攝身之道　（未完）

藥物學

本草必用 續第二期　　越醫何拯華幼廉編撰

發汗藥◯凡發汗藥。或興奮肺氣。刺激汗腺之神經。如麻黃、葛根、香薷、薄荷、葱白、木賊草等。謂之正發汗藥。或强壯心機。催促血液之循環。如桂枝、細辛、羗活、蘇葉、荊芥等。謂之副發汗藥。他如豆豉、本不能解表。必藉麻黃湯之浸蒸。始能達肺以開皮毛。謂之間接發汗藥。柴胡、雖透達網膜。然必藉生薑之辛開。始能達胃以解肌表。謂之和劑發汗藥。此皆增加皮膚水分以排泄者也。此外激刺胃中賁門之神經。誘起惡心以作吐者。雖亦有發汗之效。然以其吐中有發散之意。故列入湧吐藥門。

◉◉麻黃　凡曰卑相。曰卑鹽。曰龍沙。皆其別名。　隰草。中品。　輕劑

(產處)　名醫別錄云。生晉地及河東。本草崇原云。麻黃始出晉地。今滎陽、汴州、彭城、諸處皆有之。本草述鈎元云。出滎陽、汴京者爲勝。所在冬不積雪。近據辦藥莊客云。出陝西。

（形）細莖叢生。中空直上。（本經疏證云其莖宛似脉絡骨節）嫩則色青。（名醫別錄云立秋採莖陰乾令青）老則淡黃。（本經疏證

（色）云中央赤外黃白）

（氣）氣輕揚而橫散。（徐之才曰輕可去實麻黃葛根之屬）

（味）味麻澀而淡甘（舊云味苦者非）（嘗之先麻澀而後味甘淡）

（性）性温烈。（故產麻黃之地冬不積雪）

（質）質輕虛。（石氏醫原云輕薄上浮空虛外達）

（功用）本經云發表出汗。去邪熱氣。別錄云通腠理解肌表。鄒氏疏證云。麻黃非特治表也。凡裡病可使從表分消者。皆用之。其功能徹上徹下徹內徹外。故在裡能使精血津液流通。在表則使骨節肌肉毛竅不閉。在上則欬逆頭痛皆除。在下則癥堅積聚悉破。據余所驗。輕宣肺管之細孔。刺激汗腺之神經。爲麻黃專門之功用。而破堅活絡。通腎利溺。是其兼長也。試證之諸名醫所實驗者。

（未完）

寒疫醫案 二則

（一）癟螺痧治驗。

趙逸仙

病源 由春時陰雨連緜積寒內伏至夏氣候交變激動伏寒所致凡奔走勞役之人每多是症。

病狀 初起身不熱口不渴魄汗淋漓腹中絞痛眼眶及肌肉皆陷手足冷至肘節十指螺紋俱癟故名。

病所 脾爲濕濁陰寒所困陽不榮於四肢中氣不足故也。

病變 症起倉卒變在頃刻若不卽治上吐下瀉中樞立絕。

診斷 脈沉細或沉伏舌白膩或灰滑是皆陽陷之象。

療法 溫中逐穢通絡行血外治灸臍最善然須三十壯方克有濟大忌針刺。

藥方 淅茯苓六錢 薑半夏五錢 生白芍 原桃仁各三錢 枳實 乾薑各二錢 吳茱萸 川桂枝 草果仁 肉果霜 新絳 青皮各錢半

看護 忌食生冷並令進行軍散等但服前方兩頭煎無不立效切勿加減。

(二)時行吊脚痧治驗

陳紫栽

病源　由夏月貪凉過度或食瓜果生冷雜物。或坐卧寒濕之處。交秋激發。

病狀　初起腹痛吐瀉。四肢厥冷延及一二時間卽脚筋吊痛。故名吊脚痧。

病所　寒凝濕濁直犯脾腎。

病變　若失治不過一二時間。卽轉筋入腹而斃。

診斷　脉微而伏、舌苔白厚。

療法　辛熱通陽法。◯外治法用鮮薑如洋錢厚者。須要多備。(若用生附子片更妙。)安放當臍之上。再如蓮子大之艾團。放薑片上以火灸之每灸一二火換薑一片須灸至筋舒痛緩爲度約非一二十火不可。

藥方　淡附子　淡乾薑　生於朮各三錢　帶皮苓六錢　宣木瓜錢半

鮮生薑三大片　用淡水兩茶盃半(忌用井水)煎至一盃半去滓。分兩次溫服。如脚筋未吊痛者。去木瓜。加生白芍錢半。熱症忌服。

看護　忌針。並苦寒藥及一切生冷雜物。

雜錄

治瘧葵。向日葵一物。本有治痰滑瀉之效。今西報載能愈寒熱之瘧。俄國鄉人以爲藥方。凡病瘧者。以葵葉襯臥身下。上亦以此蓋之。其病若失。俄醫知而奇之。取以試驗。瀝其精。置酒精中。爲治瘧之酒。亦有花葉瀝汁和燒酒製之者。以治瘧症。嘗在病院治病瘧之小兒百人中六十一人。自一歲至十二歲。如飲此酒者。瘧病自愈。與（金雞納霜）之功效同。服法以向日葵酒精自一至十格拉默。視年紀大小強弱爲衡。每下鐘服一次。日服四五次。其瘧自愈。

燙傷膏。西人治燙傷亦有膏藥一種。無論乾燙、水燙。皆可治之。法以純甜油（GlyCerine）（名里司里尼）二十五格拉默。槐師黨油（係火油精、）少許。相合攪和。燙者將患處以殺虫藥水淨之。有浮肉必當剪割使淨。然後貼之。外用軟棉花包襯緊札。膏須較患處稍大。傷重者膏藥日易三四次。三日後日易一次。當四週貼緊。止痛生肌。其效甚速。

若霞氏來稿

九月會場記事

初一常會。副社長裘吉生君。評議員施萃耘君。遠行奉天。因此辭職。公推評議員胡瀛嶠君爲副社長。又推暫任編輯員駱保安君。普通社員陳儀臣君。均爲評議員。以補其缺。○二十大會時議決評議部謝佩銘君與本社宗旨不合。請其出社。公推普通社員周越銘君補充評議員。並預任明歲單月編輯員之職。

時症一得（社友心得錄）

魏達夫

今歲春季雨水過多。天氣陰寒。伏熱不得外達。鬱之愈久者。往往發之愈暴。三月間地氣發陳。時病卽陡然而起。或發溫疹。或發喉痺。閱諸名醫來方。溫疹則多認其爲瘖。反以辛溫透達。昏痙瞀亂而死者甚多。患喉痛者。初以荆防射干等品。繼卽用羚羊黃芩等味。辛升涼遏。至聲啞氣喘而死者。亦復不少。達遇斯二症。自知才疎學淺。不敢杜撰方法。悉仿淮陰吳氏意。發疹者以銀翹散辛涼透解。若喉患腫痛甚則起腐者。斷其爲胃府積熱上蒸肺部。以銀翹合增液湯重加蒲公英。使其毒從下泄而愈。照此療法。尙稱應手。敢以質諸海內之善治時病者。

說目（越醫彙講）

胡震瀛嶠

竊思人生在世。視聽言動。飲食起居。非太過卽不及。一遇時氣流行之際。倘調養失宜。則生命大有關係。鄙人於內科一道。茫無所知。惟眼科略識一二。請言其略。目爲五官之長。體質妙用。覺物最靈。能察陰晴。別形色。分大小。測遠近。左右相應。啓閉隨心。凡人之目皆如是。故其功用異於四官。常有發光之妙。其光之射綫恒直。惟透入玻璃清水之中。則又變爲曲射矣。蓋由物象映於目。而目系直達於腦。必藉光之直射力也。然必倒轉其象。纔能達腦。夫人心之靈。莫靈於腦。人心之靈者、天性也。天性寓於心。寐於目。故一身之機括。皆在兩目中也。孟子曰、胸中正。則眸子瞭焉。胸中不正。則眸子眊焉。凡人之善惡邪正。皆寓於目。可知目爲五官之長。全體之靈竅也。五端冠於仁。根於信。人無信不行。樹無根則潰。人人共喻之理也。然樹大遭風。道高生謗。願吾同志諸君。任怨任勞。維持本社。期達久遠之目的。則病家受益非淺。去黑暗而見文明。由衰弱而轉强健。而後黃種無瞑目之禍。外人亦不能雄視我矣。此鄙人所以拭目俟之馨香

而祝禱者也

治病一字訣（社友心得錄）

舒欽哉

客問於予曰人有百病先生能以一字治之乎余曰善哉問也昔孔子嘗以一貫傳曾子矣醫道亦何獨不然一字維何平字是也試思氣失其平者病也平其不平者藥也病有表裡寒熱虛實之不同藥有汗吐下和寒溫消補之或異法雖不一不外乎平其不平而已按平字之文以丨為體以三為用丨者直也直在其中無少偏倚中庸之道也三者離卦猶言麗也易曰離中虛中虛故外明明足以察秋毫之末文明之象也以正直衡病理以虛明察病情故凡病之將來與夫病之既去莫不燭照無隱洞然灼然平之為用不亦大哉況病由於不平不平云者非有餘即不足非虛虛即實實經曰無虛無實損不足而益有餘又曰虛則補之實則瀉之此不言平而平在其中也至於平其不平云者在經文亦歷歷可攷如云無問其病以平為期又云以同其氣使其平也又云平治於權衡皆治病之要旨練達之士守此一字而擴充之治天下亦不外是矣

甯垣考試眼科題目之答問

問黑睛或起紅翳、或起白翳、如何分別用方、

胡瀛嶠

答曰、人之眼目。猶天之日月也。天無日月。不足以運陰陽。人無眼目。不足以明晝夜。則知人之眼目。可與天之日月例焉。夫宇宙之蒸氣。山嵐之障氣。河海之水氣。人民之烟氣。刀兵之殺氣。散於空中。皆爲雲爲霞。而身體之濁氣。心腎之火氣。肝膽之鬱氣。脾胃之濕氣。肺膜之炭氣。冲於兩目。均爲翳爲障。但目中之翳障。有紅有白。而紅翳與白翳。有因風生熱而成者。有因虛生風而成者。有臟腑不疎之氣上冲而成者。若風熱翳障。初則眵淚交作。或痛或癢。繼而兩胞紅腫。白睛壅起。法當涼散。（如驅風散熱飲、消風活血湯、治金煎之類、）再則陽明起炎。大便秘結。即宜下之。（如通氣利中丸、三花神祐丸、三承氣湯之類、）日久血被鬱虛。虛則生風。風又生熱。雖有紅翳白翳。而風輪必兼陷星。或時痛時止。宜養血散風。（如加減地黃湯、明目地黃丸、化果合歡丸之類、）至於臟腑不疎之氣上冲。而爲紅翳白翳。理當分別何輪起炎。何廓受傷。診脈之浮沉遲數以

治之。西醫謂輪廓之謬。不重脈理者。因其不講內藏經絡故也。又有翳從上而下者。爲太陽。治宜溫之散之。翳從下而上者。或從內眥而出外者。皆屬陽明。治宜下之寒之。翳從外眥入內者。爲少陽。治宜和之解之。大凡紅翳屬熱。白翳屬寒。胞腫者多風。睛陷者少血。且虛實寒熱。當在人之消息耳。爲醫者宜知之。

問目睛痛連眉稜骨及頭半邊皆腫。過夜則作。點黃連膏反劇。應用何藥。

答曰、目爲先天之精微。肇始之元明。一身之主宰。司視之靈機。噫嘻大哉。何目之珍重若是焉。夫空竅有變化不測之神妙。人能靜之抱元守一。而樂享永年。若稍使之有損。則失其運用之功。偶召外感。目睛疼痛。嵐火交作。眵淚流行。蓋目開竅於肝。擊於腦。腦乃全體總統之大經。苟無所傷。猶知覺運動之線路通也。今目疼痛。卽腦經抑鬱不能健運。週身則逆氣內連肝膈。最易生痰。動火以致眉稜骨及頭半邊皆腫。遇夜則作。夫火爲陰寒所鬱。故點寒涼之藥。（黃連膏苦寒）而反加大劇。宜服復生湯。隨脉增減。兼服疎肝散。（夏枯草爲君）、外點珊瑚紫金丹。此爲對症之劑。決不至於膠柱而鼓瑟者也。

贊成員題名

姚江徐友丞君以捐廉印送之巨編五本名曰衛生叢錄由郵見貽足見血熱心誠大公無我吾社同人得以傳觀實深厚幸焉

本社同人誌謝

本社收入社員入社費及月捐表

姓字	入社費	月捐
吳麗生君	墨銀一元	墨銀二角六分五釐
全海珊君	墨銀一元	墨銀二角六分五釐
范少泉君	墨銀一元	墨銀二角六分二釐
章友三君	墨銀一元	墨銀二角六分五厘
潘文藻君	墨銀一元	墨銀二角六分五厘
馬幼安君	墨銀一元	
孫康候君	墨銀一元	

施葆卿君　墨銀一元
朱橘泉君　墨銀一元
謝福堂君　墨銀一元
朱葆生君　墨銀一元
右普通社員　以上諸君有但繳入社費者有僅繳月捐一月者務請顧全公益維持社會於本月十五日常會時繳清以免倩人收取
以上共收墨銀十二元三角二分二厘　本報會計員蔡鏡清敬誌

附錄名醫西歸
老名醫陳勉亭君於九月十八日西歸年七十五歲生平醫學折衷仲景崇拜東垣凡痰飲水氣虛勞泄瀉等症多以温通温補見長在城中名盛一時良多心得惜無著作以垂久遠
本社同人敬啓

通訊

溥告同志維持社會書（爲催繳月捐及社費並望熱心佽助事）

公啟者吾社之設。半載有餘。原爲各個人交換智識起見。所以編輯學報。藉供衆覽。且表同情。現在已出五期。頗爲各外埠所推許。不特爲吾社增光。且爲吾紹增一幸福。然吾社組織之初。固非易易。而不知維持其後。尤匪易易也。豈期組織維持。均不爲難。而所難者。實在經費。吾社經費之出。以各社員之社費與月捐爲大宗。其次則如吾社公推爲贊成員與名譽贊成員之熱心佽助者。茲據會計員報告。非惟熱心君子之佽助者少。而吾各社員之月捐。全繳者亦甚寥寥。詳查前報所載入社費及月捐表。有略繳者。有半繳者。有未繳者。甚有社費與月捐統不繳者。設如各社員之捐費。概不預繳。則本社之經費。斷不能充。經費不充。勢難持久。爲持久計。非先籌及經費不可。爲籌費計。非先繳足捐費不可。向所謂迷信鬼神者。如婦女者流。尚能集資共成善舉。今者風氣逐漸開通。時事僉謀。公益吾社之設。既關國計。且裨民生。想亦慷慨丈夫所樂輸者也。

況乎裘成集腋。全仗衆擎。木欲爲林。豈能獨力。在諸君之所費無幾。而吾社之受惠良多矣。幸祈同志諸君。速將社費月捐。概行繳足。以便此次一律登諸報章。經費藉以周轉。社會得以維持。庶免外人貽笑。是否統乞鑒原。至於支款。則俟年終彙報。以昭徵信。並望熱心君子。慷慨樂輸。遵當登報聲明。以誌不忘盛德。吾社幸甚。吾社幸甚。謹此奉佈。本社同人公啓。

本社六月出報。上海醫報亦於是月創成。古董呂子珊君。率成四絕以誌歡迎。與本學報適相符合。爰爲同人公和四首。並次原韻。以誌盛事。而表同情。擬請

上海醫報諸君。粲政。並乞指謬爲荷。　本月編輯員駱保安擬稿

醫聯團體會名流　藥物同源氣自投　願我越中醫藥界　羣情激戰達寰球

藥圃逢春豈偶然　人人爭識個中詮　從茲理想新開闢　腦力精詳血性專

學通中外意維新　理法相因妙入神　研究全憑交換力　郤教萬病盡回春

報紙風行遍海涯　交通知識豁胸懷　學宜混故無泥古　融舊爲新勉我儕

專件　敬告海內醫學家　續第四期

爛喉痧卽古之喉痺也素問陰陽別論曰一陰一陽結謂之喉痺張子和曰喉痺病大概痰火所致急者宜吐痰後復下之歐西古時亦用吐法而吾國本草所載之吐藥又輒無效惟服牛膝之汁如影斯響故醫者視爲聖藥然治輕症則可治重症則無不死此病之原因日人譯曰實扶的里桿菌由傳染而致將此菌移植於動物體中則動物生是病病後復種之俟動物血液中生有抵抗病毒之質乃取出其血液此血液名曰實扶的里血清以血清注入患者靜脈內雖重症亦不死血清之療法既行則吐藥廢矣其原理與種牛痘同（未完）

近聞　江南考取醫生給憑式

頭品頂戴陸軍部尚書兩江總督部堂端　　爲給憑事照得各科醫士前經本部堂札飭寧學司考驗茲據分科考驗取錄前來查客籍第一名內科醫士林孝策堪以給予最優等証書准其行醫以資憑信須至憑者

光緒三十四年六月　　日給右憑給林孝策收執

九月內學部考驗游學畢業生奉　上諭賞給醫科舉人者三名留美學生一名(雷休)留日學生兩名(汪鑒準)(葉于蘭)

改良醫道將實行矣○衛生之要義醫學為先故欲固國本必衛民生欲衛民生必自振興醫學始聞日本向日維新興學亦先從醫學入手近來蜀垣軍醫官醫成效大著但懸壺諸醫尙不免有不通經絡以人試病以病試藥等弊前年警察總局有鑒於此傳考各醫生取錄醫理明通之士給與證書方准行醫在案近因日久玩生仍蹈前轍於衛生前途大有關礙近有彭縣醫生錢某條陳醫弊並整頓之法於該省督憲已蒙批准其批示略云所陳醫弊六條確有見地所言整頓之法亦多可節取者仰候發交警察總局採擇施行此論想醫術整頓不久當見實行

萬國醫家研究肺癆症○初五日柏林電云萬國醫家開肺癆症大會於美京公推德國醫生柯區君為名譽會長

詳請設立醫學研究所○蘇垣醫士無論技藝如何莫不自高聲價貧民

得疾。往往無力醫治。至於束手待斃。陳中丞惻焉憫之。前議設立官醫院一所。並派委藩學臬三司為督辦。所有籌撥經費。選用員紳。講求科學。與夫一切診病章程。辦事之權限。即飭該司等公同審訂。分別開摺詳辦。三司一再會商。以醫學務在衛生。實為當今要圖。亟需改良。保全民命。擬舊農務局舊有局屋。設立醫學研究所。遴選醫學長一員。副學長二三員。凡候補大小官班明白醫理者。均可入所研究。其宗旨重在施醫施藥。惠及貧民。如有素明醫理之士紳。亦均聽其入所。每五日一會晤。切實考究。於中西各國醫理。精研貫通。以期事歸實濟。其餘未盡事宜。隨時勘酌盡善。昨已詳請撫憲鑒核矣。

○慎重戒烟藥品○禁煙事務衙門。現欲將各處市間之售戒煙藥品。全行化驗一次。發給憑照。准其售賣。其有未曾驗准。以及參雜傷害衛生之品物者。一經察出。即將鋪戶封禁。鋪東拿問云。

續本報第三期勘誤表

學說

頁	行	誤	正	頁	行	誤	正

頁	行	誤	正
四	二	告	發
四	二十三	疫	瘟

雜錄

頁	行	誤	正
九	三		痢

頁	行	誤	正
四	十三	溫	瘟

專件

頁	行	誤	正
十三	六	遵	尊

續本報第四期勘誤表

通論

頁	行	誤	正
二	二	學	家

學說

頁	行	誤	正
七	十六	閉	比

雜錄

頁	行	誤	正
十一	十六	春	泰西

雜錄

頁	行	誤	正
十一	十六	泰西	日本

未完

代派

醫學報　每月兩期每期售英洋三分郵費在內定閱者預繳報資半年

上海醫報　每月三期計定半年一張以上大洋四角十張以上大洋三角六分郵費在內報資先惠

編輯者　紹興醫藥學研究社

印刷者　紹興印刷局

總發行　紹興宣化坊醫藥學研究社事務所

光緒三十四年十月初一日出版

●●售報價目表（每月朔日發行）

●●全年十二册　五角

●●半年六册　三角

●●每月二册　六分

外埠郵費另加

●●廣告價目表

本報廣告以行計

每行以三十字爲率

第一期每行收費一角

第二期至第五期每行均收費六分

第六期以上每行收費三分

特別廣告及刊刻大字圖表者價另議

紹興醫藥學報

戊申十一月第六期

代派處

紹城　教育館
紹城　紹興公報館
柯鎭　阜通錢莊
安昌　嚴繼春君
杭州　謝丹初君
杭州　貴翰香君
湖州　李浩生君
湖州　阮屏候君
蘇州震旦醫院陸炳常君

申江　汪惕予君
申江　王問樵君
申江　醫學研究所
江陰　馮箴若君
天津　婁公館
奉天　王叔眉君
奉天　會文書局
奉天興仁胡同裘吉生君
潮州　新羣書局

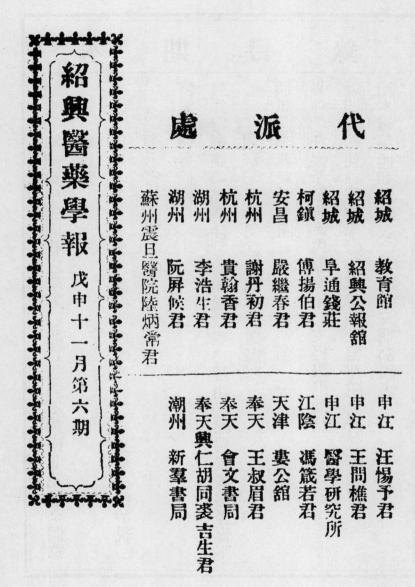

本期目錄

◉◉本社徵文啓

本社以研究爲名。原以各個人之智識有限。冀得互相交換之益。組織社報。亦爲社員一得之愚。質諸海內。以求指正。與他報之提絜社會引導國民爲質者。性質不同。願閱報諸君時賜讜論。匡勤敝報。當照登載之多寡。答相當之報酬。其不登載之稿。恕不檢還。

◉◉敬告醫藥兩界諸君啟

醫界諸君。藥界諸君。亦聞我中國數千年來積習深痼之宗教醫藥。一躍而入於政治醫藥者乎。諸君如未有所聞。請看數日中肅邸之整頓醫學。江督之考試醫生之章程可也。諸君聞之。爲喜爲憂。未敢知也。惟聞醫生而不知藥。藥師而不知醫。民命相關之大事業。而不學無術者操之。可乎否乎。醫院設立者。教會也。藥品販賣者。外商也。諸君總不以同胞生命計。亦當以一己立足計也。本社之設。有鑒於斯。冀以各人之學識閱歷。互相交換。千慮一得。豈眞不能漸臻發達。以存立於競爭劇烈之塲者耶。諸君盍起而共扶之

◉◉請閱醫藥學報以重生命啟

嘗考德日維新。首重醫學。英初變政。先講衛生。故迄今歐美日各國。醫林藥界。精益求精。新理新法。日出不窮。朝登報紙。暮達通衢。與國醫之自私自利。秘而不顯者。大相逕庭。吾儕對之。能不悚惶。又且吾國病家。不講衛生。不知看護。若遇重病危症。惟持一日一至之醫生。一日一服之方藥。庸有濟乎。甚或迷信鬼神。受愚巫卜。仙方靈丹。雜藥亂投。及至人財兩失。始痛詆醫藥之貽誤。土偶之無靈也。悔何及已。本社有鑒於斯。特爲愼重生命起見。不揣固陋。研究中西醫學。凡生理病理證治方藥。以及衛生事宜。看護要則。與夫通俗簡便療法。靡不廣收博採。逐期刊列報章。似此苦心孤詣。應亦各社諸君所曲諒焉。敢乞　仁人君子。體天地好生之德。存民吾同胞之心。逢人說項。廣勸購閱。庶病家智識日開。而醫家亦不得不力求進步也。頹風既挽。壽域同登。本社實深厚望焉。

本社公啟

本社醫藥總董題名

府教授翁又魯廣文年高德劭。品學兼優。向爲醫藥董事。現經提倡實行研究藥物。素精醫學。熱心社會。久爲本社同人所欽仰。特於前月十五日常會時公邀爲本社董事。業蒙　承認。共勷義務。庶幾醫藥聯合得以互相研究焉

本社社員一覽表

姓名	科目	住址	姓名	科目	住址
○○何廉臣	內科兼產科	寶珠橋	○○胡東皋	內科兼產科	義恩寺前
○○裘吉生	遊瀋辭副社長職		○○楊質齋	內科兼兒科	繆家橋
○○包越湖	內科兼產科	倉橋街	○○任漢佩	內科兼喉科	童家街
○○胡瀛嶠	眼科	三官堂	●姚小漁	內科	府直街
○○舒欽哉	內科兼產科	鮑家街口	●高光瑞	痧科	大路
○○趙逸仙	內科兼產科	長橋	●汪竹安	兒科	斷河頭
○○李錦帆	內外婦三科	府橋南	○○施莘耘	遊瀋辭評議員職	

○○	胡幼堂	內科	大路
●	陳心田	內科兼產科	觀音街
○○	駱保安	兒科兼內科	接龍橋
●	陳儀臣	內科	魚化橋
●	周越銘	內科	作揖坊
○	陶芝蘭	內科	鏡清寺前
○○	蔡鏡清	會計員	筆飛衖
○○	何幼廉	內科兼產科	宣化坊
○○	何小廉	內科兼兒科	同上
●	沈伯榮	外科	大慶橋
○	鄭少春	兒科兼針灸	寶珠橋
○	施葆卿	外科	老虎橋
●	吳麗生	內科	廣寗橋
○	孫康候	眼科兼內科	香橋
●	潘文藻	內科	鮑家衖口
●	趙晴孫	內科	廣寧橋
●	史愼之	內科	酒務橋下
●	金海珊	外科	東街
●	王伯延	內科	西咸歡河
●	王傳經	針科	大路
●	陳潤齋	內科	新試前
○	朱橋泉	外科	鏡清寺前
●	范少泉	內科	錦鱗橋
○○	高愼生	內科	教塲沿
○	朱葆生	內科	前觀巷
●	賀純賢	內科	獅子橋下

○駱國安　兒科兼推拿　接龍橋　阮屏候

○駱靜安　兒科　同上　姚定生

●孫寅初　德康錢莊　何雨村

○○嚴紹岐　內科兼產科　官塘橋　王者輔

○○章吉堂　外科兼內科　道墟廟溇　陳紫栽

○○李蓉栽　內科兼產科　樊江　徐仙槎

●傅伯揚　兒科兼內科　柯橋　錢少堂

○謝福堂　內科　菖蒲溇　王子珍

○○嚴繼春　兒科兼內科　安昌　金耀庭

●魏芳齋　外科兼內科　湖塘　余月亭

●傅克振　內科　同上　金沛恩

○馬幼安　外科兼喉科　小皋埠　謝東喬

●章友三　內科　道墟

續收駱保安君英洋三元二角七分　續收何幼廉君英洋二元二角

嚴繼春君英洋一元五角　何小廉君英洋一元二角
陶芝蘭君入社費英洋一元　嚴紹岐君英洋一元七角
汪竹安君入社費英洋一元月捐一元　駱國安君
高光瑞君二十角　駱靜安君
高愼生君二十角　入社費洋一元
魏達夫君一元　入社費洋一元

以上雙圈者社費及月捐全繳。單圈加黑圈者社費已繳月費未清。單圈者但繳社費。無圈者并入社費不繳。前月十五日常會時。公衆議決。僉謂本社經費。以社費月費及派報費爲大宗。似君等觀望不前。遲滯不繳。其與社會何。此次列表聲明。務請君等顧全大局。維持本社。統限於十二月初一日一律繳清。如再置若罔聞。有違本社定章。當援社律。刪除姓名。以清界限。　如君等收款有錯。請隨時向蔡鏡清處更正。

會計員蔡鏡清謹告

創製肝胃氣痛散

痛有九種惟肝胃氣痛爲最多發時痛不可忍或如繩縛或如板硬或如針刺或串背筋或串脅或串腰腹或從小腹衝心心中熱煩甚至痛極而厥厥後轉痙見人欲咬撳桌扯衣急服此散二分冷茶送下立能平肝降氣和胃止痛較左金丸越鞠丸效速

太和春白

創製瘧疾五神丹

專治風瘧寒瘧暑瘧濕瘧痰瘧食瘧瘴瘧鬼瘧夜瘧及三陰瘧等凡發時寒熱有定期或一日一發或隔一日一發甚至隔二三日一發俗名四日兩頭較諸瘧病深難治悉以此丹主之每服一錢瘧未發前一時用鮮生姜兩片陳茶葉一撮泡湯送下暫服止瘧久服除根永無後患

太和春白

創製水瀉至神丹

水瀉一症春冬多屬風寒夏秋多屬暑穢而挾濕挾食則四季皆同此丹開胃健脾分清利濁逐穢化滯運氣殺虫善治風瀉寒瀉暑瀉火瀉濕瀉食瀉及小兒虫積疳瀉每服三錢各照湯引送下如虫積藥同煎可用四錢無不所投輒效入湯

太和春白

節齋化痰丸

專治痰因火升凝結喉間吐咯難出凡老痰燥痰鬱痰黏痰皆由於此若用辛溫豁痰則爍肺液甘柔潤肺則滯肺氣往往做成肺癆終歸不治此丸清金保肺利氣活痰軟堅散結止咳定喘功在礞石滾痰丸指迷茯苓之上每服三四錢開水送下奏功極速醫家病家幸勿輕視

越城府橋存仁堂虔製

●●解剖爲中國固有之學考　續第四期稿

任漢佩撰並誌

又崇寗間、泗洲刑賊於市。郡守李夷行遣醫與畫工。抉膜摘膏。纖微畢肖。無異古說。又張杲醫說云。無爲軍張濟善用針。得訣於異人。因歲饑人相食。凡視一百七十餘人。按經絡以行針。無不立驗。又赤水玄珠何一陽云。余先年以醫從征。歷剖賊腹考驗。藏府心大長於豕心。大腸與豕無異。惟小腸多紅紋。餘皆如難經所言。他如華陀之善去矢鏃。留贊之自剖其筋。北史所載之長孫子彥墜馬折臂。開肉鋸骨。宋史所載之張瓊矢中於髀。飲酒去鏃。太平廣記云。崔堯封甥李言吉目生小瘤。漸大如卵。壓目而不能視。堯封醉以酒。割去不覺。忠義傳云。睿宗爲皇嗣。有誣告者。安金藏剖心以示。登時氣絕。則天遣醫納其府藏外敷桑白皮。經宿乃甦。抱朴子云。張仲景之爲醫。嘗穿胸而納赤餅。太倉公解顱而理腦。如上所引。雖掛一未免漏萬。而舉一亦足反三。顧何一非中醫解剖之學乎。又何一非講求實驗者之宜注意乎。乃湯飲作而刀砭廢。科學分而內外殊。形質之證治。彼占先著。我步後塵。亦已晚矣。而況猶在醉夢之中乎。國粹。內。

亡利權外溢而猶欲效鼠竊狗偷作掩耳盜鈴之舉將誰欺欺天乎吾直以一言蔽之曰是甘爲下乘之駟已矣○僕以醫酬世迄已廿有一載。於內科則有祖傳。於喉科雖有師授。而仍本於祖傳。至其餘各科專門之學。不過能推類而已。此稿指普通而言。非專爲外科而作。原稿篇幅甚長。統幅大意。無非借彼喻此。援古證今。寓勸於懲。務使夢夢者知所自返。固非特此稿爲然。即在他稿亦無不然。且微特登於本報爲然。即登在他報亦無不然。〔統閱上海先後兩種醫報所載拙作便知〕緣目擊中醫。優者過優。劣者過劣。優居少數。劣居多數。僕固劣而又劣者也。天下惟至優者爲能識人之優。亦惟至劣者爲能知人之劣。因劣知劣。自勉勉人。爲開通計。無顧忌焉。乃風氣未開。性質各異。此稿登未及半。即風聞有瘍醫某。以僕蔑視中醫。不留外科餘地爲藉口。靳月費而不繳。且此唱彼和。並有擬社費索還者。當此經費支絀。設或相繼效尤。豈不以發起冒解散之名。一身爲衆矢之的。此僕所懍懍者也。爰將本篇後幅易犯人忌者。即爲刪除。並陳顚末。以表寸心。

體質强弱不拘南北論

高光瑞

醫家診病。當察其患病之輕、重、久、暫、緩、急、虛、實、以論治。固不必於南北而妄論其體質。於體質而懸揣其强弱也。夫以常理而論。北地居高。南地居卑。高厚卑薄。生其間者。容或因地氣之厚薄。而有强弱之異。且乾食粟菽者。脾胃必强。久歷風霜者。腠理恒固。況乎乘車跨馬。尤較勞於蕩槳泛舟。身以勞而愈練愈强。體以逸而愈安愈弱。南人筋骨之弛縱。自不敵北人血氣之流利者。固矣。然此論乎人則可。論病人則斷斷不可。夫人之患病也。自表入者不外六淫。自裡出者不脫七情。體素弱者。善於保攝。終身不病者有之。體素强者。好自斲伐。無時不病者有之。弱轉爲强。强轉爲弱。强殀弱壽者更有之。此不必以體質分强弱焉。尤有說者。膏粱藜藿。南北同軀。樵子、耕夫、雨淋日曝。南人、何嘗無因勞而强者。富紳、貴胄、僕侍、妾從、北人、何嘗無因逸而弱者。矧弱者體質柔脆。卽病卽發。卽發卽醫。自慮其弱。故死於病者恒尠。强者體質堅固。病不卽發。發不卽醫。自恃其强。故死於病者反衆。如謂北人體强而病少。南人體弱而病多。何以傷寒

北論

瘧疾喉痧等症。患之者較南人爲尤甚。此更不必以强弱分南北焉。嘗見南人居北。北人居南。性情雖以方域而殊。强弱不以南北而異。蓋情性之剛柔。原本乎先天之賦稟。而體質之强弱。多出於後天之飲食。西北好食辛。食辛多者脾肺自强。東南好食鹹。多食鹹者心腎自弱。嗜好有不同。臟腑有偏勝。强之中有弱。弱之中亦何嘗無强。經不云乎。陰之所生。本在五味。陰之五宮。傷在五味。生則强。傷則弱矣。昔人以爲南人多弱。以補爲宜。北人多强。以瀉爲貴。南人表熱而內寒。以温經爲當。北人表寒而內熱。以解肌爲先。舍疾病而論體質。拘强弱而分南北。就平人而言。已覺立論之矯强。從病人着想。更何不思之甚乎。信如所言。南人患實症。俱得從而補之歟。北人患虛症。亦將從而瀉之歟。成竹在胸。吾知其必不免於僨事者矣。以僕思之。地無論乎南北。體無論乎强弱。醫者苟能破除成見。察其病之輕重久暫緩急虛實。以爲治。方域雖殊。何患不攸往咸宜哉。

第三十八節　精髓　　第四十節　乳汁　續第五期

第三十九節　脂膏　　第四十一節　月水

第六章　費料

第四十二節　汗　　第四十四節　糞

第四十三節　痰　　第四十五節　溺

編撰時所用之各種參考書如左

人身譜　祝春渠編　簡明易解最便初學。

臟腑合纂　朱沛文編　中西彙參繁徵博引頗有折衷。

醫經精義　唐容川著　中西滙通而立說仍注重中學。

醫林改錯　王清任著　識超往古力闢紕繆與西說多附合惜欠精細。

骨骼辨正　劉銘之編譯　中西彙辯立論精詳。

臟腑辨正　劉銘之編　簡而明約而賅便於初學。

全體新論　合信氏著　書最早出譯筆甚佳。

全體闡微　柯爲良譯　說詳圖精表亦明晰。

全體通考　德貞著　詳於闡微而文詞略晦。

全體圖說　稻惟德譯　所以解全體圖者。

省身指掌　博恒理著　論說詳備語句晦澁。

體用十章　孔慶高譯　說頗明備。

生理學粹　孫海環編　廣收博採煞費苦心近出生理學書之第一善本。

簡明生理學　吉岡荒太纂著　簡括明備卽蘭氏生理學節本。

最新生理學　謝洪賚譯　簡明淸晰。

生理教科書　何燏時譯補　行文平易讀者易於了解且便記憶。

家庭衛生書　曾科進編　內言生理最爲簡要。

內科理法　趙靜涵譯　言生理尤爲精細。

以上諸書譯自西洋者曰全體譯自日本者曰生理有志斯學者必合所列諸書叅觀互攷庶幾於生理之學無餘蘊矣。

越醫何廉臣謹誌

內科學

◉◉傷風不愈易成肺勞說

陳心田

傷寒一症。人多忽之者。以初起時。不過微惡寒。微發熱。輕則眼淚鼻嚏。重則頭痛咳嗽而已。而於飲食無礙焉。起居無恙焉。其在不治自愈者。大半以素體强健。中氣充足。平日間無所嗜好。不自斲傷。偶感風邪。氣足與相抗者。容或有之。舍是則又當別論矣。蓋賊風傷人。往往乘隙而入。初受之。若無甚大礙。而尙堪支持者。以邪之僅襲於膚淺。傷在衛而不及於營也。一旦由衛入營。由陽入陰。由皮膚而傷及經絡。由經絡而深入府藏。多見不治者。何哉。是皆以其病之輕而忽之者之有以自致之也。推其忽之之由。初則以飲食自若。起居自若。守不藥之戒。俟其自愈。無何而寒熱除矣。涕淚止矣。頭痛亦瘥矣。惟咳嗽則依然也。胃氣則日敗也。四肢則漸覺疲軟也。精神則日形委頓也。肌肉則日見消瘦也。有知其病之深入。而勸其從速醫治者。彼猶曰。吾不過咳嗽而已。無力而已。胃開則力長。力長則病愈。醫治云乎哉。洎乎遷延日久。非乾咳無痰。卽痰中帶血

癆說

而肺火灼矣。非胸悶不舒。即氣逆近喘。而肺葉漲矣。非嘔吐膿血。即氣戶刺痛。而肺將潰矣。非痰吐如沫。即喉癢如搔。而肺液耗矣。非聲瘖不揚。即氣出不續。而肺臟痿矣。非聲如洩鋸。即氣喘不已。而肺氣敗矣。病至此無以名之。名之曰肺癆而已矣。斯時欲解其表而表氣已傷。欲清其裡而裡氣已敗。欲升提透發。而陰火愈熾。欲收斂滋補。而邪熱愈凝。名醫束手。良藥無功。卒至於不可救藥而後死。吁可不畏哉。可不畏哉。

按俞東扶曰。傷風雖是輕病。然有傷風不醒即成癆之說。今人犯此者甚多。大約喜於色慾。或常多夢洩。及恣食生冷油膩之輩。內經謂勞風發在肺下。太陽引精者三日。中年者五日。不精者七日。欬出青黃涕如膿。不出則傷肺死。蓋引精者腎臟充。固太陽引少陰以內守。而自爲外拒。邪從痰出。不致內留傷肺也。不精則冬不藏精之義。腎臟虧乏。太陽餒而無援。邪留難去。傷風所由不醒也。昧者峻用發散。不知人愈虛。邪更易入也。或竟用滋補。不知邪未清。補之適以助長也。此中之權衡在於醫者。此際之調理在於本人耳。此言最確。奉勸講究衛生者其服從之。　何廉臣書後

治咽喉淺說

汪竹安稿

夫咽喉者。生於肺胃之上。咽者嚥也。主通、利、水、穀。喉者虛穴、主乎、氣息。通利水穀。呼吸出入。無一不本乎肺胃。人身之咽喉。如人家之門戶。最爲關要。一氣融通於五臟六腑之經。臟腑調和。人身舒泰。一有風邪熱毒。積蓄於三焦經絡營衛之間。便覺身軀不暢。咽喉諸症。種種而發。治之非宜。風痰熱毒日深。漸至喉關緊鎖。飲食不下。呼吸不通。因而殞命者多矣。大抵風之爲患。善行而數變。化痰爍火。莫此爲甚。風秘論云。若因執熱症。施治。轍、投寒、涼。或輕、用、刀針。夭枉人命。未免尤多也。若識其病詳細推診。有可吐者。有可下者。有可洗擦者。有可滋補者。全在心領神會。如識症未的。不可輕用刀針。以及諸般涼藥。如用刀針。須要針縫相對。列方用藥。仍宜細心推敲。大凡用藥。祛痰清金滋補。熱重者、合去內熱。若一疎忽。恐病入腸胃間。轉傳心肺中。轍變化症。醫不仔細。瞬息壞矣。僕於醫學中亦無非初知門徑。於喉科中更非專門名家。惟於丙申丁未兩年遊幕汴中。常見有患喉者。因該處寒暄不時、待至冬令。無一家不置設煤爐炭盆。

加以烈風時作。地土乾燥。於冬末春初。有因體氣怯弱者。有水土不服者。有體熱而過食炎爆者。一被外風招引。煤炭毒氣薰逼。常有患咽喉者。邀僕診治。自惟素非專科。辭之不能。惟看症候之輕重。體質之强弱。身體之肥瘦。受邪之淺深。鬱毒之新久。痰涎之多寡。咽喉之痛與不痛。腫與不腫。紅與不紅。始知面色青者屬肝。合散血。　黃者屬脾。合消食。　赤者屬心。　合散血。　白者屬肺。宜順氣。　黑者屬腎。宜滋補。以上所言祛痰清金滋補等法。並不用刀針挑刺刨刮等法。按病用藥。疾無不瘳。近今吾郡多有患喉症者。均謂郡中獨少喉科。在儒醫輩雖非專科。其中通變尚能分晰。至於鄉鎭間有專司喉科者。不特不明表裡虛實。且有稍見紅腫。便用刀針。稍兼白腐。非刨則刮。專一服吹藥。給一紙湯方。吹藥不知何名。列方不知何義。竊有未解其用意者矣。宜乎夭枉者不可勝數。此則僕所心焉憫之者也。

小兒發熱症治說（兒科學）

鄭少春

小兒氣稟純陽。血輪柔脆。一被雜邪外感。飲食內傷。內灼外蒸。氣壅血沸。而陰陽遂爲之紊亂矣。故每遇疾作。發熱不休。其致病雖有表裡寒熱之異。受病雖有經絡藏府之殊。未可混括。然於古人經驗之說。以僕之歷試不爽者言之。可一望即知其病之所在。一按卽辨其病之所屬。其大要不外肝熱則煩赤視直。糞淌溺白。手足抽搐。心熱則煩叫唇紅口舌生瘡。小便短赤。肺熱則氣粗近喘。鼻煽鼻煤。毫焦膚燥。脾熱則口吐涎沫。目黃腹大。齧齒善睡。腎熱則膿耳聤耳。時流臭水。心脾合熱則舌赤起芒。糞色屢變。肝腎合熱則渴不善飲。溺赤短數。此臟熱之現象也。又如胃熱則善飢口臭。膽熱則聞聲卽驚。三焦熱則水道不通。氣不得息。溲不得暢。大腸熱則結血成癥。小腸熱則唇口糜腐。膀胱熱則閉癃溺血。此腑熱之現象也。可一望而知其熱之所在者如此。然而陰陽表裡之間。則又非手按不可者。熱在手背。病在表也。熱在手心。病在裡矣。前胸後背輕按暫按覺熱者屬表。重按久按愈熱者屬裡。熱在午前子後者屬陽。熱在午後子前者屬陰此可手按而知之者也至於同一發熱而其中之或虛或實不繼之以問聞亦不足以盡醫者之能事如初病發熱屬於實者居多久病發熱屬於虛者居多發熱而身壯氣粗者大半屬實發熱而聲微氣餒者大半屬虛於臨診時再能細心體察自無毫釐千里之謬矣若夫治法各有不同決不可模棱於兩可之間更不得迎合乎病家之意小兒患病爲父母者視其憔悴之形色聞其啼喊之聲音痛癢關心多有甚於身罹其苦者延醫診治非速求奏效卽深防誤治醫者有見識而無主意往往爲其擾亂神智多見有不能自主悉任病家之意者以僕愚見孩病百出原不僅發熱便足以包括無遺然卽以發熱而論或宜發表而熱退或宜疏泄而熱除或宜攻而抽薪息火或宜補而壯水制陽應逆則逆應衰則衰應制則制胸存把握勿爲所搖達變通權隨症施治其有不合者吾未之或信焉爲兒兒醫如是卽不爲兒醫亦何必不如是用以質諸擅專門者

眼科學

◉◉酒濕害目證治說

胡瀛嶠

人身之於濕。從表受者雨露是也。從裡受者飲食是也。從不表不裡受者居處是也。從表受者藜藿居多而膏粱亦在所不免。從裡受者膏粱居多而藜藿亦在所不免。至於居處難言之矣。有屋宇潮燥之不等。寢臥高下之不一。戶牖啓闔之不同。無論膏粱藜藿。俱在所不免。茲挈其要者言之。從內受者爲最多。內受之濕。不必僅於茶酒瓜果也。即飯食菜蔬。亦何嘗無濕。蓋陽明胃府。原有許多微絲細管。通達內外。一被濕濁內蘊。始則不能輸液外出。繼則不能運動機關。濕鬱則生熱。熱鬱則生風。風盛而微生物遂由是生生不息而黴菌成矣。然陽明胃病。何以有害於目。不知府病傷經。(陽明胃細筋散於目下綱)經府俱病。而三焦之氣亦瀰漫不收矣。(十二經無一不受胃府飲食之精氣)三焦之脈至目銳眥。決瀆失職。周身之水道。即因之而不利。無惑乎腫脹目黃。晨昏不辨。胸腹悶痞。漲滿不饑也。此即所謂內生之濕。從飲食得之者有如是。若夫外侵之濕。與不內不外因之濕而論。或濕衣著體。或空氣不通。夫豈一言所能盡哉。茲先將酒濕傷目經驗之症治。約略陳之。有勞動社員某。諸邑人也。年約三十。素性嗜酒。察其形色。面黃而頭目俱腫。究其病。從上年秋間所得。初起四肢無力。漸覺身體腫脹。就近延醫調理。毫無見效。至新正來郡訪醫。醫曰、此脾家濕熱也。用五苓五皮羌活勝風助陽活血等湯飲投之。卒不稍瘥。至前月忽覺雙目無光。慕名訪僕。僕視其目。諸輪無恙。惟氣輪昏黃如敗葵殘菊狀。診脈無力。舌苔黃厚。詢其平素嗜酒。於是知其病之在於胃也。蓋釀酒者麯也。麯性猛烈。其於將成未成時。原有無數微生物存乎其間。(閱滬上醫學報便知)。雖經煎熬。而性質仍在。僕即用葛花解醒湯加減。(方用砂仁白蔻黨參茯苓六麯乾薑青皮枳椇子石决明等味)連服十劑。胃開腫消。目由是而復明焉。轉方加用香榧使君子。並囑夜服磁珠丸。調養二十餘日。而諸症悉除。目視如常矣。予敢出一言曰。藥不中病。芪朮無功。藥能中病。烏砒何忌。藥固貴乎中病。病尤在乎探原。此中神化妙理。吾願與諸君共研之。

（甲）◉◉石壽棠（字芾南）先生實驗法　（續第五期）　何拯華編撰

石芾南云麻黃體極空虛氣味俱薄薄則發洩太陽經藥即肺經藥也凡治外感風寒余每用以爲君如太陽病頭痛發熱身腰骨節俱痛惡風無汗而喘（以上皆太陽經見證）喘而胸滿（乃邪阻肺氣不舒）等症是邪由皮毛而肌肉由肌肉而筋骨一層取近一層是橫入邪旣由外橫入藥必由內橫托故用橫開之麻黃湯　麻黃　桂枝　苦杏仁　炙甘草　由肺化汗外達皮毛以出肺之空竅即以出太陽之門戶方雖四味隨症加減取效無窮奈世俗畏而不用偏用羌獨活等辛燥濁烈之品不知厚則發熱服之徒增煩躁且麻黃主開是橫力羌獨活等主升是豎力肺主天氣天氣宜開宜降而不宜升故羌獨活等味自神農本經已有之但非爲治傷寒設也仲景所以不一用之

（乙）◉◉張柳吟（字友樵）先生實驗法

張友樵云麻黄味辛而麻性温而開爲宣肺洩壅之能品風寒無汗固爲正藥卽風温自汗配合得宜亦奏捷效余曾治酒客感冬温症壅遏肺氣喘欬大作前醫有以葶藶進者服之反煩悶汗泄余診其脈右寸浮數口渴惡熱冷汗自出喘急煩悶余曰熱邪內壅肺氣鬱極是以偪汗外出非氣虛自汗也服葶藶苦寒之品而反煩悶者外邪內陷肺熱極盛與寒苦相格拒也夫肺苦氣上逆本宜苦以泄之而肺欲散又當急食辛以散之與麻杏石甘湯　麻黄　苦杏仁　石膏　生甘草　一劑肺氣得通而喘止汗斂諸症悉平矣

（丙）●●尤怡（字在涇別號飼鶴山人）先生實驗法

尤在涇云麻黄非特散太陽之寒卽肺中伏風（俗名肺風痰嗽）竟非麻黄不解余每治傷風咳嗽經年不愈邪伏肺系（卽肺中細氣管）咳聲緊悶咯痰不爽餘無他症服藥無效者得三拗湯　帶節麻黄　帶皮苦杏仁　帶節生甘草　輒愈若用清凉屢發屢甚　未完

袁製硫黄丸

主治　虛寒冷癖陽虧脾泄命門火衰氣脫不續久服延年益壽返老還童

定價金　每包三粒六角　十包三十粒五元

總發行處螺螄橋張宅內袁君

分售處大街江橋太和春中西藥蘆

此藥全持製鍊之工市上所售未能虔誠如法服之爲害不淺僕本修製自服今應諸友之命出而供諸世上與平常牟利者不同購者監之

袁葆齡白

懷中要藥　正氣丹

此乃吾國新發明之靈藥主治各症無不奏效凡仕商遠旅尤宜常備含噙口中不染疫癘誠懷中之要藥也

主治　霍亂吐瀉　四時痧疫　山嵐瘴癘　中，中寒　諸般痧症　氣鬱諸痛　舟車害　飲食不化　呃逆　宿醉　不服水土等症　每包一角　批發克己

總經理處紹興大路教育館

分售處　水澄巷教育館〇大街華英大藥〇〇大街太和春〇〇大街聚源〇〇〇安昌逢春堂〇〇濶渚天元堂〇〇〇各處藥舖〇各處雜貨舖

醫案

◉◉醫案摘粹

淮陰吳瑭鞠通氏著
越醫何光華小廉選錄

引言

吳鞠通先生。精軒岐術。盛行於世者。三十餘年。著温病條辨。醫醫病書。吳氏醫案三種。温病條辨久已風行海內。凡研究時病者。無不家置一編。先生以善治感症。名閏夫人而知之矣。豈知其於內傷雜症。產科兒科。尤有心得多所發明。惜醫案及醫醫病書。尙未見有刻本。讀者不無遺珠之憾。茲先將其醫案。爲之分析部居。摘其精粹。足以示教後學者。間期登載。俾崇奉吳氏一派者。先覩爲快。案後僭加按語者。以冀發明此症之精要而已。非敢以河海爲不足。而欲益之以涙也。閱者諒之。

光華謹誌於府橋下宣化坊之何氏醫家

◉◉風温　王　年二十六歲　甲子年三月初六日診

吸受風温。脉石浮數。邪在上焦。胸痞微痛。穢濁上干。清陽。醫者誤認爲痰飲陰邪之干清陽。而用括蔞薤白湯。餘者又誤認爲傷寒少陽經之脇痛。

而以小柴湖湯。治之逆理已甚。無怪乎讝語煩躁。而胸痞仍不解也。議辛凉治温以退熱。芳香逐穢濁以止痛。兼幽香宣竅以淸神。

連翹三錢　銀花三錢　牛蒡子二錢　蘇薄荷八分　苦桔梗二錢
藿梗二錢　生甘草六分　生石膏五錢　人中黃一錢　牛黃淸心丸一丸

次診。初七日

風温誤汗。昨用芳香逐穢。雖見小效。究未能解。今日脉沈數有力。上行極而下也。渴甚。議氣血兩燔之玉女煎法。合銀翹散加黃連。夜間如有譫語。仍服牛黃丸。

鮮生地六錢　生石膏八錢　知母三錢　生甘草一錢　原麥冬三錢
銀花六錢　連翹四錢　丹皮五錢　眞川連錢半　煮取三碗分三次服

三診。初八日

大勢已解。餘焰尙存。今日脈浮。邪氣還表。

連翹二錢　銀花六錢　知母一錢　丹皮一錢　靑子芩八分　生白芍錢半

雜錄

◉◉痢疾棒喝補注　來稿

山陰陳安波續

僕之注重於積者。非有意阿好也。緣痢症下迫。甚於洩瀉百倍。故凡實熱等痢。虛坐努爭時日。畧久者。中氣先傷。他如本質素虧。或房勞傷內。或金刃傷外。或勞力陽傷。或七情志毀。或年老精衰。或年稚不充。或瘍後、痘後、或病後、產後。種種原因。皆由元氣先傷。以致客邪乘虛襲入。是外象爲標。內虛爲本也。故僕治痢者。必顧脾胃中氣爲扼要。如吾言不信。請觀痢無多日。卽見肛脫不收。是其徵也。此僕半生之孤詣。經驗之實在。開痢門之別徑。補前人之未逮也。妄敢佈諸報末。以質中外同志云。

論南風致病之理由（社友心得錄）　（陳儀臣）

五月朔。嘗會時。趙君逸仙演說。往年遇南風多晴。今春遇南風多雨。是以今年之疫病。每每入於血分。僕初聞之。甚爲詫異。一再思索。觸悟生深。嘆其言之確有道理。因思南風致病。不特今春爲然。自有歷史以來。俱無不然。特往年南

南風致病之理由（一）

風之發。多在夏秋。而今年則多在春季。淫雨之連綿。疫病之傳染。被風所害。夫復何疑。然微趙君言。誰從此中著想。僕有會其言。試陳其理。蓋吾紹於地球則在東半球之南。於本國則在仙霞領之東北。東北而皆海。西南皆江。獨南面環抱皆山。與各處地脉固有大不相同者。凡風之來。必含有空氣。風從水鄉來者。其空氣中多含有滋養氣。人吸之而血脉自然充滿。從山鄉來者。空氣中少含有滋養氣。人吸之而血脉難免枯澁。紹人之不宜於南風者。以正南則有鵝鼻之峰。西南則有桃花仙霞諸嶺。東南則有天台山之亙緜。故南冰洋之空氣皆爲山脉蔽障。以故一遇南風。燥烈異常。血脉遂失運行之常度。且非特人也。即以植物觀之。南風一起。夜必無露。園圃瓜蔬。多見憔悴。物猶如是。人何以堪。趙君言南風多雨者。非因風致雨。乃南風之不足以致晴也。夫雨者由天地陰霾之氣。下蒸上遏。醞釀而成。不有風以燥之。雨久則濕盛。適遇人之血絡空虛。濕得乘隙而入。濕鬱必化熱。熱極則生炎。炎生即菌生。菌生即虫生矣。民之患疫。不亦宜乎。南風之不能燥濕。不能致晴。而反足以釀病者。非發不應時。實地脉使然也。不然。舜作南風之操。而民歌解慍。我謂南風之多。而人病癘疫。豈不謬乎。抑知舜居河北。南風之來。含有黃河水之滋養氣。而紹地南面。峻嶺崇山。重重嶂隔。茂林修竹。節節圍環。空氣之來。有瘴氣而無養氣。致病則易。燥濕則難。風以地殊。願吾道共相研究。

陰陽易與房勞復不同辨又

周越銘

陰陽易與房勞復之病。世多合而爲一。籠統施治。攷醫宗金鑑亦謂二病情異而證同。其實二病之證。顯然不同。蓋陰陽易者。初愈交接。男病傳不病之女。女病傳不病之男。有交易之義。故曰易。房勞復者。初愈行房。病勢復作。有往復之義。故曰復。此病因不同也。陰陽易係他病傳染。己身本無疾病。其體屬實。房勞復係自己本病未曾復元。又加戕賊。其體屬虛。此病體不同也。陰陽易邪從少陰腎經來。故有少腹掣痛。或引陰中拘攣。熱上沖腦等證。而房勞復皆無之。此病狀不同也。陰陽易男女同病。房勞復見於男子者重。見於女子者輕。見於男子者多。見於女子者少。此病勢不同也。燒裩散鼠矢湯兩方。皆治陰陽易之劑。

用以治房勞復。竊恐無效。蓋房勞復之病。體質素强者犯之。尚有可治。若體質素弱者犯之。多致不效。蓋眞陰一涸。更將何術以挽回之。往往有病已向愈。一不之謹。而功敗垂成。良醫束手。甚爲危險。醫者能於臨證時。曲爲開導。使之警惕。則亦保全生命之一術也。

兒科芻言又

駱保安

兒科俗稱啞科。諺云。寧醫十婦人。莫醫一小孩。誠哉是言。僕業兒科二十四年矣。在家君處侍診三年。在育嬰堂爲家君代診五年。嗣因患癰辭職。家居臨診十年。繼爲堂董鐘佩仲世叔關聘。宗加彌姻長速駕。勉力承任。迄又六年。其間爲何魯峰姻長派赴中江。調查幼穉園規則。保姆章程。約經一月。又爲沈汝準妹倩送眷赴瓊。蒙慶護道札充官醫局正醫生。兼中學堂校醫。時與斐醫館美醫討論西學。又歷半年。自問生平臨症。雖抱歉良多。而閱歷所在。足以擴充新智識者。亦屬不少。大抵兒科之危症。第一以天花、痘爲最險。其次時、瘄。又次則驚、與疳。痘瘄發現之順逆。恒視疫氣之輕重爲比例。其病理拙著痘瘄畧述前已逐次附列就正。高明。時瘖略述。亦當陸續登出。故不贅言。若夫驚症。卽內科之痙病。張長沙雖有剛痙屬風寒柔痙屬濕熱之條。而以余所驗。不外血熱動風血虛生風兩因。其血熱動風者。因血上行多而壓逼腦筋腦膜新炎。則成急驚。其血虛生風者。因血下行多而消耗腦質腦膜虛炎。則成慢驚。瘖者。乾也。多因恣食甜膩。胃腸漸積漸多。致吸液管脹塞。消化器失其功用。故小孩面黃憔瘦。腹大筋靑。或咳或瀉。溺如米泔。種種現象。皆吸液管病也。至於診斷療法。全在機變。非片言所能盡其精蘊也。神而明之。存乎其人。總之見病綱要。全在看護得法。康誥曰。如保赤子。心誠求之。能如是。雖幼幼苦其心而生生春著手矣。養育小孩者注意注意。

醫諺存眞

◉◉餓勿煞個傷寒。　續第二期　何小廉

說到餓勿煞三個字。各人各解。各有道理。有個說。凡病傷寒的人。胃氣必滯。當先禁其亂吃。教病人先受點餓。自然不致與外邪相搏。做成死證。這個解釋是

把餓勿煞個傷寒。一句讀的講法。有個說。凡患傷寒的人。還曉得餓。思想吃點物事。這是有胃氣的現象。就是不死的證據。切不可聽其過餓。傷其胃氣。把外邪容易內陷。但教病人不可亂吃重濁肥膩就是了。這個解釋。把餓字另作一讀。照前的講法。又覺精細一點了。但鄙人仔細想來。仲景傷寒論中。原有風病能食。傷寒不能食兩句要言。不過一個人。一病傷寒。何故就不能食。或者未病的時候。有個傷食。有個停食。若有這兩種弊病。自然以餓為要着。但所話餓者。也勿是一點不吃。或者呷幾口蘿蔔湯。疎疎胃氣。或者吃幾杯桑梗湯。助助消化。倘一概禁其不吃。反把外邪陷入易易了。所以鄙人有兩句妄斷的話。凡治傷寒病的人。雖不可聽其亂吃。把邪氣團成一片。也勿可使其過餓。把胃氣傷而又傷。就使病雖好了。人却做成虛損了。講到傷食同停食。又要分開兩項。傷食的。其所飲所食。必然太過。腸胃早已受傷了。其病在不及消化。停食的。不論所食的或多或少。有個是當食淘氣。有個是當食悲淚。其病在氣結而不能消化。這兩種道理。也是緊要的關頭。奉勸醫家病家。隨時留意留意。

通訊

李蓉栽君來函

醫界諸君公鑒、鄙人體弱多病、習方技衛生、無問世心也、二月二日、章仙芸妻病劇、託章親小洲函邀、辭不獲、知病者床臥多月、諸醫覆章恐慌。雜投草藥單方、冀弋獲、鄙人囑章單方草藥、弗再亂投、茲閱紹興公報。章誣我包醫云云、自古內科無此情、至章婦病、痰濕兼肝鬱。氣逆上乘。犯脾化腫脹。襲肺作喘嗽、二便阻、濁氣上冲、呼吸粗、痰出則爽、舌白滑、肢體寒、兩關脈沉弦、兩寸上魚際、症屬濕阻氣滯、問胃氣尙可、勉疏蠲飲利濕、降逆通絡散鬱、方以塞責、章猶豫、因述諸書以證之、內經云諸氣膹鬱、皆屬於肺、又云諸濕腫滿、皆屬於脾、又云濁氣在上、則生䐜脹、又云傷於濕、生咳嗽、劉河間曰、堅痞腹滿、皆屬於寒、積陰痞隔、中滿跗腫、皆屬於濕、張仲景曰、痰飲以溫藥和之、葉天士曰、水穀不化蒸變濕邪、漬於經隧之間、不能由腸而下、濁上壅遏、肺氣不降、喘滿不堪着枕、又曰痰飲皆屬濁陰所化、滋陰則堆砌助濁滯氣、又曰喘病在肺爲實、先哲又有先喘後脹治肺、先脹後喘治脾、鄙人斷病所在肺脾肝三臟者以此、初方服兩劑、溺漸通、氣略平、章始信、初四求復診、診得寸口脈尙長、大便不暢、知肺氣不宣、援下實趨上之例、開降肺氣、俾三焦水濕得流行、略略變其製、章登報之生薑、係鮮薑皮之誤、次方略有知、章多服兩劑、初八復相邀、章說後兩劑無效、竊訝之、問近日食養、金腿魚湯、對、鄙人悟、謝絕之、而章猶強留、商挽救、適章丹夫孝廉使人至、請爲其太夫人看脈、方坐定、章復使女僕赴渠家、問食品、鄙人微哂之、女僕會其意、笑語旁人曰、久病口無味、無物不食也、章聞無回言、想必所有怪、後卽另延多醫、遷延多日、含藥而亡、噫、病患多月、更醫多人、豈諸君皆一律豁痰潤肺者。天下恐無此情。既有眞知灼見之親友。盡不求教於從前。盡不來面前指摘。盡不將古今醫說明白教正。使閱者自能辨其紕繆。使鄙人不致再誤生命。爲社會謀幸福。亦個人公德也。識者、謂、此事已將一載。始行登報。決非章初心。或者挾仇報復。亦未可知。然以是可歸咎於鄙人。竊恐天下之醫生盡爲非人矣。爰特草此說略、就正於醫界諸君、還乞遙賜教言、鄙人幸甚、

專件　敬告海內醫學家　續第五期　自新醫院院長汪惕予

痘症不見於內經漢馬援征武溪蠻始傳染之宋王旦因諸兒痘亡遂創鼻苗法國朝嘉慶元年英人染天花亡者以數萬計惟某鄉獨免某鄉多蓄牛見牛乳頭及乳旁有小藍泡形如痘取其漿沾小兒之身出小泡數粒遂獲免時有醫生占拿者往察之得其實種牛痘法遂傳於世後傳其法於美呂宋國王聞之至發鉅金遺嬰兒詣美種之嘉慶十年四月占拿由小呂宋來澳門傳牛痘法時多疑之及今則盛行矣他日者爛喉痧之血清傷寒霍亂鼠疫破傷風瘋犬咬等之血清亦必將盛行於世如牛痘漿而古法之消滅與鼻苗將毋同

難者曰如子言中土醫生不能愈人病矣胡病者百愈者以數十計甚或等而上之答之曰然然是非醫者之能愈病而病者之自愈也今試有病者百人其九十人不治而亦愈以臟腑有却病之功用也五人必死以臟腑失其機能餘五人則在生死肉骨之間俟藥物助其生理而待命於醫者若從而摧殘之則亦死今之號稱名醫者特治九十人中之病耳此九十人中或因服藥而愈

支提學使批示

期反遲或因誤服而喪厥生命者余時聞之漢志曰有疾不治常得中醫嗚呼孟堅誠知言哉惟陳編中之醫方間有極效者此由積久經驗而得國之粹也然泥沙雜糅甄錄無人亦束閣而爲蠹間矣

難者又曰吾國古醫奚以僅知病象而不知病原答之曰吾國重視屍體人死醫者未明其致死之故不敢將屍體解剖以視其病竈之所在而歐西則不然故新病日有所發明而繼之者無復有歧途之慮附述數則於下以明解剖學之必要云

支提學憲考試醫生批

陳濬心田通稟

時醫流弊誠堪痛恨江南已設有軍醫學堂中東教員具有能試驗醫生之資格故將立有牌號定有脈金之醫士一體考選然亦僅就省城一隅之地言之未能通飭各屬照辦也現在浙省尚無專門之醫學校亦無東西游學畢業於外國高等專門之醫學士驟行考試强定優劣恐不足以服諸醫之心而徒滋紛擾所請雖屬因公一時尚難照辦繳附單存

近聞　學使注重醫學

魯省提學使羅文宗。現以醫學一科。頗爲重要。而東省素乏專門。研究此學者。殊爲缺憾。特於日前由高等學堂德文班內考取三人。咨送上海醫學堂學習專門。俾將來畢業回省效用。醫院中可無須更延西人矣。

十月二十四日奉

上諭太醫院院使張仲元。御醫金順。醫士忠勛、恩塗、戴家瑜。均着革職。帶罪效力。欽此。

醫學研究所派委監督

蘇垣設立之醫學研究所。業經陳中丞遴派深明醫理之候補縣王振三大令爲會長。飭令按期到所。討論醫術。玆經該會長稟請撫院。請派監督一員。以便遇事有所稟承。當奉陳伯帥批准。特委禁烟公所總辦沈觀察玉麟往承其乏。於初四日到差。

續本報第四期勘誤表

通訊　　　　　近聞

頁	行	誤	正	頁	行	誤	正
十三	九	髓	體	十六	廿三	期	報
十三	十	居處	原稿無				
十三	十	呼吸若何	若何呼吸				
十四	八	係	希				

本報第五期勘誤表

目錄　　　　　總論

頁	行	誤	正	頁	行	誤	正
○	六	骨	膏	三	三	總	概

學說　　　　　又

頁	行	誤	正	頁	行	誤	正
四	十一	必	不	四	二十三	傷寒	寒傷

未完

編輯者　紹興藥學研究社

印刷者　紹興印刷局

總發行　紹興宣化坊醫藥學研究社事務所

光緒三十四年十一月初一日出版

●●售報價目表　（每月朔日發行）

●●全年十二册　五角

●●半年六册　三角

●●每月一册　六分

●●廣告價目表

本報廣告以行計

每行以三十字爲率

第一期每行收費一角

第二期至第五期每行均收費六分

第六期以上每行收費三分

持別廣告及刊刻大字圖表者價另議

紹興醫藥學報　戊申十二月第七期

代派處

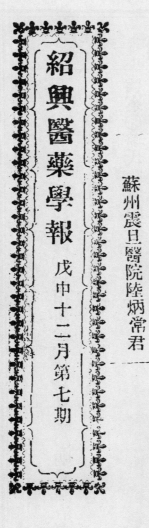

紹城　教育館
紹城　紹興公報館
紹城　阜通錢莊
柯鎮　傅伯揚君
安昌　嚴繼春君
杭州　謝丹初君
杭州　貴翰香君
湖州　李浩生君
湖州　阮屏候君
蘇州震旦醫院陸炳常君

中江　王問樵君
中江　醫學研究所
南京　濮鳳笙君
江陰　馮箴若君
天洋　婁公館
奉天　王叔眉君
奉天　會文書局
奉天興仁胡同裘吉生君
潮州　新羣書局

本期目錄

◎◎本社徵文啓

本社以研究爲名。原以各個人之智識有限。冀得互相交換之益。組織社報。亦爲社員一得之愚。質諸海內。以求指正。與他報之提絜社會。引導國民。爲質者。性質不同。願閱報諸君。時賜讜論。匡勳敝報。當照登載之多寡。酌相當之報酬。其不登載之稿。恕不檢還。

◎◎敬告醫藥兩界諸君啟

醫界諸君。藥界諸君。亦聞我中國數千年來。積習深痼之宗教醫藥。一躍而入於政治醫藥者乎。諸君如未有所聞。請看數日中肅邸之整頓醫學。江督之考試醫生之章程可也◎諸君聞之◎爲喜爲憂。未敢知也◎惟聞醫生而不知藥師而不知醫。民命相關之大事業。而不學無術者操之。可乎否乎。醫院設立者教會也。藥品販賣者外商也。諸君總不以同胞生命計。亦當以一已立足計也。本社之設。有鑒於斯。冀以各人之學識閱歷、互相交換。千慮一得。豈眞不能漸臻發達。以存立於競爭劇烈之場者。鄙諸君盍起而共扶之。

◉◉請閱醫藥學報以重生命啟

嘗考德日維新首重醫學英初變政先講衛生故近今歐美日各國醫林藥界精益求精新理新法日出不窮朝登報紙暮達通衢與國醫之自私自利秘而不顯者大相逕庭吾儕對之能不悚惶又且吾國病家不講衛生不知看護若遇重病危症惟持一日一至之醫生一日一服之方藥庸有濟乎甚或迷信鬼神受愚巫卜仙方靈丹雜藥亂投及至人財兩失始痛詆醫藥之貽誤土偶之無靈也悔何及已本社有鑒於斯特爲慎重生命起見不揣固陋研究中西醫學凡生理病理證治方藥以及衛生事宜看護要則與夫通俗簡便療法靡不廣收博採逐期刊列報章似此苦心孤詣應亦各社諸君所曲諒焉敢乞 仁人君子體天地好生之德存民吾同胞之心逢人說項廣勸購閱庶病家智識日開而醫家亦不得不力求進步也頹風既挽壽域同登本社實深厚望焉

本社公啟

本社醫藥總董題名

府教授翁又魯廣文。年高德劭。品學兼優。向爲醫藥董事。現經提倡實行研究藥物。素精醫學。熱心社會。久爲本社同人所欽仰。特於前月十五日常會時。公邀爲本社董事。業蒙　承認。共勸義務。庶幾醫藥聯合。得以互相研究焉。

本社社員一覽表

姓名	科目	住址	姓名	科目	住址
○○何廉臣	內科兼產科	寶珠橋	○○胡東皋	內科兼產科	義恩寺前
○○裘吉生	遊瀋辭副社長職		○○楊質禽	內科兼兒科	繆家橋
○○包越湖	內科兼產科	倉橋街	○○任漢佩	內科兼喉科	童家街
○○胡瀛嶠	眼科	三官堂	●姚小漁	內科	府直街
○○舒欽哉	內科兼產科	鮑家街口	●高光瑞	痧科	大路
○○趙逸仙	內科兼產科	長橋	●汪竹安	兒科	斷河頭
○○李錦帆	內外婦三科	府橋南	○○施萃耘	遊瀋辭評議員職	

○○	胡幼堂	內科	大路	○	孫康候	眼科兼內科	香橋
○○	陳心田	內科兼產科	觀音街	●	潘文藻	內科	鮑家街口
○○	駱保安	兒科兼內科	接龍橋	●	趙晴孫	內科	廣寧橋
●	陳儀臣	內科	魚化橋	●	史愼之	內科	酒務橋下
●	周越銘	內科	作揖坊	●	金海珊	外科	東街
○	陶芝蘭	內科	鏡淸寺前	●	王伯延	內科	西咸歡河
○○	蔡鏡淸	會計員	筆飛衖	●	王傳經	針科	大路
○○	何幼廉	內科兼產科	宣化坊	●	陳潤齋	內科	新試前
○○	何小廉	內科兼兒科	同上	○	朱橘泉	外科	鏡淸寺前
●	沈伯榮	外科	大慶橋	●	范少泉	內科	錦鱗橋
○	鄭少春	兒科兼針灸	寶珠橋	○○	高愼生	內科	教場沿
○	施葆卿	外科	老虎橋	○	朱葆生	內科	前觀巷
●	吳麗生	內科	廣甯橋	●	賀純賢	內科	獅子橋下

○駱國安　兒科兼推拿　接龍橋　阮屏候
○駱靜安　兒科　同上　姚定生
●孫寅初　德康錢莊　何雨材
○○嚴紹岐　內科兼產科　官塘橋　王者輔
○○章吉堂　外科兼內科　道墟廟漊　陳紫裁
○○李蓉裁　內科兼產科　樊江　徐仙槎
●傅伯揚　兒科兼內科　柯橋　○○錢少堂　產科
○謝福堂　內科　葛灄漊　王子珍
○○嚴繼春　兒科兼內科　安昌　金耀庭
●魏芳齋　外科兼內科　湖塘　余月亭
●傅克振　內科　同上　金沛恩
○馬幼安　外科兼喉科　小皋埠　謝東喬
●章友三　內科　道墟

續收陳心田君　龍洋三十角　續收錢少堂君　龍洋四十三角

續收楊質安君　英洋二元龍洋八角

續收高潤生君　龍洋八角

又前收魏達夫君英洋一元係芳齋君特此更正

其後續收之欵統俟明正徵信錄登齊。

以上隻圈者社費及月捐全繳單圈加黑圈者社費已繳月捐未清單圈者。但繳社費。無圈者并入社費不繳。前月十五日常會時公衆議决。僉謂本社經費。以社費月費及派報費爲大宗。似君等觀望不前。遲滯不繳。其與社會何。此次列表聲明。務請君等顧全大局。維持本社。統限於十二月初一日一律繳清。如再置若罔聞。有違本社定章。當援社律開除姓名。以清界限。如君等收款有錯。請隨時向蔡鏡清處更正。

會計員蔡鏡清謹告

▲醫家謹避御名○上海醫藥研究。以藥名兩儀膏之儀字爲新　皇御名。議改作兩宜膏將發傳單通知各藥舖及醫生遵照。

創製肝胃氣痛散

痛有九種惟肝胃氣痛爲最多發時痛不可忍或如繩縛或如板硬或如針刺或串背筋或串兩脇或串腰腹或從小腹衝心心中熱煩甚至痛極而厥厥後轉痙見人欲咬撳桌扯衣急服此散二分冷茶送下立能平肝降氣和胃止痛較左金丸越鞠丸效速

太和春白

創製瘧疾五神丹

專治風瘧寒瘧暑瘧溼瘧痰瘧食瘧瘴瘧鬼瘧夜瘧及三陰瘧等凡發瘧時寒熱有定期或一日一發或隔一日一發或至隔二三日一發俗名四日兩頭較諸瘧病深難治悉以此丹主之每服一錢瘧未發前一時用鮮生姜兩片陳茶葉一撮泡湯送下暫服止瘧久服除根永無後患

太和春白

創製水瀉至神丹

水瀉一症春冬多屬風寒夏秋多屬暑穢而挾濕挾食則四季皆同此丹開胃健脾分清利濁逐穢化滯運氣殺虫善治風瀉寒瀉暑瀉火瀉濕瀉食瀉及小兒虫積疳瀉每服三錢各照湯引送下如虫積藥同煎可用四錢無不所投輒效入湯

太和春白

節齋化痰丸

專治痰因火升凝結喉間吐咯難出凡老痰燥痰鬱痰黏痰皆由於此若用辛溫豁痰則燥肺液甘柔潤肺則滯肺氣往往做成肺癆終歸不治此丸清金保肺利氣活痰軟堅散結止咳定喘功在礞石滾痰丸指迷茯苓之上每服三四錢開水送下奏功極速醫家病家幸勿輕視

越城府橋存仁堂虔製

醫醫論○並引　（來稿）

嗚呼。今日之醫。在坑滿坑。在谷滿谷。何其多也。推原其故。良由輕視醫道。易於學步耳。詎知藝精任重。關係最大。昔吳天士先生所以有醫醫十病之論也。沉著痛快。切中流弊。可謂字字金針矣。僕不揣冒昧。爰將是編刪繁潤色。摘錄三則。藉以自勉勉人。戊申八月山陰陳安波識

（一）醫醫不學無術之病○醫以生人。亦以殺人。夫醫所以生人也。而何以亦殺人。惟學則能生人。不學則適足殺人。或曰醫安有不學者哉。醫必有傳。或傳之於師。或傳之於祖若父。皆學也。抑知恃此以爲學。其去學也遠矣。非謂其所傳之不足爲學。蓋謂其所傳之不足盡所學也。彼僅恃其傾耳聽受之逸。必不復有潛心研究之勞。且既守其一成不易之規。則必昧乎神明變化之理。一若歷代賢聖垂訓之書。皆不若其師與其祖若父之口語爲足憑也。噫。若僅恃此以爲學。則必得其偏而失其全。得其淺而失其深。得其皮毛而失其神髓。得其俗套而失其眞詮。甚且有以訛傳訛。終莫知其非者。而學醫者。

遂謂道在是矣。及其臨證施治。非隔靴搔癢。卽傍皮切血。非畫餠充饑。卽鳩酒解渴、術之不精。實由於學之不足耳。此不學、無術、之病、所宜急醫者也。

(二)醫醫脈證罔辨之病。○凡醫人用藥。須先認證。認證須先審脈。審脈明。斯認證眞。認證眞斯用藥當。於以療病也何難之有。然而難矣。凡有一證。卽有一證之寒熱虛實。寒與熱相反。虛與實相懸。在兩人則彼與此各不相同。卽在一人。其前與後亦非一轍。苟不有以辨之。其能不倒行而逆施乎。矧其爲寒爲熱。爲虛爲實。又不令人一望而知也。證之重者。大寒偏似熱。大熱偏似寒。大虛偏似實。大實偏似虛。若僅就其似者而藥之。殺人在反掌間。故脈與證不可不辨也。雖昔賢亦有從脈不從證。從證不從脈之論。抑知所謂不從者。正深於從也。如沉細遲澁。乃陰寒脈也。而其證却煩躁作渴。面赤身熱。若以此爲熱證而清之則斃矣。惟補之溫之。不從其假熱之證。正從其眞寒之證。而非眞謂證有不必從者也。又如狂躁力雄。踰垣上屋。此火熱證也。而其脈却沉伏入骨。若以此爲陰脈而溫之。則危矣。惟淸之下之。不從其陰寒沉伏

五行生尅辨

楊摯安謹述

客曰、五行生尅之說。非聖人之言也。秦漢術士之所僞撰也。余曰於何據也。曰易言八卦而未及五行。洪範言五行而未及生尅。是以知其爲無據之言也。曰子不觀諸河圖洛書乎。河圖之數。一六居下、水也。二七居上、火也。三八居左、木也。四九居右、金也。五十居中、土也。洛書之數、戴九履一。一、水生之數也。一之右爲七。七、火之成數也。七之右爲九。九、金之成數也。九之右爲三。三、木之成數也。五居於中。五、土之成數也。夫河圖逆而左旋。以次相生。洛書順而左轉。以次相尅。尅者反順。生者反逆。此造次之妙也、且河圖左旋相生。而其對待則皆相尅。洛書右轉相尅。而其對待則皆相生。是以生機恒寓於消落之中。而生氣每藏於長成之內。生而無尅。則有進無退。而氣亦盡。尅者無生。則消者不長。而機以窮。生也尅也。天地自然之理。莫知其然而然者也。子又何疑也。曰河圖洛書古未必有。此亦秦漢人所撰。以神其說者乎。曰易不云乎。何出圖。洛出書。聖人則之。何子之不察也。且五行生尅。天地之數也。河圖洛書。亦天地之數也。未有圖書以前。天地之數。昭然已備。卽圖書至今不出。而圖書之象昭然亦備。圖書可假。天地之數不可假也。夏之暑。譬於春之溫。冬之寒始於秋之涼。氣之默運然也。一陽轉而土膏潛動。天地肅而海水西盛。杲日出而霜露立消。涼風至而萬木凋落。象之顯呈者也。而又何疑於圖焉。曰水生於天者也。豈生於金乎。方諸取水。月爲水母。月亦生金乎。水生木。未有木生江湖波濤者。水輔木以生。土而專歸之水可乎。曰天者乾之體也。月者金之精也。坤焉者。萬物皆資養焉。五行皆不能離土而生。獨木然也哉。曰岱石出火。漢井出煙。是土生火也。海中陰晦波如火燃。是水生火也。火熱而水乾。是火反尅水也。水冲而土潰。是水反尅土也。叢灶燎原。火亦尅木。鋤圃耜田。金亦尅土。生尅之道。不亦亂而無序乎。曰河圖洛書。水上火下。木東金西。天地之位。前南後北。左東右西。其序秩然而不可紊亂者也。其序秩然不可紊亂。則其生其尅。亦循序旋轉而不可紊亂者也。若深井有火。高源出泉。則二氣相更之妙耳。火燃水乾。水冲土潰。則盛衰勝復之常耳。是以窮五行之變。則可以爲是。卽五行之事。則不可也。且所爲相尅者。不

五曰地異○傷寒多在西北。温熱多在東南。（陳平伯曰西北風高土燥風寒之爲病居多東南地卑水濕濕熱之傷人獨甚又曰大江以南病温多而病寒少）此所處之地異也。

六曰邪異○傷寒爲陰邪最慮下陷。温熱爲陽邪難得下行。（王孟英曰傷寒未經傳腑化熱最慮邪氣下陷而有早下之戒治必升提温散温熱屬火火性炎上難得下行若肺氣肅降有權移其邪由腑出正是病之去路升提胡可妄投）此所傷之邪氣異也。

七曰證異○傷寒發熱其始必甚惡寒。温熱發熱其始未必盡惡寒。（章虛谷曰傷寒邪在太陽必惡寒甚其身熱者陽鬱不伸之故風温發熱初起微惡寒者有之若不兼風邪僅發熱矣）此證候之現象異也。

八曰治異○傷寒宜辛温發汗。温熱宜辛凉清上。（章虛谷曰風寒先受於足經當用辛温發汗寒邪陰凝故須麻桂猛劑風温先受於手經當用辛凉清解須避寒凝之品恐遏其邪反不異解）此治療之法異也。

[illegible]說（二）　一

以上八條。傷寒溫熱。顯然不同。古人已先得我心矣。至若診、斷、學之、異而、不同、者亦自、有、辨。傷寒、重脈不重舌◎故仲景分六經現證◎必詳論脈象◎而不及舌苔◎溫熱、重舌不重脈◎故天士辨營衛氣血◎必細察舌苔◎而畧於脈象◎此診、斷、學之、所、以、異也。然若於異中求同。同而不異者。惟邪傳足陽明一候。經證多以白虎爲法。腑證咸以承氣爲宜。（董廢翁云、外感之邪、既不得從玄府透達、則必向裡而走空竅、而十二藏府之中、惟胃爲水穀之海、其上下皆有口、最虛而善受邪、故諸邪皆能入之、又章虛谷云、胃爲藏府之海、各藏府之邪、皆能入胃、）蓋傷寒之邪。傳至陽明、勢已化熱。故仲景以白虎清熱救津。以承氣蕩積存液。溫熱之邪。傳入陽明。猶易刼津爍液。故天士亦以白虎撲滅其燎原。承氣直搗其巢穴。勢不能不取法乎此。以救津存液也。總之爲醫之道。難、在、異、不、難、在、同。吾見率爾操觚者。以傷寒之法治溫熱。恣投麻桂薑辛羌防柴葛等品。咎在誤發。以治溫熱之劑治傷寒。如用銀翹桑菊普濟消毒等方。咎在誤遏。等誤也。誤則殺人甚於利刃矣。可不戒哉。可不戒哉。

李蓉栽稿

癆損新詮

緒言

越醫何廉臣編述

百家者流。莫大於醫。醫莫先於淵源。吾家醫學之源。始自　先祖秀山公。篤嗜醫學。博覽羣書。家藏醫籍七千餘卷。惜兵燹後。書多殘缺。搜檢陳編。完全無缺者。祇九十七種。收入四庫全書者居多。　公所心得而手錄者。僅存長樂鄉讀醫隨筆一書。反覆環誦。其中名論佳方。卓卓可傳者不少。試爲謹述一二。開首載杏林書屋第一聯云。一方硯石一枝筆。半積陰功半養身。第二聯云。濟世有心求上策。回生何處覓奇方。第三聯云。任怨任勞。苦心未必天終負。議病議藥。辣手須防人不堪。讀此三聯。可以見　公之學術心術矣。先君嘗對炳元曰。爲人子而不知醫。非孝也。爰檢讀醫隨筆一書。命與經史詩文並讀。藉以知攝生大意。嘗通醫學云云。披讀之餘。初不甚解。繼則愈讀愈有味。讀　公論外感內傷一節。謂外感百病。除各種痧症外。則以猝中、伏氣爲最險而難療。內傷百病。除噎、膈、癱、瘓外。則以虛損、癆瘵爲最多而難治。雖治之得法。死裡逃生者頗不乏人然皆由病人之惜身養命調理合宜也故凡病癆損而死者由於醫家誤治者半由於病人失調者亦半大抵癆損之爲病從外感而成者則以風癆爲最多從內傷而得者男子多由色損以成癆婦女多由鬱損以成癆至於虛症雖多總不外氣血陰陽四字而血虛火旺較之氣虛血滯爲尤多陰竭陽越較之陽虛氣脫爲獨多若夫治法氣虛者當宗東垣血虛者當宗丹溪陰虛陽虛者當宗景岳虛而成損損而成癆者則以葛可久十藥神書爲正宗慎柔五書爲參考吾越以善治癆損名者城中得一人焉曰金士峨鄉間得一人焉曰陳念義此兩先生者固一時之名醫也及觀其對症發藥亦不出李朱張葛四家可見用藥之道不過如是而已所以病至癆損醫藥之功十居三四攝生之法十全六七全在病人勘破情緣靜參禪理則萬念俱空自能消滅疾病於無何有之鄉若專恃醫藥未得其半耳廉讀至斯深嘆　公閱歷之深義理之精惜廉生也晚不獲親承謦欬僅得讀　公之遺書能無抱恨焉乎今也從事斯編聊以闡發　祖書之精義而述中外之學說云爾

婦科畧說

山陰儒醫周越銘著

●●引言

自拙荊歸余後、始則十餘年不孕、繼則屢孕屢墮、皆爲藥誤、鄙人初習舉業、未諳醫理、不得不假手於人、迨庚子變政以後、猝停科舉、而百度維新。從此棄舊業而事岐黃、因取婦科諸書、悉心參考、自擬方治、惟事養血平肝、不雜一味香燥之品、而胎孕竟得保全、去年秋遂生一子、時內人年已四旬、余方以初產爲憂、而臨盆亦不甚艱、竊喜二十年來、費盡囊金、求之不得、一旦易如反手、雖亦有數存乎其間、而施治尙無大謬、醫誠不可不學也、遂於暇時彙集諸家治法、參以己意、著婦科畧說、恐臨診有失、藉資省覽、惟學識淺陋、不敢自信、茲擬間期登報、望　高明指正焉、

▲經證門

●●總論

婦人以血爲生育之源。血能攝精。胎孕乃成。故婦科首重調經。然調經者。治在

血亦治在氣。素問天眞論曰女子七歲腎氣盛。二七而天癸至。任脉通。太衝脉盛。月事以時下。可見氣先盛而後血隨之。是以氣充則血旺。氣虛則血衰。氣通則血行。氣鬱則血滯。氣者血之帥也。氣屬陽。血屬陰。經水者陰中之陽。其行也。象月之盈虧。一月一至。有常度焉。若氣血調和。經未有不如期而至者。惟氣病血亦病。則有或先或後者。有一月兩至者。有兩月一至者。有枯絕不通者。有頻來不止者。有先痛而後行者。有先行而後痛者。有淡色紫色黑色者。有瘀而爲條爲片者。有精血不充而化作帶疾者。有元氣下陷而變爲崩漏者。此其病不外衝任二經。而其所以受病之源。實在脾胃。蓋脾胃者水穀之海。血氣之所由生也。脾胃之氣化一弱。卽不能生液。液虧則血虛。肝臟無所榮養。益將肆其橫逆而不可制。人身之血氣幾何。胃納既稀。內風日熾。衝任安得不受其病。夫衝脈者血海也。血海枯涸。而欲經血之流行無滯。其可得乎。世俗不察病源。恣用辛溫通經。香燥破氣。卒致氣日耗。血日虧。揠苗助長。豈培養血氣之道也哉。

（未完）

咽喉證治須知

任漢佩撰

咽喉二竅。爲人身飲食聲息出入最要之關鍵。夫人知之矣。亦人各能言之矣。獨知之言之而卒不能得其至要之眞諦者何歟。以二者界乎內外之間。患病亦界乎內外之間。古無專科。科無專學。知治內者不知治外。知治外者不知治內。處方動手。未能兼擅其長故也。惟其不能兼擅。而遂有不內不外不上不下者出。以草藥單方爲秘訣。以妨刻圖說爲良師。病則信口胡造。藥則任意亂投。遇紅腫則刀砭妄施。見痰涎則吐下雜用。顧標不及本。瞻前不及後。此即近時之所謂擅專門者也。僕世業內科。固無暇以喉科自任。亦不屑以喉科自居。緣每見患咽喉者。困苦艱難。較他病爲尤甚。而轉瞬變化。反掌存亡。與猝中暴絕者。更不相上下。近數十年來。尤見疫喉盛行於世。死於非命者。無地無時。俱不能免。僕曾著論七篇。寄託瀛醫周君雪樵登報。問世惜未刊全。周君榮膺燕聘、卒未蒙海內名家匡予不逮。恒耿耿焉。但疫喉亦不過咽喉中之一症耳。卽診治得法。亦不足以盡專門之能事。其餘各症。急於疫喉者甚多。而其間之陰陽、表裡寒熱虛實。尤較痠喉爲煩碎。方寸之間。症類不一。醫者不明經絡。不辨形色。不分地位。不察脈象。不知診治以及乎禁忌調養。技逞刀針。藥投通套。禍卽不遺不測。病必貽患終身。目擊耳聞。不知凡幾。此篇題曰證治須知。非慮人之不知有咽喉證治。因恐有咽喉症者之不知病所從來。治有分別也。爰敢不揣固陋。本學問而繼以閱歷。從閱歷而得諸經驗。擇其證治。易於含渾。有關出入者。分條詳說。俾閱者自首至尾。仔細察觀。自不患不知頭緒云。

○一經絡須知◉胃系曰嗌。肺系曰嚨。居嗌之上。喉之前者。名曰咽。居嚨之上。嗌之後者。名曰喉。胃病由嗌及咽者有之。肺病有嚨及喉者亦有之。要皆本腑本臟之病。而無關乎他臟腑之經絡者也。至若臟腑經絡之足以致咽病者有四。致喉病者有三。手少陰心。足太陰脾。二脉挾陰。手太陽小腸。足厥陰肝。二脉循咽。以咽之患病。當不僅在胃腑可知。足陽明胃。足少陰腎。二脈循喉。手少陽三焦。脉由喉。此喉之患病。當不僅在肺臟可知。經絡不同。現症亦異。此不可不知者一也。

（未完）

衛生學

論國民衛生之要素　續第五期

何小廉選錄

東西各國衛生家。平時善於攝養。往往一生無病。享壽至百有餘年。是其明效。我國人民。向不講衛生之學。富貴者祇知日服補劑。爲養生之要訣。而對於外物之侵害。則多不知不識。每受病於無形。如汚穢之氣。相侵濕毒之物。爲害。以及運動無法。沐浴不時。在在皆足以妨身。故欲使吾民強種。必先使吾民攝身。攝身之要點如左。

(甲)洒掃塵埃　北方之風色最烈。每遇走石飛沙。几榻恒積塵寸許。居民隨手亂撒。習不爲怪。不知飛塵之害。無異黴菌。是不可不慎也。蓋塵埃之性質。含有各種毒物。其屑形有二。方而圓者下沉。長而薄者飛散。長空恒與空氣相混合。一不慎。則誤吸入肺。達於氣胞。肺遂變灰色而成病。況塵埃之成分。原有細菌各項毒質。其爲害之烈可知矣。故爲攝身計。不可黏附塵埃。平時屋內外。務必洒掃潔淨。勿留半點飛塵。并以鼻毛防空氣中

之塵毒則不至有妨害矣（格致家謂空氣中之微塵附著鼻毛即不能入肺故鼻毛實天然保身之具）

（乙）蠲除汚濕　汚穢濕毒最有害於人身故掃除拉圾清潔道路薰洗器用均爲衛生之要務然而汚穢猶有形可見濕毒每防不勝防蓋濕毒之萌芽或從地基而出或由牆壁而生或發於內室則因人之皮膚肺臟發散水蒸之氣或發自外圍則因天之風霜雨雪釀成鬱霉之媒爲害非淺故久居濕地必患風濕脚氣及痲刺利亞熱等症是當平時洒掃清潔剷除一切汚穢預防各項濕毒遇有疫癘之際尤必預備殺菌劑（如石灰鹽酸石鹼液等類）消毒水洒徧牆陰屋側用絕濕毒之萌芽則有備可以無患矣

（丙）收吸酸素　酸素者何養氣也人類賴養氣以生存猶魚類賴清水以生活非得多量之養氣不能消炭氣之毒假如人之呼出炭氣爲一萬九千立方仙米（每一仙米約合三分三釐）必須吸養氣二萬一千五百立方仙米方能調和無病故密室中多炭氣宜徐步空曠之區　（未完）

(丁)●●葉桂(字天士)先生實驗法(續第六期)　何拯華編撰

葉天士云麻黃輕宣皮毛溫散風寒凡治太陽傷寒每用四五分輙效余診南濠蔣姓女年可二十病在第九日六脉浮緊有力起自頭痛無汗太陽經證無疑但經水適來狂言不止余曰此乃熱入血室前醫誤用凉散不發其汗之故如已發汗過第七日愈矣今亦無妨服余藥數劑交過二十一日必愈後果然然愈則愈矣此女精神大損元氣大虧不用麻黃一盞誤人若此

觀此則江浙非絕無麻黃證可知云一盞用四五分則不在多用又可知矣

(戊)●●陳念祖(字修園)先生實驗法

陳脩園云麻黃爲發汗上藥凡病宜從汗解者不論感症雜病遵法用之其效如神今人不敢用者緣唐宋以後諸家之臆說盛行全違聖訓故後人代以九味羌活湯(羌活　防風　蒼朮　白芷　細

辛　川芎　黃芩　生地　炙草　生薑　葱白）人參敗毒散。（黨參　茯苓　枳殼　桔梗　柴胡　前胡　羌活　獨活　川芎　炙甘草　生薑）香蘇飲。（生香附　紫蘇葉　炒廣皮　炙甘草　生薑　葱白）看似平穩其實辛烈失法服之得汗有二處。一處辛散過汗重則爲亡陽輕則爲汗漏也一處辛散逼汗動臟氣而爲鼻衂傷津液而爲熱不退渴不止也服之不得汗亦有二處。一處辛散煽動內火助邪氣入裡而爲狂熱不得寐一處辛散拔動腎根致邪氣入陰而爲脉細但欲寐也若用仲景麻黃之法輕以去實則無是慮古云羣言殽亂衷於聖願同志者取法乎上。

（己）◉◉徐大椿（字靈胎）先生實驗法

徐靈胎云麻黃輕揚上達氣味最淸故能透出皮膚毛孔之外凡風寒之在表者無所不治以能驅其邪使皆從汗出也又能深入積痰凝血之中凡黏涎之固結癥堅之積聚藥力所不到之處（未完）

虔製犀珀至寶丹

時邪蒙閉世多混治蒙則邪犯包絡溼蒙用太乙
紫金丹熱蒙用紫雪丹皆稱神效閉則直入心臟
若痰迷心竅以清心至寶安宮牛黃等丸治之獨
於血鬱心房一症如男子熱邪陷營婦人熱入血
室及產後瘀血衝心小兒痘疹內陷急驚暴厥皆
非尋常丸丹所能奏效本堂存心濟世漏採良方
虔製是丸靈應無匹不敢自秘以貢病家湯引列
後◉一治熱邪陷營便通用鮮生地汁熱童便調
服便閉煎生錦紋川連等分調服內閉外脫煎人
參青竹皮調服◉一治婦人熱入血室便通煎桑
葉丹皮廣鬱金等分調服便閉煎桃仁製錦紋等
分調服血脫不在此例◉一治產後瘀血衝心挾
風寒煎當歸桃仁乾薑桂枝等分調服風熱煎歸
尾桃仁白薇竹葉等分調服崩厥不在此例◉一
治小兒痘疹內陷煎蟬衣薑虫紫草茸櫻核等分
調服痰食內閉不在此例◉一治急驚暴厥煎羚
角石菖蒲廣鬱金芽茶等分調服慢驚不在此例

浙紹天保堂敬啓

看護學問答預定價

看護學之關於醫家與病家
已於五月初十日申報及紹
興公報中登載詳矣茲因購
者紛至而書爲印刷未及尚
不出版抱歉實深爰定預購
價以答惠顧者之雅原價二
角預購者七折同行預購上
十册者六折五十册者五折
書准六月望日出版出版後
能援例折算

紹興大路內紹興教育館
總發行所水澄巷內第一
支店同啓

駱氏驗案隨錄

山陰駱壽衛生氏命男靜安敬錄

●●伏暑化痢

▲東浦方仲宣君之夫人年三十六歲。（八月初六日診）

（病源）當夏曬書親自整理吸受暑毒蘊伏於膜原之間交秋後遂患暑濕憎食少力腹時作痛前醫治理將瘥至八月初因食角黍而病增劇此由伏暑而兼食積最纏綿難愈之候也

（病狀）盤腸腹痛牽引腿筋瀉而不暢裡急後重。

（病所）胃腸暑食相搏致消化器壅滯失司。

（病變）將成痢疾

（診斷）右脈弦滯左關獨大舌苔滿布膩厚。

（療法）導滯止痛爲要。

（藥方）伽俑香　三分冲服　製厚樸　錢半　查肉炭　三錢　薏苡仁　五錢　冬瓜子　四錢　萊菔子　三錢　劉寄奴　三錢　木蝴蝶

十片　引加酒藥　半顆　六路通　三枚　服兩頭煎

（看護）外用川椒鮮橘葉炒鹽輪流包熨忌食生冷。

（次診）八月初七日。　（病狀）腹痛稍止便下赤痢日百餘行。

（病所）胃閉腸滯。　（病變）深慮禁口危候。

（診斷）脈遲滯左關緩大舌白滑膩厚。（療法）利濕祛滯兼清伏暑

（藥方）大腹皮　三錢　製厚樸　錢半　查肉炭　三錢　薏苡仁　五錢　冬瓜子　四錢　萊菔子　三錢　青蒿子　一錢　炒銀花　三錢　劉寄奴　三錢　大豆黃卷　五錢　服一劑

（看護）經霜蘿蔔菜三錢生薑一片燈芯一丸煎湯代茶切忌酸冷油膩。

（三診）八月初九日。　（病狀）午後惡寒發熱欬嗽下痢無度。

（病所）腸胃熱鬱延累肺經。　（病變）防變肺熱痰喘。

（診斷）脉舌如前。　（療法）表裡雙解法。

（藥方）霍香梗　錢半　製厚樸　錢半　查肉炭　三錢　薏苡仁　四錢

荳蔻殼 一錢 絲瓜絡 三錢 炒銀花 三錢 劉寄奴 三錢 川貝母 錢半 廣橘紅 一錢 淡竹茹錢半 引加白茉莉花 六分 服一劑

(看護)鮮茉莉花和白蜜泡茶代飲。

(四診)八月初十日。 (病狀)痢減嗽瘥熱盛口渴月經適來。

(病所)胃腸氣血熱盛下逼胞宮。 (病變)防熱陷血室。

(診斷)脉濡大舌微黃。 (療法)分利濕濁兼清血熱。

(藥方)藿香梗 三錢 絲瓜絡 三錢 薏苡仁 四錢 查肉炭 三錢 炒銀花 三錢 茺蔚子 四錢 茜草 三錢 白茉莉花 六分 引加天水散 四錢鮮荷葉包煎 服兩劑

(看護)藕汁代飲。

(五診)八月十二日。 (病狀)發熱無寒口渴上身發瘖。

(病所)裡熱上行外達。 (病變)須防液涸。

(斷)脉沉按尤大舌轉黃微黑。 (療法)養陰清熱法。
(藥方)鐵皮鮮石斛 三錢 絲瓜絡 三錢 青蒿子 一錢 冬瓜子
三錢 茺蔚子 三錢 金銀花 三錢 白茉莉花 六分 白知
母 三錢 引加白荷花露 一両分作匚劑冲服 服兩劑
(看護)溫服白荷花銀花等露代茶。
(六診)八月十四日。 (病狀)身熱口渴咽乾疹瘖間出。
(病所)大腸積熱胃汁減少。 (病變)防津液衰脫
(診斷)脉沉大有力舌絳中燥黑。 (療法)急救津液兼清裡熱。
(藥方)鮮生地 五錢 鐵皮鮮石斛 三錢 南沙參 三錢 川貝母
錢半 絲瓜絡 三錢 青蒿子 一錢 金銀花三錢 白知母
三錢 炒扁豆衣 三錢 引加鮮稻頭 一握 服二劑
(看護)宜鮮稻頭煎湯代飲以保胃氣。
服後諸證霍然惟胃經氣液兩虛以高麗參白毛石斛調理而安。

醫藥新說〇并附緣來函（再續） 山陰若霞氏來稿

試乳酪中有無僞質雜入。市中出售之乳酪。每以油質冲雜其中。欲化分其眞僞。可以溶化別種肥質。而不浸及乳油者。乃可一試而知。然至今所有各法。皆不便試驗。即試驗亦未能確實。化學家甘納雅 QnGmGvilIG 得一新法。謂乳中油膩。蘊於蛋白質內。安息油 RGnsoI 善能攻及。因其餘油質。一經安息油試驗。無不立溶。而乳酪之眞僞自明矣。

糖質能養微菌。并能滅除微菌之理。養料不足。生物自死。然有時養料太多。生物亦死。譬如一種發酵微菌。必賴水與糖以養活之。倘水內含糖太多。則糖自吸其水。而微菌亦枯死。故糖果之所以不壞者。緣糖甚夥。吸去空中濕汽。發酵微菌。不克生出。糖果得以久保也。

若霞氏函曰。吾國發明醫藥學。於全世界爲最早。迄已四千餘年矣。乃未能與發明在二千年前之各國競爭。良可媿也。殆由株守舊法。不求新理所致耳。今幸矣。蒙貴社諸君與各處志士。著述新說。發明精理。遍佈國中俾我國醫藥學界逐漸進步將來四萬萬同胞庶幾得以同登壽域矣異日醫林達此目的鄙人所日夜禱祝者也前所冒獻菲材已蒙登入茲又錄呈數則亦祈續登爲幸(後略)按首次來稿分編醫藥格致新說醫藥經驗新說二則似失於煩二次稿不著一字又失於略此次醫藥新說四字爲尊稿標題嗣後惠稿卽以此題陸續編入何如將來續印幷前次所登亦當照改

編輯者謹誌

●●四庫全書駁義

山陰陳安波來稿

嘗讀四庫全書因訛襲訛之弊深歎醫學之難明韜晦之不易析焉原文云趙獻可作醫貫執薛己八味六味成法通治各病甚至以六味丸治傷寒之渴膠柱鼓瑟流弊遂多之語蓋正傷寒之渴無論知醫者所共曉卽藥肆小夥亦所深悉安有醫如養葵反不如藥肆小夥之智乎此不知趙氏之蘊也夫養葵用六味治傷寒猶景岳用大溫中治傷寒無二旨二子者生當同時各不謀面而道相侔治傷寒多尙溫補每以參地奏效舉世所不懂亦舉世所深畏舉世所

駭怪。亦舉世所欽佩。然其實欺世也。駭俗也。矜奇也。沽名也。蓋人參熟地。斷不能治傷寒者。雖仲景亦間有用參地之處。然所用非君藥也。然二子所治者何。蓋內傷也。何以知其爲內傷也。讀景岳書曰。內傷亦有發斑發狂譫語結胸等證。而不曰傷寒。人不服也。故知其欺世也。駭俗也。矜奇也。沽名也。讀養葵書引東垣曰。世間病內傷者多。外感者間而有之。趙子曰。此間字當作五百年間。間有之間。言其絕無也。既知間字之義。豈有不明內傷之理。此知之深而用之確。故以六味丸治傷寒之渴也。但不曰內傷而曰傷寒者。何緣補法治內傷人盡知之。補法治傷寒人罕知之。故意炫奇。秘而不宣。豈非欺世也耶。駭俗也耶。矜奇也耶。沽名也耶。然二子者。端本澄源。學到工深地步。非一知半解者可測眞。可謂善師東垣者矣。

◉◉恭呈　學憲陳子勵夫子七律五章江寧醫官林孝箴錄寄

吾師學海灩金陵。小子終慚國士稱。術欲濟人防隕越。感深知己凜淵冰。旂檀直擬雙煙接。沆瀣還期一氣承。只恐不才今汝晝。愛憐無計可傳燈。

會場要則特誌

先生何止陳無擇◎弟子難當林珮琴◎藥籠有才廁門下。杏林多士簇江潯。所思實驗徵虛受◎安得研幾更極◎深、莫讓東西醫國手。中華粹學日消沉。宗代程文到聖濤◎於今重見榜花榮◎醫林曠典翻新日◎藝苑羣材得意名◎功過欲從神鬼判◎高低漫向世人爭◎沾沾自喜眞非是。不見歐西大學崢。滿腔生意寄東風。志大其如學尙蒙。七踏秋闈空薦鶚◎偶成夏果抵登龍◎容川手眼工（南闢◎天士聰明聽異同◎自笑服膺無一似。抱慚家學紹專攻。先人種福子孫多。欲踵家聲奈拙何。四十年來無釋卷◎三千里路且旁歌◎須將六臟窮莊子◎深惜奇肱失華佗◎磨墨唐人成底事。集思渴望得同科。

◉◉會場要則（爲戒吸捲煙以重生命事）　本社評議員駱保安特誌

京師督學局擬禁童年吸食捲煙辦法六則。已誌各報。鄙人曾有戒吸紙烟說。惜未刊佈。上海商學會暨公益研究會東南城地方會熱心提倡。不吸捲烟。均經全體贊成。逢人勸導。又教育會公議。逢會期不復用捲煙。來賓帶有捲煙者。亦不得吸食。於十月初五日實行。關係吾社。尤匪淺鮮。應請議決。做行爲要。

通訊

●●敬謝徐友丞君惠衛生叢錄函

駱保安謹啓

前畧）閱貴錄所載鏡業社來函。專重外症云云。弟竊以爲吾兄勿取焉。凡病之危且重者。莫有如內症之險而多也。況外症往往從內而出。不過由內而發現於外耳。古語云。未知治內。焉知治外。（猶行政然。未能靖內。焉能禦外。）洵不誣也。且外科藥用之不當。亦何嘗不可以殺人。特隱而未顯耳。援諸足下注意曰。衛曰生。何等重大。固爲公衆計。非爲個人計也。既爲公衆計。應該搜羅宏富。內外普通。何必拘拘於一方面耶。略佈愚忱。藉鳴謝悃。專此奉覆。祇請裁安。

●●衛生叢錄書後

戊申春季。吾越同人組織醫藥學研究社於郡城。假藥業會館爲社所。每月朔望當會時。衍說中外醫藥新理。並全體組織生理衛生各科學。取孔子會友輔仁之義。以交換智識爲主腦。以保衛健康爲目的。不佞忝列末座。竊幸學有進步。將見吾國生民。享遐齡。膺晉福。前途遠大。莫能限量。特於此首立基礎耳。先

並書後

重陽一日。吾友　徐君友丞。越之姚江人。以捐廉印送之衛生叢錄。由郵見貽。業經登報致謝。凡吾同人。其共覽之。揆其宗旨。以「簡便」爲主義。以「靈驗」爲要點。與吾社之硏究醫藥。殆有密切之關係焉。觀其內容。急募賑災。實行放足。改良婚喪舊習。喚醒烟酒迷途。與夫飲食居處。日用行常之間。靡不力謀公益。足見熱誠。至於刋列各方、內外婦兒。諸科悉備。救急通治。並蓄兼收。雖草草成編。而頭頭是腦。不特爲吾界增光。抑、且爲病家造福。大旨爲普救生命。將來選錄必精。取用必便。雖不足與萬國藥方抗衡。要亦足以挽回外溢之權利。此吾所以馨香而祝禱也。獨是篇末數言。曰專重外症。又曰外治症爲輔。似失於偏。在諸科要症。不過僅嫌缺點。而於衛生亦未完全。不禁廢書而三嘆焉。時在光緒三十四年。歲次戊申小春之吉。　山陰醫士駱秉鈞謹識於嬰堂廣次

◉◉勉亭陳老名醫千古　本社同人公輓　本月編輯員撰聯

擅虛損一科。咸仰東垣學派◎穎水名流◎令績著修園◎老病回春推妙手、
越古稀五載◎竟期寒露初交。德心遽隕。仙踪游閬苑。同懷濟世溯婆心。

專件

本社特開評議會新訂切實辦法條列如左

一○緣起

本社於本年五月間、創辦醫藥學報、已歷半載有餘、幸蒙各省外埠多數贊成、然因經費不充、慮難周轉、故於十一月二十日、開特別評議會公同議決切實研究辦法、以期永久、而圖擴充、

二○立案

本社業蒙　府憲　邑尊批准、擬稟請

撫藩學三大憲立案、並請鈐記一面、稟上海　道憲備案、不准翻印、以保版權、並向○郵政總局掛號、認爲新聞紙類

三○集股

本報每月排印裝訂發行、及置備圖書儀器、與會期一切費用等項、年計開支甚大、議仿照有限公司集股辦法、以百股爲率、每股每月英洋一元、每

人認定股份、一年分四次繳款、預繳三個月、限以明年三月大會時繳清第一次股款、茲先已將認定股數及姓名列後

何廉臣君認定兩股　胡瀛嶠君認定兩股　高潤生君認定兩股
包越湖君認定一股　趙逸仙君認定一股　李錦帆君認定一股
胡東皋君認定一股　任漢佩君認定一股　姚小漁君認定一股
汪竹安君認定一股　陳心田君認定一股　胡幼堂君認定一股
周越銘君認定一股　駱保安君認定一股　陳誼臣君認定一股
蔡鏡清君認定一股　楊質安君認定一股　李蓉裁君認定一股
餘俟認定後再登

四社費

本社已入之社員、除入社費並繳足全年月捐外嗣後一律不收月捐。如有新入社者、必須由已入社者保証、並先繳入社費英洋三元月捐亦一概不收、但無論先後入社每年均須預繳報費英洋五角、按月送報一份、如有願認本報股份者、均可照章附股、卽爲股東、

五　講演

本社月逢朔望常會、須豫備講義、以發明醫藥新理、按期輪講兩藝、每藝不拘字數、但求切實簡明、每期須二人承認、挨次輪流講演、輪到者不得推委、茲將先已認定講演員姓名列後、

何廉臣君　胡瀛嶠君　句越湖君　趙逸仙君　李錦帆君　任漢佩君　胡東皋君　楊質菴君　姚小漁君　周越銘君　陳心田君　駱保安君　汪竹安君　何幼廉君　何小廉君

六　問答

本社每會期、由正副社長評議員及普通社員、酌出證治方藥一二問題、例初一出題、十五日繳稿、如社員實有要事無暇答問者、必先報告本社、來稿統交編輯部、酌量編入本報、惟登與不登、原稿例不檢還、

七　派報

本社派報另設總法行所酌支薪水

八　報告

本社每年正月開特別會一次、邀集認股諸君由會計員報告收支統計、由派報總發行所庶務員報告本報銷數統計

續本報第五期勘誤表

學說

頁	行	誤	正
六	廿二	經	貽景貽
八	五	幸	辛

雜錄　專件

頁	行	誤	正
十三	廿二	擊	繫
十五	四	落一土字	

本報第六期勘誤表

學說

頁	行	誤	正
四	三	寒	風
五	十	縫	鋒
七	廿一	珠	硃

雜錄

頁	行	誤	正
十一	十六	領	嶺

編輯者　紹興醫藥學研究社

印刷者　紹興印刷局

總發行　紹興宣化坊醫藥學研究社事務所

光緒三十四年十二月初一日出版

●●售報價目表　（每月朔日發行）

●●全年十二册　五角　明正十五日出報

●●半年六册　三角

●●每月一册　六分　（外埠郵費另加）

●●廣告價目表

本報廣告以行計

每行以三十字爲率

第一期每行收費一角

第二期至第五期每行均收費六分

第六期以上每行收費三分

持別廣告及刋刻大字圖表者價另議

代派處

紹城 教育館
紹城 紹興公報社
紹城 阜通錢莊
柯鎮 傅伯揚君
安昌 嚴繼春君
杭州 謝丹初君
杭州 費翰香君
湖州 李浩生君
湖州 阮屏候君
蘇州震旦醫院陸炳常

中江 王問樵君
中江 醫學研究所
南京 濮鳳笙君
江陰 馮箴若君
天津 婁公館
奉天 王叔眉君
奉天 會文書局
奉天興仁衚同裘吉生君
潮州 新羣書局

紹興醫藥學報
己酉十二第八期

本期目錄

◎◎本社徵文啓

本社以研究爲名。原以各個人之智識有限。冀得互相交換之益。組織社報。亦爲社員一得之愚質諸海內。以求指正。與他報之提絜社會引導國民爲質者。性質不同。願閱報諸君時賜讜論匡勷敝報。當照登載之多寡答相當之報酬。其不登載之稿。恕不檢還。

◎◎敬告醫藥兩界諸君啟

醫界諸君。藥界諸君。亦聞我中國數千年來。積習深痼之宗教醫藥。一躍而入於政治醫藥者乎。諸君如未有所聞。請看數日中肅邸之整頓醫學。江督之考試醫生之章程。可也。諸君聞之。爲喜爲憂。未敢知也。惟聞醫生而不知藥師而不知醫。民命相關之大事業。而不學無術者操之。可乎否乎。醫院設立者教會也。藥品販賣者外商也。諸君總不以同胞生命計。亦當以一已立足計也。本社之設。有鑒於斯。冀以各人之學識閱歷互相交換。千慮一得。豈眞不能漸臻發達。以存立於競爭劇烈之塲者耶。諸君盍起而共扶之。

◉◉請閱醫藥學報以重生命啟

嘗考德日維新。首重醫學。英初變政。先講衛生。故近今歐美日各國。醫林藥界。精益求精。新理新法。日出不窮。朝登報紙。暮達通衢。與國醫之自私自利。秘而不顯者。大相逕庭。吾儕對之。能不悚惶。又且吾國病家。不講衛生。不知看護。若遇重病危症。惟持一日一至之醫生。一日一服之方藥。庸有濟乎。甚或迷信鬼神。受愚巫卜。仙方靈丹。雜藥亂投。及至人財兩失。始痛詆醫藥之貽誤。土偶之無靈也。悔何及已。本社有鑒於斯。特爲愼重生命起見。不揣固陋。研究中西醫學。凡生理病理證治方藥。以及衛生事宜。看護要則。與夫通俗簡便療法。靡不廣收博採。逐期刊列報章。似此苦心孤詣。應亦各社諸君所曲諒焉。敢乞仁人君子。體天地好生之德。存民吾同胞之心。逢人說項。廣勸購閱。庶病家智識日開。而醫家亦不得不力求進步也。頹風既挽。壽域同登。本社實深厚望焉。

本社公啟

本社醫藥總董題名

府教授翁又魯廣文年高德劭。品學兼優。向爲醫藥董事。現經提倡實行研究藥物。素精醫學。熱心社會。久爲本社同人所欽仰。特於前月十五日常會時。公邀爲本社董事。業蒙　承認。共勸義務。庶幾醫藥聯合。得以互相研究焉。

本社社員一覽表

姓名	科目	住址	姓名	科目	住址
○○何廉臣	內科兼產科	寶珠橋	○○胡東皋	內科兼產科	義恩寺前
○○裘吉生	遊滬辭副社長職		○○楊質龕	內科兼兒科	繆家橋
○○包越湖	內科兼產科	倉橋街	○○任漢佩	內科兼喉科	童家衖
○○胡瀛嶠	眼科	三官堂	●姚小漁	內科	府直街
○○舒欽哉	內科兼產科	鮑家衖口	●高光瑞	痧科	大路
○○趙逸仙	內科兼產科	長橋	●汪竹安	兒科	斷河頭
○○李錦帆	內外婦三科	府橋南	○○施莘耘	遊滬辭評議員職	

○○	胡幼堂	內科	大路	○	孫康候	眼科兼內科	香橋
○○	陳心田	內科兼科	觀音衖	●	潘文藻	內科	鮑家衖口
○○	駱保安	兒科兼內科	接龍橋	●	趙晴孫	內科	廣寧橋
●	陳儀臣	內科	魚化橋	●	史愼之	內科	酒務橋下
○○	周越銘	內科	作揖坊	●	金海珊	外科	東街
○	陶芝蘭	內科	鏡淸寺前	●	王伯延	內科	西咸歡河
○○	蔡鏡淸	會計員	筆飛衖	●	王傳經	針科	大路
○○	何幼廉	內科兼產科	宣化坊	●	陳潤齋	內科	新試前
○○	何小廉	內科兼兒科	同上	○	朱橘泉	外科	鏡淸寺前
●	沈伯榮	外科	大慶橋	●	范少泉	內科	錦鱗橋
○	鄭少春	兒科兼產科	寶珠橋	○○	高愼生	內科	教塲沿
○	施葆卿	外科	老虎橋	○	朱葆生	內科	前觀巷
●	吳麗生	內科	廣甯橋	●	賀純賢	內科	獅子橋下

○駱國安　兒科兼推拿　接龍橋　○駱靜安　兒科　接龍橋

○○孫寅初　德康錢莊　○○李蓉栽　內科兼產科　樊江

○○嚴紹岐　內科兼產科　官塘橋　○○傅伯揚　兒科兼內科　柯橋

○○章吉堂　外科兼內科　道墟廟漊　○○錢少堂　產科　石門檻

○謝福堂　內科　蒿蒲漊　○○嚴繼春　兒科兼內科　安昌

○○魏芳齋　外科兼內科　湖塘　◉傅克振　內科　湖塘

○馬幼安　外科兼喉科　小皋埠　◉章友三　內科　道墟

收新入社員酈鳳鈞君　英洋三元

舒欽哉君　認定一股

孫寅初君　認定一股

以上雙圈者。社費及月捐全繳。單圈加黑圈者。社費已繳。月捐未清。單圈者。但繳社費。無圈者。幷入社費不繳。前月十五日常會時。公衆議決。僉謂本社經費。以社費月費及派報費爲大宗。似君等觀望不前。遲滯不繳。其與社會何此次列表聲明務請君等顧全大局維持本社統限於十二月初一日一律繳清如再置若罔聞有違本社定章當援社律開除姓名以清界限加 君等收款有錯請隨時向蔡鏡清處更正

會計員蔡鏡清謹告

催繳去年報費

本報定章應將進出各款彙結報銷所有去年之報款未清者務乞從速惠下以了前欠倘置之不理本報准將該欠戶姓名住址詳列下期報上俾衆咸知公欵攸關非本社好爲此不情之舉也奉勸諸君子毋吝此小費而貽笑大方也可

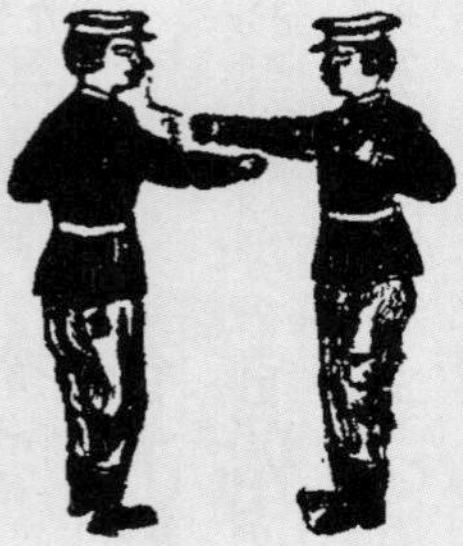

創製肝胃氣痛散

痛有九種惟肝胃氣痛爲最多發時痛不可忍或如繩縛或如板硬或如針刺或串背筋或串兩脇或串腰腹或從小腹衝心心中熱煩甚至痛極而厥厥後轉癥見人欲咬攧桌扯衣急服此散二分冷茶送下立能平肝降氣和胃止痛較左金丸越鞠丸效速

太和春白

創製瘧疾五神丹

專治風瘧寒瘧暑瘧溼瘧痰瘧食瘧瘴瘧鬼瘧夜瘧及三陰瘧等凡發時寒熱有定期或一日一發或隔一日一發或至隔二三日一發俗名四日兩頭較諸瘧病深難治悉以此丹主之每服一錢瘧未發前一時用鮮生姜兩片陳茶葉一撮泡湯送下暫服止瘧久服除根永無後患

太和春白

創製水瀉至神丹

水瀉一症春冬多屬風寒夏秋多屬暑穢而挾濕挾食則四季皆同此丹開胃健脾分清利濁逐穢化滯運氣殺虫善治風瀉寒瀉暑瀉火瀉濕瀉食瀉及小兒虫積疳瀉每服三錢各照湯引送下如虫積藥同煎可用四錢無不所投輒效入湯

太和春白

節齋化痰丸

專治痰因火升凝結喉間吐咯難出凡老痰燥痰鬱痰黏痰皆由於此若用辛溫豁痰則爍肺液甘柔潤肺則滯肺氣往往做成肺癆終歸不治此丸清金保肺利氣活痰軟堅散結止咳定喘功在礞石滾痰丸指迷茯苓之上每服三四錢開水送下奏功極速醫家病家幸勿輕視

越城府橋存仁堂虔製

之脉。正從其熱極反伏之脈。而非眞謂脉有不可從者也。總之從其眞。不從其假。不從者其外貌。從者其神髓。醫家苟不辨此。未有不顚倒錯亂。觸手乖長者。一劑之誤。命即隨之。此脉證悶辨之病所宜急醫者也

(三)醫醫遵守時套之病○天下事莫便於套。而亦莫害於套。其套維何。其視病在影響之間。其議論爲庸衆所共知。爲婦女所共曉。其用藥則不寒不熱。不瀉不補。又或寧寒無熱。寧瀉無補。氣薄味淡。而又所用無多。不瘳瞑眩。所以爲時俗之所害。爲時流之所尙。斯能合乎時宜。入乎時派。且能趨時而得名。行時而獲利。故共推爲時套。時哉套乎。苟不遵而行之。何以享厚利而肥身家乎。如或不爾。卽是背時之醫。欲認眞用藥救人。徒爲他人爭死活。而不能爲一己爭財利也。況時套之習。學也甚易。不必費心思之勞。不必歷研究之苦。不煩按脉切理。不顧生死利害。祇學一二最易入俗之語。凡視一病。必云是火。凡病人自以爲虛。則云雖虛却不可補。或云只宜平補。不宜重補。或云只宜清補。不宜溫補。只此數語。已足以投病人之機。動旁人之聽。而於藥

則單擇輕飄無力。（如石斛廣皮代代花木蝴蝶玫瑰花荷花露鮮稻露西瓜翠衣淡竹葉等）及淸降損眞者。（如六一散通草川貝花粉桑皮蒿梗百合元參之類）共計慣用之藥。不上三十餘種。僅足橫行一世。凡治一病。卽此三十餘種中、每種各出小許。無論寒熱虛實男婦老幼及輕淺危篤者悉以此投之。正如戴寬大之帽。不必各合人頭、又如嚼屠門之肉。何須眞充人腹。至若柔著歸朮等品稍有益於元氣者。槪行刪去不用。誠恐味厚之藥。一有不當。卽顯弊端。招人指謫。以致失名失利。不若淸輕之味。漸漸川之。雖不見功。亦不見害。而孰知其有大害耶。邪熾不能爲之攻。正衰不能爲之輔。甚之虛寒已極。猶云有火宜淸。危篤已極。猶云平守勿急。非特病人命登鬼錄。卽醫人亦病入膏肓矣。此遵守時套之病所宜急醫者也

持論痛快。切中流弊。夫醫之爲道。博學明辨。二者固不可缺。獨一時字爲尤難。時而得宜。固不失爲時醫。時而入套。民斯爲下矣。吾願世之稱時醫者。注意…注意…　戊申嘉平編輯者謹識（續前期深安波君來稿）

●●病理總論

水火爲兩大病源論

越醫何廉臣編撰

中醫執五行生尅以談病理。頗爲講新學者所詬病。而研究歐美日本醫學者。闢之尤不遺餘力。竊思金木土三義。雖無精確之新學說爲古人辨護。而水火二字。實爲病理學上之兩大原因。斯言也。非余臆說。亦非余創造。實從國粹醫學。及歐美日本醫學。悉心研究而得。今以一得之愚。畧陳其要。

凡外感時病。不論風寒暑濕。一經傳變。非邪從水化。即邪從火化。否則邪從水火合化。邪從水化者。水性寒。水流濕。故其病爲　爲濕邪從火化者。火性熱。火就燥。故其病爲熱爲燥。邪從水火合化者。非寒熱互至。即燥濕相雜。故其病有表寒裡熱。表熱裡寒。有上燥下濕。上濕下燥。其間最難辨者。水極似火。火極似水兩證。水極似火者。即陰盛格陽。乃內眞寒而外假熱也。火極似水者。即陽盛格陰。乃內眞熱而外假寒也。又以內傷雜症言。非氣鬱停水。即血鬱化火。非陽虛水泛。即陰虛火亢。雖病狀千變萬化。而究其原因結果。總不出水火之太過不及相因爲患。而人之火症獨多者。以五氣爲病。悉能化火。五志過動。亦能生火也。此則外感時病。內傷雜症。悉賅於水火二字之中矣。即推之西醫學說。亦多符合。足以溝通。如西醫所云積水症。即中醫之所謂停飲蓄水也。西醫所云新炎症。即中醫之所謂鬱火實火也。西醫所云舊炎症。即中醫之所謂伏火也。西醫所云痰炎症。即中醫之所謂痰火也。西醫所云虛炎症。即中醫之所謂虛火也。故西醫嘉約翰云。血聚成炎。炎症爲百病之源。中醫魏玉橫云。血鬱化火。火爲萬病之賊。中醫西醫病名雖異。病理則同。苟研究泰西醫學者。不藐視中國醫學。研究中國醫學者。不外視泰西醫學。安見中西醫學必不可以滙通也哉。謂予不信。請援中西醫說。一一並叅以申明之。

● 一申明人身水火之原因

陸九芝曰。陰氣足則陽氣皆化爲液。陰氣太過則陽氣即化爲水。味其言。可以識水之所由來。周愼齋曰。陽氣足則陰氣皆化爲血。陽氣不及則陰氣即化爲火。味其言。可以明火之所由來。

過制其太過。而使歸於平。非斬絕滅絕之謂也。又使抑其浮盛。而使還於根。以爲生發之兆。雖相尅而實相成也。若金斷土掩火燃水沖此立盡之數。豈足語造化生成之妙哉。

謹按治病不外乎五行。五行又不外乎陰陽。而言五行者不知言合化之五行。言陰陽者。又不知言過不及之陰陽。則陰陽非此陰陽。五行亦非此五行矣。況幷陰陽五行之不言。烏知所謂氣交者哉。淮南子有言所以貴扁鵲者知病之所從生也。所以貴聖人者知亂之所由起也。此以治病喻已亂。與內經之以已亂喻治病者。意別而所以知病所從生。則盡在陰陽五行中。自醫者不辨陰陽五行。而百病之所生。皆不知其所自者矣。吾聞近時醫者每以生尅爲不經之說。而西醫闢之尤力。此篇爲　先晴初趙師與客辨難之作。語有根柢。非同泛論。　先師天分過人。讀書得、開花中後。尤究心性命之學。不佞杖履追隨。獨承青睞。迄今迴首廿年。俯仰浮沉。

絕無驚世之學。而徒以不舞之鶴。爲羊公羞。悲哉。墜緒微茫。橫流泛濫。爰泚筆而記之。

質安謹誌

又按從河圖洛書。九疇之理。疏解出來。將五行生尅與義。指點分明。非同穿鑿者比。雖縱談玄理。實有色卽是空。空卽是色之妙。非研究性命學。及靜叅禪理者不辨。可與新安程芝田顚倒五行解並傳。趙晴老與僕爲忘年交。生平酷嗜醫書。有則必購。無則借鈔。觀所著存存齋醫話。足以見晴老學之博。識之邃。深造而自得者有如此。一日謂僕曰。張長沙傷寒論。雖爲外感百病之祖。書仿其法而行之。治荊湘則綽綽有餘。治江浙則落落難合。此何故歟。蓋江浙地氣卑濕。天時溫煖。正傷寒症極少。最多風溫濕溫之症。又人體質柔脆。不任峻厲之藥。惟以辛涼芳淡。輕淸靈巧之劑。漸次搜剔。斯邪漸去而正不傷。故葉氏之法。擅譽江浙。而張氏之方。馳名荊湘。易地則皆然。智者貴因地制宜耳。語雖近偏。實從閱歷而得諸經驗也。

何廉臣書後

發斑說

任漢佩

俗名爲紅斑痧者。乃足陽明熱入血分由府達經。由經達於肌表之現症。傷寒溫疫皆有之。非新出奇異之病也。傷寒現是症者少。溫疫現是症者多。傷寒現是症者重。溫疫現是症者輕。蓋一則邪由經入府。表氣已傷。熱難透發。故病重。一則毒從府出經。表氣未傷。毒易透泄。故病輕。中國數千年來。善治傷寒溫疫者。皆知之。特不發明其說者。以二病各有原因。斑不過散見之一症。其所發之地位形色。雖有吉凶順逆之不同。然視其主病。卽足以知之。固不必於斑之發現。遂從事於診斷也。古人取精用宏。執簡御繁之學。大半類此。而今時則不然。以理想爲迂虛。以目睹爲親切。斑之爲症。最顯露。最習見。在醫家三尺小兒。亦足以明辨。有目者應能共睹者也。彼不學罕見。不知中醫之門徑者。猶以爲此症從聯軍入京時傳染而得。旣名之曰斑。復稱之曰痧。其臆度妄揣。牽強附會。已爲畧有見解者所竊笑。姑無論矣。竊恐斯言一出。抹煞古人之罪小。貽誤後學之罪大。於中國固有之疾病。不折衷以中國固有之醫治。爲個人計。歟爲大局計歟。以不知爲知歟。抑能行顧其言歟。吾皆不得而知也。近年溫疫流行。無地不有因病疫發斑者。尤復層見疊出。精於治疫者。多宗又可吳氏。錫三陳氏。栗山楊氏。心齋呂氏。虞山陳氏。松峯劉氏。鍾齡程氏諸家之說以爲法。卽以吾紹一隅而論。能應手奏效者。頗不乏人。僕亦其一也。地大物博者。尤可想見。惟諸家重疫不重斑。卽有言者。亦往往從大處落墨。（如又可所謂傷寒發斑則病篤。溫疫發斑則病衰之類。何者爲篤。何者爲衰。能爲是言者。非不知也。直不屑言耳。查又可書成於明崇禎壬午年。此時並無聯軍入京。尤足援証斑非外來奇異之新病。他如二陳楊呂劉鍾諸家。亦俱係　本朝嘉道間人。亦不聞有強鄰壓境事。此數家中。有論因疫發斑較詳於又可者。固何爲者耶）折幹棄枝。原在不免。僕不揣固陋。於諸家之不屑詳言。形同忽略。致使今之少見多怪者。捉摸無從。矜奇炫異。使學者失正路之遵循。病者受無窮之災害。於是補之以祖訓。參之以己見。融貫成篇。分條列後。俾精於中學。而確得經驗者。庶有以賜教焉。

（未完）

一

痛經證治　續第七期婦科略說

周越銘

婦人每逢經來。必患腹痛。謂之痛經。或先期而痛。或後期而痛。先期而痛者。半由氣滯血瘀。不得下行。故積而爲痛。宜通瘀湯通其瘀而痛自止。後期而痛者。經既暢行。顯非停積。必由血氣素虧。舊血既去。新血不能驟生。胞中空虛。因而覺痛。宜當歸補血湯或加味四物湯。若不先不後。時時作痛。甚或因此而不思飲食。臥不能起。必待經盡而痛始平。此乃肝經鬱結。宜逍遙散加減。或新絳旋覆花湯合金鈴子散。若兼肝膽火盛者。吞當歸龍薈丸。

通瘀湯方　香附　當歸　元胡　桃仁　紅花　蘇木　生地　桑葉　丹皮

香附通氣活血。當歸活血調經。惟痛由血瘀。故加元胡、桃仁、紅花、蘇木等破血通經之藥。但通經之劑。多是辛溫助熱。故加桑葉丹皮涼血清絡。

加減逍遙散方　柴胡　黃芩　當歸　川芎　香附　梔子　白芍　枳殼　薄荷　炙甘草

血藏於肝。肝主血。故用柴胡疏肝。黃芩清熱。當歸補血活血。川芎引氣入血。使氣血調和。欲活血必先通氣。故加香附枳殼以通氣。血不行則氣亦鬱。鬱則生熱。故加薄荷散肝鬱。梔子解鬱熱。惟方中一派疏利。故又加白芍柔肝以歛血也。凡秘方及方中加減過多者。必詳載藥味。若常用成方。概不備錄。以歸簡易。下皆倣此。

逆經證治

經不下行。反從上逆。謂之逆經。其證每逢經期一二三日之前。或吐血。或鼻衄。或齒衄。諸藥不能止。卽其候也。原其病因。或風陽潛煽。或痰熱阻遏。或過食薑辛。或頻授濕補。或素多抑鬱。或兼受濕邪。以致血不循經。因而上溢。治法不外順其氣機。通其經絡。如鬱者散之。熱者清之。有邪者解之。引血歸經。導之使下。而病自除。如六脉緩滑。但與通經。宜丹參飲。如脈見弦滑上溢。是熱盛風生。迫血上行。宜犀角澤蘭湯。

丹參飲方　丹參　生地　桃仁　牛膝　茯苓　白微　滑石　茺蔚子

丹參補血行血。生地凉血活血。桃仁潤血分之燥。白薇清血分之熱。茺蔚子去瘀血生新血。加滑石利竅。茯苓行水。合牛膝以引血下行也。　未完

產後陰虛陽浮證治說

趙逸仙

產後陰虛陽浮一證。治之中肯。則反掌見功。稍不對症。則失之毫釐。謬以千里。蓋人之生也。負陰而抱陽。陰陽者血氣之本。營衛之所由分也。故言陰陽可以賅血氣營衛。言血氣營衛。斷不足以盡陰陽。明乎此。然後可治產後陰虛陽浮之證。醫者不察。但知氣爲陽。血爲陰。衛爲陽。營爲陰。是猶拘墟之見。未窺氣化之原也。況產後津液之虧。固不待言。脾胃之弱。又不必言。治之不善。始則汗出而陰氣先傷。繼則陰虛而肝陽內動。百病遂自此生矣。每觀千古醫家。詳言血氣營衛。略言陰陽。惟金匱言新產婦人三病。悉從陰虛着想。葉氏又創陰虛陽浮之論。後學於以有準繩。如丹溪景岳輩。則掛一漏百。顧此失彼矣。鄙人初習舉業。因拙荊爲俗手所誤。以陰虛爲血虛。以陽浮爲內熱。既恣用芎歸。又妄投知柏。卒至汗出亡陽。陽隨陰脫。於是潛心醫學。尤注意扁鵲一科。推原是症。有因外邪者。有因伏氣者。有因瘀積化熱。而熱蒸汗湧者。何言乎外邪。凡六淫感人。惟產後最易。表藥傷人。亦惟產後最易。表愈疏。汗愈出。汗愈出。陰愈傷。僕治

證治說

沈姓婦因誤汗而奄奄一息。以二加龍牡湯酌改治之。不日奏效。何言乎伏氣胎前受邪、產後始發。其證初起發熱惡寒。胸腹灼熱。舌色紅赤。苔黃而膩厚。煩躁欲去衣被。有金姓婦產後三日卽患此症。醫者始用辛凉解表。繼用苦寒清熱。只治其實而不兼顧其虛。卒至疎泄太過。格陽於外。邀僕診之。見魄汗淋漓。被內熱氣若蒸籠狀。因謂之曰此證眞陰失守。孤陽外越。如不速治。頃刻危矣。急用三甲湯加磁石白芍五味萸肉白薇龍骨。重加人參。以熟地露代水煎藥。數日而愈。何言乎瘀久化熱。熱蒸汗湧。一倪姓婦因小產停瘀。瘀久生熱。有作傷寒治者。有作傷食治者。有明知瘀積而用稜蒁黃蕊之刼劑者。遷延月餘。痛反加劇。哀號之聲。慘不忍聞。然每痛必壯熱大汗。忽一日氣高不返。手足如冰。僕卽用桂附乾薑參薇芪芍濃煎與服。大有轉機。數日後於回陽固陰劑中。略佐新絳靈脂。而痛頓除。以上諸證。僕歷年治愈。指不勝屈。總之產後無論外感伏氣瘀積化熱等症。一見汗出不止。必須急扶正氣。幸勿歧路亡羊。釀成陰脫陽離之危候也。

衛生學

論國民衛生之要素　續第七期

何小廉選錄

城市中多炭氣宜時瞰山林之景此皆收吸空氣之法以空氣之成分養氣爲最多也然空氣亦有宜注意者一則所含細菌若隨空氣吸入則爲肺病之媒一則所挾塵芥微蟲若自口腔吸入則生咽喉氣管諸病是皆賴有嗅覺可以預防鼻毛足以扞衛至平時尤宜多植花木蓋花木一觸日光自能於空氣中收炭氣而吐養氣故於人身大有益焉

(丁)運動體態　我國社會向不解運動之術謂其徒涉游戲無裨健康詎知大而體操漕艇游泳乘馬小而擊劍拋球唱歌競走以及野外游戲等項運動實爲發育體魄强健精神之妙用使人終日兀坐不特血氣衰弱而胸襟必不愉快志氣必漸消磨故無論士農工商男女老幼皆當注意於運動蓋運動則血管膨脹血液得以流行腦筋精靈肢體無不利便故骨體鍛鍊而益堅筋肉收縮而漸壯推之呼吸器之順利循環器之運行

消化器之活潑皆爲運動之功是賴衛生家尙其注意焉可。

第三　飲食部衛生之關係

從來體質之强弱恒視營養之厚薄以爲比例差故衛生之要素尤必注意於飲食蓋人之終日勞動用心用力各有消耗故勞動其神經則神經之成分消耗是必飲食中之營養料隨時補益方能彌其缺陷固其本原然動植物之營養分各有不同尤必肉食穀食菜食循環迭用乃得完全之補益否則非徒無益而並有損如專食植物性之品久之則阻礙消化而爲痮滿衰弱之原專食動物性之品久之則釀成血患而發煩熱皮膚等症飲食固不可偏重矣雖然口腹之害更有烈於偏重者則不潔之物與不沸之水是而動植物之孰益孰損更不可不辨析其微也請言其詳

甲　屏除腥穢　食品不潔必含毒質故古人謂腥穢爲腐腸之藥人苟內食陳腐之物外感穢濁之氣則毒必蘊結於臟腑不復消化遂生黑質厥名黴菌而其爲害之作用無異於微生物不過微生物恒爲動物性

麻黄能無微不至。較之氣雄力厚者。其力更大。蓋出入於空虛之地。則有形之氣血。不得而禦之也。余治松江王孝賢夫人。素有血證。時發時止。發則微咳。又因感冒風寒。變成痰喘。不能着枕。日夜俯几而坐。殊難支持。是時有常州名醫法丹書。調治無效。延余至。余曰。此小青龍（麻黄　桂枝　姜半夏　北細辛　乾薑　北五味　白芍　炙草）證也。法曰。我固知之。但弱體而素有血證。麻桂等藥可用乎。余曰。急則治標。若更喘數日。則立斃矣。且治其新病。愈後再治其本病可也。法曰。誠然。然病家焉能知之。治本病而死。死而無怨。如用麻桂而死。則不咎病本無治。而恨麻桂殺之矣。我乃行道之人。不能任其咎。君獨任之可也。余曰。然。服之有害。我自當之。但求先生不阻之耳。遂與服。飲畢而氣平。就枕。終夕得安。然後以消痰。潤肺。養陰。開胃之方。以次調之。體乃復舊。

（庚）●●吳瑭（字鞠通）先生實驗法

吳鞠通云。近世凡遇發汗之症。輒以羗活代麻黃。不知羗活之更烈於麻黃也。蓋麻黃生於內地、去節、方發汗、不去節、尙能通、能留其氣味亦薄、若羗活乃羗地所生之獨活。氣味雄烈不可當。試以麻黃一兩煮於一室之內。兩三人坐於其側。無所苦也。以羗活一兩煮於一室之內。兩三人坐於其側。則其氣味之發泄。弱者卽不能受矣。故用麻黃以宣陽救肺、遇經氣壅塞之症、竟有用至一、二兩、方效者、余曾治陳姓一腫脹症。與金匱麻黃附子甘草湯。此方甫立。尙未書分量時。陳頌箒先生一見云。斷然無效。余問曰。何以不效。陳先生曰。吾曾用過。余曰此方在先生用誠然不效。余用或可效耳。陳先生（名謨字頌箒）云。吾甚不解。同一方也。藥止三味。並無增減。何以爲吳用則利。陳用則否。豈無知之草木。獨聽吾兒使令哉。余曰。蓋有故也。陳先生性情忠厚。其膽最小。伊恐麻黃發陽。必用八分。附子護陽。用至一錢。以監制麻黃。又恐麻黃附子皆慓悍藥也。　未完

虔製犀珀至寶丹

時邪蒙閉世多混治蒙則邪犯包絡溼蒙用太乙紫金丹熱蒙用紫雪丹皆稱神效閉則直入心臟若痰迷心竅以清心至寶安宮牛黃等丸治之獨於血瘀心房一症如男子熱邪陷營婦人熱入血室及產後瘀血衝心小兒痘疹內陷急驚暴厥皆非尋常丸丹所能奏效本堂存心濟世遍採良方虔製是丸靈應無匹不敢自秘以貢病家湯引列後◉一治熱邪陷營便通用鮮生地汁熱童便調服便閉煎生錦紋川連等分調服內閉外脫煎人參青竹皮調服◉一治婦人熱入血室便通煎桑葉丹皮廣鬱金等分調服便閉煎桃仁製錦紋等分調服血脫不在此例◉一治產後瘀血衝心挾風寒煎當歸桃仁乾薑桂枝等分調服風熱煎歸尾桃仁白薇竹葉等分調服崩厥不在此例◉一治小兒痘疹內陷煎蟬衣薑虫紫草茸櫻核等分調服痰食內閉不在此例◉一治急驚暴厥煎羚角石菖蒲廣鬱金芽茶等分調服慢驚不在此例

浙紹天保堂敬啓

看護學問答預定價

看護學之關於醫家與病家已於五月初十日申報及紹興公報中登載詳矣茲因購者紛至而書爲印刷未及尚不出版抱歉實深爰定預購價以答惠顧者之雅原價二角預購者七折同行預購上十册者六折五十册者五折書准六望日出版出版後不能援例折算

紹興大路內紹興教育館
總發行所水澄巷內第一
支店同啓

醫案

吸煙致病驗案 （友人黃善初君） 陳心田

（病源）私吸鴉片人無知者大抵吸不因時或多或少遂致氣機鬱遏升降失司而成胸膈悶病觀其狀貌不似吸煙之形究其病根實由吸煙而致

（病狀）胸膈脹痛噫氣不除諸治罔效

（病所）始則肝肺二經受病繼而陽明胃府告困故納食亦漸稀

（病變）恐痛甚而厥

（診斷）脈左關結而右寸促餘部泣細舌苔白帶微黑而乾其津液之枯涸不問可知

（療法）益氣清金調中化滯

（藥方）百合浸透絞取濃汁復用烏藥和汁磨取微煎約服三劑

（看護）忌食生冷油膩煎炙等品且須節嗜慾戒惱怒診後如法調養而愈閱三月復診

（病狀）牙關緊閉。四肢厥冷。微微汗出。渠家知煙已成癮。閉戶令戒。故有此候。

（病所）肺肝脾胃皆受病。

（病變）猝變寒厥。始尚得烟稍止。繼則吸煙亦無效。

（診斷）六脈依稀欲絕。惟足趺陽尚見長滑、

（療法）先灸氣海三十壯。目睛略動。遂用陶節菴回陽救急之法。

（藥方）回陽救急湯、另以蜜炙粟殼先煎代水。煎成入麝香少許、冲服、甦後復取原方去麝香、守服三劑、

（看護）同前　服後吸烟食粥如常。繼以溫補之劑。調理旬日而愈。僕勘此症時。一診卽疑爲吸烟所致。而病者堅不肯承。僕以病無指名。辭不定方。乃潛語予曰。事實有之。特家人皆未知。先生何所據而見之。神若此耶。予曰。常人呼吸和平。惟吸烟之人。吸氣多而呼氣少。且病輕而脉象異常。予驗之屢矣。但此可意會。而不可以言傳者也。

酒客　感熱驗案（一　魯姓）

（病源）素性躁急。且嗜酒。忽患熱症。危在頃刻。其外因原係感受邪熱。其內因實從酒濕蘊釀而成。

（病狀）身熱目赤面紅口渴氣粗。兼有譫語。

（病所）邪熱由氣分漸入血分。（病變）防神昏內閉。

（診斷）六脉洪滑無倫舌苔黃燥。（療法）清營涼血却熱保津。

（藥方）犀角　生地汁　白芍　丹皮　另用枳椇子杵細入雪水先煎代水服二劑。（看護）先用雪水半椀令時時小飲

次診

（病狀）譫語止。目赤退。惟胸痞悶。（病所）裡熱已有外達之勢。

（病變）內蘊之痰濕未清須防痰閉。（診斷）脉仍洪滑苔色黃厚

（療法）清熱之中。宜加解酒之。

（藥方）葛花　黄芩　川連　鬱金　括蔞　服三劑

（看護）忌酸收膩補諸品。

三診

(病狀)胸痞已愈。惟小便短赤而痛。(病所)溫熱已得下行。

(病變)防肺胃津枯。(診斷)舌苔退。脉尚數。

(療法)淸熱存陰。(藥方)甘露飲仍用枳椇子煎湯代水、

(看護)勿遽近酒。服後諸症若失。嗣於調理善後方中。仍入解酒之品。一月而全愈。

凡素嗜煙酒及一切肥甘之人。積久皆能成病。或因他病而牽動本病。或因本病而招引他病。醫者當辨其標本。求其所屬以治之。所謂伏其所主而先其所因也。蓋人身藏府經絡之間。自有一種精微之氣。涵濡周浹於其際。是以中氣有權。樞機自轉。一切飲食之物。皆聽其轉輸。淸升濁降。原無留滯。此實所以相養。而非所以爲病也。若夙有偏嗜之人則不然。飲食入內。日積月累。氣化俱偏。一受外感。則正虛邪聚。其中龐雜不純之氣。反與病氣混合爲一。故其使治較常人爲獨難。醫者不可不察也。此意未經人道。故畧陳之。

雜錄

論婦人肝病之原因

趙逸仙

凡病惟婦人爲最多。婦人之病。又以肝氣爲最多。蓋木喜條達。鬱則病生。婦人之多鬱。十人而有其九者也。幼時裹足。體先受刑。比長則勤刺繡習女工。操勞不輟。既嫁則主中饋。修婦道。約束彌嚴。自少而壯而老。間有一日焉得騁懷游目。以舒暢其天機者乎。然此猶其常焉耳。若論其變。或摽梅迨吉而失其期。或夭桃初賦而喪其偶。或藁砧遠出。增寂寞之悲。或嘒彼盈前。抱葑菲之憾。或姑也不諒。遇事而責備太苛。或夫也不良。廢業而浪遊莫返。志悒悒而難伸。情耿耿其誰訴。此婦病之所以多也。始也因氣鬱而累及血。繼也因血鬱而累及肝。終且因肝鬱而累及諸臟。其在虛弱者。或信水愆期。或崩淋太甚。或痛或脹。或瘕或癥。或血不下行而爲吐爲衄。或氣從上逆而爲喘爲咳。迨至日積日深。變成癆瘵。雖有盧扁之技。亦束手而莫施其功矣。即或體質强實。畧可支持。而其病亦與終身爲消息。厥病維何。即葉氏所謂肝陽犯胃。肝木侮脾之症也。蓋肝膽與脾胃有對待之勢肝氣橫逆脾胃實受其殃故古人以脾胃之氣爲正氣肝膽之氣爲賊邪賊邪愈熾則正氣愈衰全在醫者細心體察以期治之中肯然非湯劑所能見效也必丸劑乃可蓋湯藥祗能救一時之急丸藥庶可消終身之災湯藥淺而丸藥深湯藥驟而丸藥緩湯藥入胃卽淡不能至病所丸藥停在胃中漸漸消化直達病所無微不至故治淺病新病以湯藥爲妙治深病久病必以丸藥爲宜僕因不揣謭陋敢以歷年治驗幷參古人心法謹擬二方以質當世之善治肝病者（肝陽犯胃症丸方）小川連、淡黃芩、高良薑、吳茱萸、薑半夏、薤白、製乳香、製沒藥、生錦紋、白薇、生東芍、五靈脂、薑汁糊丸、（肝木侮脾症丸方）鼈血柴胡、生東芍、仙居朮、西潞黨、薑半夏、白殭蠶、焦鷄金、煨木香、浙苓、澤瀉、猪苓、白薇、赤芍、烏鰂骨、眞雞血膠烊化糊丸、均須臨睡時服。

產後宜服生化湯義　史慎之

生化湯者因藥性之功而立名也。蓋產後化舊生新爲要。考方中諸藥。川芎當歸桃仁三味。能善破舊血。驟生新血。佐以薑炭炙甘。引三味入於肺肝。生血理氣方僅五味。行中有補。化中有生。實產後之勝藥也。或謂產後血氣大虛。理宜大補。然惡露未盡。用補須防滯血。故必生之而且化之。攻血塊勿傷元氣。斯方爲萬全。治無一失。世以四物湯治產後諸症。地黃滋膩。白芍酸寒。總不若生化湯之妙。然須加減用之。茲將加減治法略述於左。

一產後未服生化湯。至六七日塊痛猶未除。仍用本方加元胡益母草服之。自然塊消痛止。不可於虛而加參芪白朮。恐補住瘀血。禍不可言。

一產後塊痛雖未除。其產婦氣血虛弱。或崩或厥。或汗多。或形色脫去。口氣漸冷。氣喘短促。宜本方權加參芪以扶危急。

一產後八九日大便不通。由血虛腸燥。宜本方加麻仁三錢。蓯蓉三錢。

一產後七日內或傷寒冷。血塊凝結痛甚。宜本方加肉桂五分。元胡一錢。或食冷物連心腹痛者。再加吳茱萸七分。

一產後如遇暑月。畏熱貪凉。失蓋衣被。風邪乘虛而入。雖用生化湯。恐塊痛不能止。宜加肉桂四分。五靈脂一錢。

潛齋王氏曰。凡產後世俗多用生化湯是以一定之死方療萬人之活病。體寒者固爲妙法若血熱之人。或兼感溫熱之氣。而一概投之驟則變證蜂起。緩則蓐損漸成。人但知產後之常有而不知半由生化湯之厲階銘按吾紹諸家不論膏粱藜藿產後無一不服生化湯。亦不見大害。王氏之言未免過甚。惟陰虛體質值天令炎熱。宜加斟酌。故謂產後一概宜服生化湯吾不敢知。謂產後一概不宜服生化湯。吾亦不敢信。總之量體裁衣因病施藥神明變化。存乎其人。不但生化湯爲然也。　本期編輯員周越銘誌

鄰友周慶生君閱本社醫報極爲贊成因作七言四首囑爲登入以誌歡迎并索和句茲將其原作錄後

名醫半是舊名儒。術擅軒岐妙蘊攄。報紙人爭先覩快。佳章璀璨勝瓊琚。
學本淵深識更超。發明新理仗英豪。蒼生從此無夭枉。第一功勳屬爾曹。
聯盟結社費研求。仲景薪傳孰可侔。堪歎西人拘迹象。應推國粹冠全球。
開創非難難在守。諸般作事盡同然。慎終如始方爲貴。持久須憑詣力專。

通訊

方崇儒君來函　錄紹興公報

僕因體弱。暇輒瀏覽中西醫學、生理衛生等書籍。以保身。非敢談醫也。近從貴報見到章李告白。竊嘆此種舉動。不足寒庸醫之膽。適足灰明醫之心。此風一長。深恐吾國醫家。凡應用麻桂、硝黃、桂附、犀羚等藥。往往避重就輕。輒以疲藥塞責。不擔責任。即有熱心治病者。亦只得與俗浮沉。不敢冒險進步。倘因此成爲習慣。其如病人生命何。至閱李方。辛淡化氣。方亦平常。不能頓瘳厥疾。則有之。若云能殞生命。恐未必然。僕與章李二君素未謀面。實因醫藥一道。最爲國民安危所係。緣將拙見佈告。希望整頓醫風。喚醒病家云爾。又閱　貴地早立有醫藥學研究社。於此等生命名譽攸關。而不爲之特別評議。則又何貴乎有此社。殊堪歎息。

致章仙雲君函

謹啟者。疊見紹興公報、載有　令政被李醫所誤之告白、繼見李醫亦登報辨

致章仙雲君函

誣、是非各執、同人等雖屬同道。究不干己、本可置之不論不議、但人言藉藉。咸責敝社有公共研究之責任、不得已奉肅數行、請擇定日期、檢同先後醫方、光臨敝社、俯希先期　示知、俾得邀集會員恭候　台端、另開特別會、多數決議、或可據經折衷、以照核實、肅此候　覆、即請

章仙雲君　台鑑

紹興醫藥學研究社同人公啟

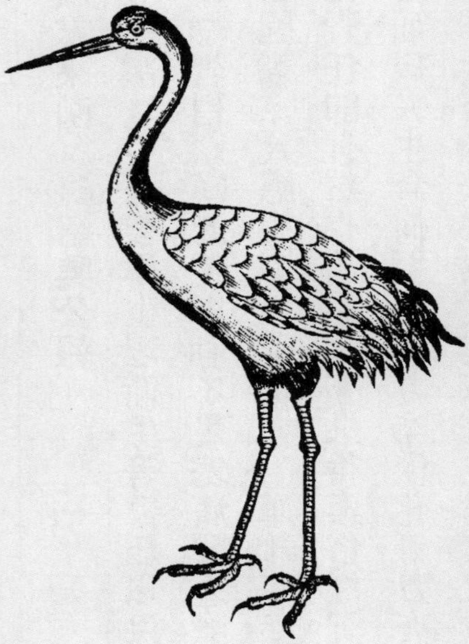

專件 ●● 己酉年運氣表 山陰八葉醫士駱保安新編 十四

大清國皇帝宣統元年

主運	(東主風)									(南主熱)
客運	(土運)									(金運)
客氣	(濕氣)					(火氣)				
主氣	初步 孟仲(春)				二步 季孟(春夏)				三步	
節	立春	雨水	驚蟄	春分	清明	穀雨	立夏	小滿	芒種	夏至
月	正		二		閏二	三		四		五
日	十四	廿九	十五	三十	十五	初二	十七	初四	十九	初五
陽歷	1909									
月	Feb.		MrL.		AbL.		Mry		Jun.	
號	4	19	6	21	5	21	6	22	6	22
天時	地氣遷陰氣 始凝氣肅水 迺冰寒雨化				陽迺布民迺 舒物迺生榮				天政布民迺	
民病	中熱脹面浮 腫善眠鼽衄 嚏欠嘔小便 黃赤甚則淋				厲大至 善暴死					

(即西歷一千九百另九年至一十年)

(中主濕)					(西主燥)					(北主寒)				
(水運)					(木運)					(火運)				
(燥氣)			(寒氣)				(風氣)				(熱氣)			
仲季(夏)		四步		孟仲(秋)		五步		季孟(秋冬)		終步		仲(冬)		初步
小暑	大暑	立秋	處暑	白露	秋分	寒露	霜降	立冬	小雪	大雪	冬至	小寒	大寒	立春
	六		七		八		九		十		十一		十二	
廿一	初七	廿三	初九	廿四	十一	廿六	十一	廿六	十一	廿六	初十	廿五	十一	廿六
											1910			
JuI.		Aug.		SeP.		Oct.		Nov.		Dec.		Jrn.		EeP.
8	23	8	24	8	24	6	24	8	23	8	22	6	21	5
行燥熱交合	燥極而澤			寒雨降				春令反行	草迺生榮			陽氣佈候反	溫蟄蟲來見	流水不冰
病寒熱				暴病仆振慄譫妄少氣嗌乾引飲心痛癰腫瘡瘍寒瘧背痿便血				民氣和				民迺康		其病溫

近聞　醫林開化之先聲

中國醫學會總編輯員丁仲祜君籌欵集資組立譯書公司於上海將日本醫書摘粹編譯陸續出版如　醫學綱要　內科全書　傷寒粹言　藥物學綱要　肺癆預防法　新內經等開千萬人之風氣斷在此舉較之業醫者日診數人盡一人之能力博蠅頭之微利相去奚啻倍蓰而欲使吾國醫家之頑痼閉塞進之以文明之化不綦難歟

續本報第六期勘誤表

學	頁	行	誤	正
說	五	七	撤	輒
又	十一	又	又	
又	十二	初	粗	

學說	頁	行	誤	正
	五	十六	惟	維

雜錄	頁	行	誤	正
	十一	十五	效	救

通訊　頁　十三　行　十二　落　喘滿不堪着枕下　又曰肝氣上逆肺氣失降喘滿不得倚息

本報第七期勘誤表

目錄	頁	行	誤	正
	封面	二	傷寒不同雜感說	傷寒溫熱異同說

論文	頁	行	誤	正
	二	七	左	右
	又	十二	何	河
	又	廿	雜	離

學說	頁	行	誤	正
	七	廿一	有	由

通訊	頁	行	誤	正
	十三	卄六	心	星

學說	頁	行	誤	正
	三	十三	巽	易

專件	頁	行	誤	正
	十四	十五	先巳將	將先巳

創製滲濕四苓丹

專治風濕寒濕暑濕酒濕茶濕濕溫濕穢溼疫濕瀉溼瘧溼痢溼腫溼滿溼濁溼毒濕鬱濕滯濕霍亂及水土不服等病但看病人舌苔白滑而膩或黃白相兼而厚者溼邪在三焦氣分也悉以此丹主之每服一塊各照湯引送下價廉功敏

太和春藥蘆謹白

代醫學報 每月兩期每期售英洋三分郵費在內定閱者預繳報資半年

派上海醫報 每月三期計定半年一張以上大洋四角十張以上大洋三角六分郵費在內報資先惠

編輯者 紹興醫藥學研究社
印刷者 紹興印刷局
總發行 紹興宣化坊醫藥學研究社事務所
宣統元年正月十五日出版

●●售報價目表　（每月朔日發行）

●●全年十二册　五角

●●半年六册　三角

●●每月一册　六分　（外埠郵費另加）

●●廣告價目表

本報廣告以行計

每行以三十字爲率

第一期每行收費一角

第二期至第五期每行均收費六分

第六期以上每行收費三分

特別廣告及刊刻大字圖表者價另議

代派處

紹城 教育館
紹城 紹興公報社
紹城 阜通錢莊
柯鎮 傅伯揚君
安昌 嚴繼春君
杭州 謝丹初君
杭州 貴翰香君
湖州 李浩生君
湖州 阮屏候君
蘇州震旦醫院陸炳常君

中江 王問樵君
中江 醫學研究所
南京 濮鳳笙君
江陰 馮箴若君
天津 婁公館
奉天 王叔眉君
奉天 會文書局
奉天興仁胡同裘吉生君
潮州 新羣書局

紹興醫藥學報

己酉二月第九期

本期目錄

◉◉本社徵文啓。

本社以研究爲名。原以各個人之智識有限。冀得互相交換之益。組織社報。亦爲社員一得之愚。質諸海內。以求指正。與他報之提挈社會引導國民爲質者。性質不同。願閱報諸君。時賜讜論匡勸。敝報當照登載之多寡。答相當之報酬。其不登載之稿。恕不檢還。

◉◉敬告醫藥兩界諸君啟

醫界諸君。藥界諸君。亦聞我中國數千年來積習深痼之宗教醫藥。一躍而入於政治醫藥者乎。諸君如未有所聞。請看數日中肅邸之整頓醫學。江督之考試醫生之章程可也。諸君聞之。爲喜爲憂。未敢知也。惟聞醫生而不知藥。藥師而不知醫。民命相關之大事業。而不學無術者操之。可乎否乎。醫院設立者教會也。藥品販賣者外商也。諸君縱不以同胞生命計。亦當以一已立足計也。本社之設。有鑒於斯。冀以各人之學識閱歷。互相交換。千慮一得。豈眞不能漸臻發達。以存立於競爭劇烈之場者耶。諸君盍起而共扶之。

◉◉請閱醫藥學報以重生命啟

嘗考德日維新。首重醫學。英初變政。先講衛生。故迄今歐美日各國。醫林藥界。精益求精。新理新法。日出不窮。朝登報紙。暮達通衢。與國醫之自私自利。秘而不顯者。大相逕庭。吾儕對之。能不悚惶。又且吾國病家。不講衛生。不知看護。若遇重病危症。惟持一日一至之醫生。一日一服之方藥。庸有濟乎。甚或迷信鬼神。受愚巫卜。仙方靈丹。雜藥亂投。及至人財兩失。始痛詆醫藥之貽誤。土偶之無靈也。悔何及已。本社有鑒於斯。特爲愼重生命起見。不揣固陋。研究中西醫學。凡生理病理證治方藥。以及衛生事宜。看護要則。與夫通俗簡便療法。靡不廣收博採。逐期刊列報章。似此苦心孤詣。應亦各社諸君所曲諒焉。敢乞仁人君子。體天地好生之德。存民吾同胞之心。逢人說項。廣勸購閱。庶病家智識日開。而醫家亦不得不力求進步也。頹風既挽。壽域同登。本社實深厚望焉。

本社公啟

本社醫藥總董題名

府教授翁又魯廣文年高德劭。品學兼優。向爲醫藥董事。現經提倡實行研究藥物。素精醫學。熱心社會。久爲本社同人所欽仰。特於前月十五日常會時。公邀爲本社董事業蒙　承認共勷義務。庶幾醫藥聯合。得以互相研究焉。

本社社員一覽表　　錢少堂君認定一股

姓名	科目	住址	姓名	科目	住址
○○何廉臣	內科兼產科	寶珠橋	○○胡東皋	內科兼產科	義恩寺前
○○裘吉生	遊瀋辭副社長職		○○楊質齋	內科兼兒科	繆家橋
○○包越湖	內科兼產科	倉橋街	○○任漢佩	內科兼喉科	童家衖
○○胡瀛嶠	眼科	三官堂	○○姚小漁	內科	府直街
○○舒欽哉	內科兼產科	鮑家衖口	●高光瑞	痧科	大路
○○趙逸仙	內科兼產科	長橋	○○汪竹安	兒科	斷河頭
○○李錦帆	內外婦三科	府橋南	○○施莘耘	遊瀋辭評議員職	

○○胡幼堂 內科 大路
○○陳心田內科兼產科 觀音街
○○駱保安兒科兼內科 接龍橋
○○陳誼臣 內科 魚化橋
○○周越銘 內科 作揖坊
○陶芝蘭 內科 鏡清寺前
○○蔡鏡清 會計員 筆飛衖
○○何幼廉內科兼產科 宣化坊
○○何小廉內科兼兒科 同上
●沈伯榮 外科 大慶橋
○鄭少春兒科兼產科 寶珠橋
○施葆卿 外科 老虎橋
◉吳麗生 內科 廣甯橋

○孫康候眼科兼內科 香橋
●潘文藻 內科 鮑家衖口
●趙晴孫 內科 廣寧橋
●史愼之 內科 酒務橋下
●金海珊 外科 東街
●王伯延 內科 西咸歡河
●王傳經 針科 大路
●陳潤齋 內科 新試前
○朱橋泉 外科 鏡清寺前
●范少泉 內科 錦鱗橋
○○高愼生 內科 教場沿
○朱葆生 內科 前觀巷
●賀純賢 內科 獅子橋下

○駱國安	兒科兼推拿	接龍橋	○駱靜安	兒科	接龍橋
○○孫寅初		德康錢莊	○○李蓉栽	內科兼產科	樊江
○○嚴紹岐	內科兼產科	官塘橋	○○傅伯揚	兒科兼內科	柯橋
○○章吉堂	外科兼內科	道墟廟漊	○○錢少堂	產科	石門檻
○謝福堂	內科	菖蒲漊	○○嚴繼春	兒科兼內科	安昌
○○魏芳齋	外科兼內科	湖塘	●傅克振	內科	湖塘
○馬幼安	外科兼喉科	小皋埠	●章友三	內科	道墟

收新入社員酈鳳鈞君英洋三元

舒欽哉君　認定一股

孫寅初君　認定一股

以上雙圈者社費及月捐全繳單圈加黑圈者社費已繳月捐未清單圈者但繳社費無圈者已先一律除名前月十五日常會時公衆議決僉謂本社經費以社費月費及派報費爲大宗似君等觀望不前遲滯不繳其

與社會何此次列表聲明務請君等顧全大局維持本社統限於二月初一日一律繳清如再置若罔聞有違本社定章當援社律開除姓名以清界限如　君等收款有錯請隨時向蔡鏡清處更正

會計員蔡鏡清謹告

催繳去年報費

本報定章應將進出各款彙結報銷所有去年之報欵未清者務乞從速惠下以了前欠倘置之不理本報准將該欠戶姓名住址詳列下期報上俾衆咸知公欵攸關非本社好爲此不情之舉也奉勸諸君子毋吝此小費而貽笑大方也可

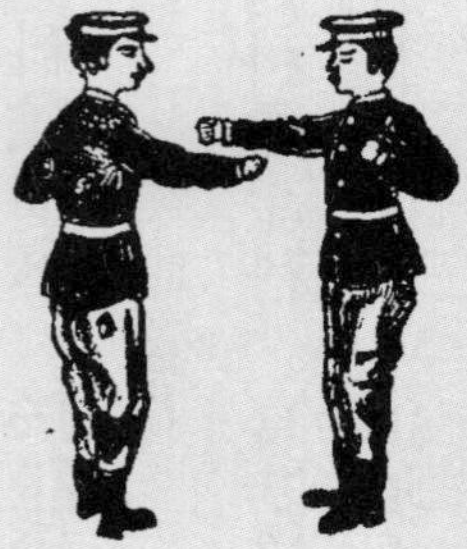

創製肝胃氣痛散

痛有九種惟肝胃氣痛爲最多發時痛不可忍或如繩縛或如板硬或如針刺或串背筋或串兩脇或串腰腹或從小腹衝心心中熱煩甚至痛極而厥厥後轉痙見人欲咬撳桌扯衣急服此散二分冷茶送下立能平肝降氣和胃止痛較左金丸越鞠丸效速

太和春白

創製瘧疾五神丹

專治風瘧寒瘧暑瘧溼瘧痰瘧食瘧瘴瘧鬼瘧夜瘧及三陰瘧等凡發時寒熱有定期或一日一發或隔一日一發甚至隔二三日一發俗名四日兩頭較諸瘧病深難治悉以此丹主之每服一錢瘧未發前一時用鮮生姜兩片陳茶葉一撮泡湯送下暫服止瘧久服除根永無後患

太和春白

創製水瀉至神丹

水瀉一症春冬多屬風寒夏秋多屬暑穢而挾濕挾食則四季皆同此丹開胃健脾分清利濁逐穢化滯運氣殺虫善治風瀉寒瀉暑瀉火瀉濕瀉食瀉及小兒虫積疳瀉每服三錢各照湯引送下如虫積藥同煎可用四錢無不所投輒效入湯

太和春白

節齋化痰丸

專治痰因火升凝結喉間吐咯難出凡老痰燥痰鬱痰黏痰皆由於此若用辛溫豁痰則爍肺液甘柔潤肺則滯肺氣往往做成肺癆終歸不治此丸清金保肺利氣活痰軟堅散結止咳定喘功在礞石滾痰丸指迷茯苓之上每服三四錢開水送下奏功極速醫家病家幸勿輕視

越城府橋存仁堂虔製

◉◉吉林醫學研究會獻議　衛魂　本社選錄

以吉林而設醫學研究會。吾爲之喜。以吉林設醫學研究會而有進步。吾尤爲之喜。夫文明之國。醫學列爲專科。標目數千。較他科尤繁。而學年較他科亦獨晚。醫科畢業。立說著書。發明新理。爲他人所未知未言者。榮以博士之名。醫之爲學。其重也如此。吾吉林醫學研究會之進步。或竟爲將來醫學列科之嚆矢。亦未可知。雖然。所謂進步者。施診之效著。而就診之人亦日多。於民誠便。極而言之。不過施醫而已。以言精深之醫學研究。入微則吾猶未敢信也。然事實起於名義。既號於衆曰醫學研究會。成立倘自是而以實行研究爲宗旨。無難日起有功。是固可爲前途祝矣。吾因進言。醫學之關係。並及研究之方法。以爲當事者之資。助夫天下事必有價值而後有關係。醫之於內地。亦輕矣。何論乎吉林。襲孱之子。不能爲官與紳與商。並不能爲士。而又不肯爲農與工與兵。始去而之醫。讀湯頭歌數首。誦藥性賦一篇。岸然標其門曰儒醫。與馬張皇。聲價十倍。而官府亦聽其自生自滅。置之不問。嗚呼。醫之得存於內地也僅矣。而其得

會獻議

存於東省則尤僅矣夫醫之爲學語其歸宿所謂强國蕃種者雖老生常談要亦持之有故言之成理我不得而非之雖然、我欲張大其詞曰醫學者人類生存之要素社會進化之大樞紐也此猶就挾義言之極之鳥獸蟲魚花木草芥舉凡天地間動物界生物界無不賴以生存賴以進化賴以發達滋長夫旣生於大化之中莫不有五氣之偏八淫之疢微醫家言爲之消息盈虛星球之毁滅久矣又何有乎人羣然而言之枵然無當實事吾恥之吾亦言醫之關係於人羣者而已東方病夫我國人徽號也總計常年時間消磨於疾病者十之二三此最普通之計率內地然東省亦何獨不然抑尤有進者迷信神權社會之毒吾國社會迷信深矣東省開化較遲則社會之迷信尤深醫之爲用卽所以拔迷信之毒根夫圖騰之族拜火拜日拜牛拜蛇拜鱷魚以心理學言之敬生於畏而其所畏者必非如進化之民求後之幸福奉一神爲宗教第畏夫疾病而已疾病愈多神道之說愈起時或偶中羣曰神之福我而巫覡得以緣飾爲奸竟拔醫家之幟而代之雖然此固醫家之罪耳

（未完）

中西醫學互有得失論

陶芝蘭

醫學爲專門學術之一。於衛生强種。極有關係。近來上下奮發。銳意興學。南北洋及晉省。皆設醫學堂。各行省諸志士。多出洋留學。幾於不變法不維新。不能存立於中外競爭之塲。於是衆議沸騰。各陳讜論。如鄭陶齋云。西國醫理醫法。雖與中國不同。得失亦或互見。然實事求是。愼重人命之心。勝於中國之讀書不就。商賈無資。稍獵方書。急謀衣食者多矣。各國醫學。皆設專科。立法有七。曰物理。曰化學。曰解剖。曰生理。曰病理。曰藥性。曰治療。皆有名師教授。迨至學成。官爲考驗。必須確有實學。給予文憑。方能以醫師自命。其難其愼。如中國之科第然。故學問閱歷。精益求精。中國之醫能如是乎。此不若西醫者一也。西醫論人身臟腑經絡筋骨皮膜。如鐘表輪機然。非剖拆細驗。無以知其體用。及致壞之由。是以西國老人院癲狂聾啞等院。遇有死者。許醫院剖析肢體。窮究證治之得失。生死之病理。以教學生。故西醫皆明臟腑血脈之奥。今中國習醫。絕無此事。雖數十年老醫。不知臟腑何形。遇奇險不治之症。終亦不明病源何在。此不若西醫者二也。西醫謂腦爲全體之主。凡人之思慮智慧。知覺運動。皆腦主之。而腦有頭腦筋十二對。脊腦筋三十一對。散布於五官百骸。何處腦氣筋壞。即何處有病。衰邁之人。腦氣不足。遂有痲木昏瞶之病。孩提之瘧。腦氣過盛。多有角弓反張之症。而中醫能知之乎。又謂腹中胃後。橫亙胰臟。名曰甜肉。其汁含有鹼性。入小腸頭。化食物之油類。大而力厚。而中醫能知之乎。且西醫事事徵實。日日講求。又有顯微鏡。能測目力難見之物。故能洞察隱微。中醫多模糊影響之談。貴空談而鮮實驗。此不若西醫者三也。西醫論內外諸症。不下二千種。必先細心體認。方能施治。其治外症。有剖割裹紮傅治洗滌之法。非心靈敏而器又精良。不敢嘗試。故於外症。尤著奇功。其治內症。持聞症筒於胸中。以辨聲音之虛實。置寒暑表於口內。以察臟腑之寒溫。一切藥性病源。無不本化學研究而出。且何人何病。何法醫痊。必登諸報。以告當世。若遇疑難大症。亦必登報。廣求療法。互相質證。以盡所長。此不若西醫者四也。治病之法。中醫則曰木尅土。治脾胃者先平肝。曰火尅金。治肺者先瀉心。曰土尅水。治心者先降腎。

西醫則何處之病。卽用何處之藥。而尤以保腦筋益胃腸爲主。用藥之法。中醫多用草木性有變遷。西醫多用金石質有一定。且無論湯丸膏散。皆醫自備。較之市肆僞藥亂眞者。大相逕庭。此不若西醫者五也。唐容川曰。醫自軒岐以逮仲景。理法詳明。與政治聲教相輔佐。唐宋以後。全失眞傳。元明以來。尤多紕謬。及今西學東來。不但機器矜能。卽於醫學乘我衰替。排斥不遺餘力。其論病源。謂中醫不知生理。焉知病理。豈知臟腑皮肉。西醫知其層折經絡氣化。西醫昧其指歸。凡上病取下。下病取上。上下病中取之精蘊。西醫未曾研究。故人謂西法精。而吾謂西法疏也。其論診脈。謂手脈只是一條。何得分出寸關尺。豈知脈雖一條。實有分合散聚隱見之別。寸口者脈之大聚會處。爲營衛相會之要區。故卽以此診諸病。確有實驗。但有分三部細診法。有合三部共診法。西醫不信脈法。焉知此中精義哉。其論治療。謂中醫但用藥物。不識刀圭去病。詎知中國醫聖。早有剖解之法。後人不從元化之術。固畏其難。亦畏其險。益信剖割粗工。不及針刺之妙。而針刺微渺。不如方藥之詳。仲景獨以方藥治病。爲至當也。今人不考針剖興廢之故。偶見西醫剖割得效。奉爲神奇。而不知其得失參半也。總之中醫之失。失在古學之不講求。非盡中醫之眞劣敗。奈何喜新者鄙夷舊學。欲盡棄之。不知未有國粹之不保存。而能改良進化者。吾不信也。合二說以觀之。中西醫學之互有得失。槪可知矣。然味其言。尙不免個人之好。尙一已之偏見。惟黃慶澄說最爲平允。試述其言曰。中醫以內科勝。西醫以外科勝。中醫多失傳。西醫未造極。安得銳志此學者。悉通其郵也。竊思欲通其郵。必入其室。先將已譯漢文之西醫各書。及日本譯自德伊兩國諸名醫所著之醫書。擇其至精之本。潛心研究數年。然後知孰得孰失。若者倣之而有效。若者行之而多礙。蓋一國有一國之住民。一方有一方之風氣。宜於西國者。未必宜於中國。宜於日人者。豈盡宜於華人。卽謂學戰激烈。非變法不足圖存。亦宜將華人之體質習慣。異於外人之處。詳細研究。乃能推行盡利。若於中醫源流。漫無根柢。率從事於外邦之學堂醫院。卽使造詣極精。亦不過多一知西醫之學生。於風氣既難開通。於華病仍無補救。奚取哉。奚取哉。

得失論

婦人病癆似孕受孕似癆辨

趙逸仙

癆重且難治之候也。孕則似病而非病。卽有病亦不如癆之難治也。然則何辨乎。似不知萬事皆有兩端。有受孕似癆。卽有病癆似孕。僕不敏。敢以平日所親歷者言之。其孕似癆症者。初起氣逆、厭食、疑胃虛也。紅潮不至、疑血衰也。肌肉漸瘦、疑陰虧之至、精華不外發也。腹日堅大、疑瘀血停滯、新血不能生也。而于嗽一症、尤爲似癆之依據。更有虛弱之體、雖懷孕多月、而腹如故者、雖停經多日、而脉亦如故者。凡此數端、每難確指爲孕、往往誤認爲乾血癆、非破血卽通絡。吾恐藥一入口、而胎卽下矣。醫者能辭其咎哉。其癆而似孕者、若作孕治、則所關者大矣。吾紹習俗、婦人經水不來、必取决於專門產科、往往誤斷爲孕、勿疑爲癆。醫而良、癆爲癆、孕爲孕、自能洞見隱微。醫而不良、則以癆爲孕、診斷全非、療法迥異、歷久恐難救藥。僕歷觀病由、則有顯而易見、隱而難測者兩端。其顯而易見者、如咳久傷肺、鬱久傷肝、瀉久傷腎、慮久傷脾之類、皆能致癆、詳察病情、斷不至於誤治。其隱而難測者、或經未盡而遽合、則經不通、此似孕者一也或多合而精液虧耗則經漸少此似孕者二也或無子而多服辛溫之桂附滋補之參地既耗其血又滯其氣而信水竟不至者此似孕者三也更有暗有之說為害更甚婦人體質虧弱歷產多男又復經年乳哺兒未斷乳母已大虛庸淺之見反疑懷娠者此似孕者四也又有年長之室女守節之寡婦血脉多鬱停經乃其常事病者如不明言醫者先已誤會此似孕者五也此猶言其常也若既癆之後又復受孕名抱兒癆十月之內病必加重迨既產即增劇而亡矣此雖不多見而百中亦遇一二全在醫者詳審明辨勿鹵莽勿輕率雖在疑似之間而可憑者究有數端一癆症之脉多弦數孕婦之脈多滑疾此脈異也二癆症之舌多絳赤孕婦之舌多膩滯此苔異也三癆症必咳血或精滑而孕則無之此病異也癆症必發熱或盜汗而孕則無之此證異也又復問其平日經來之遲早多少或未至而痛已至而痛或數月一至一月數至或及期不至口鼻出血或來時僅見癥結已成有此諸症而後停經者癆也反是則可思矣僕不敏敢以膚淺之言質諸大雅

犀角澤蘭湯方　犀角　澤蘭　元參　旋覆花　生地　花粉　茯苓　牛膝　桃仁　澤瀉　犀角鹹寒。清營分之熱。故以爲君。澤蘭旋覆。氣皆芳香。能使陰濁下降。故以爲臣。生地元參滋水而抑浮游之火。茯苓花粉清熱而消停滯之痰。故以爲佐。牛膝桃仁澤瀉。其性皆降。能引諸藥下行。故以爲使。此與前症皆逆行之候。而內熱爲盛。故用藥如是。

經亂證治

婦人經水。上應乎月。下應乎潮。潮以時來。而不無遲早。經以月至。而豈無後先。若相去僅三五日之間。非所謂亂也。惟早則半月。卽至或十日卽至。遲則五六十日始至。或七八十日始至。又有今日至。明日不至。越數日而更至。斯誠亂矣。方書爲先期屬熱。後期屬寒。其說亦不可泥。總由氣血乖和。以致錯行變亂。不循常度。如欲培養血氣。調和陰陽。宜大生丸及調經種玉丸。若脉數經水成塊者。宜四物湯加梔子、黃芩、丹皮。如脈遲經來淸淡者。宣溫經湯。

大生丸方　乾地黃　歸身　續斷　阿膠珠　杜仲　丹參　黃芪　白芍

延胡　川芎　廣皮　香附　共爲丸。每服三錢。空心白湯下。作煎劑亦可。

調經種玉丸方　香附　杜仲　川芎　白芍　歸身　乾地黃　陳皮　小茴香　元胡索　肉蓯蓉　青皮　烏藥　枯條芩　烏鰂骨　共爲末。醋和麪糊爲丸。每服百丸。空心好酒下。以上二方爲通治調經之劑。温而不滯。補而能通。凡婦人經水不調。久不受孕。宜常服之。

經阻證治

阻與閉不同也。經滯不行爲之阻。經絕不通爲之閉。阻者閉之漸。阻可治。至於閉則多不可治。世謂經閉治之而愈者。大抵以阻爲閉。非眞閉也。故當經之方阻。宜速治之。然阻有不同。因病而阻者宜治病。因虛而阻者宜補虛。如衝任損傷。無有積蓄。宜煖益肝腎。參桂四物湯。如陰虛內熱。經事遂愆。宜生地阿膠湯。如脾胃陽虛。便溏浮腫。經事不行。宜加味四君子湯。此補虛之義也。至於病須辨內外因而治之。外因不外六淫之感。而寒濕阻經爲獨多。內因不外七情之傷。而鬱怒阻經爲最易。均於專治方中。酌加血藥可也。　周越銘稿未完

旣無不染、何無再染、○上文所言痘疫無不染之理。旣已知之矣。然亦無有再染者何也。蓋由個人體中各有一種遺傳性之素因。故無不染。旣染之後。則得免疫質。而除却素因。故無再染。後人傳種之法。亦無非除却素因。使成免疫質耳。余試以最顯明再確切最現成之譬喻法爲證。其法有二。

▲譬喻法一

假如細木桿端。蘸以黃色光藥。外染紅黃藍各色。向粗草碎砂之盒面劃之。揭去外層所染之顏料殼。則其內之光藥。立卽火燃。

▲譬喻法二

或將硫磺鎔爲流質。蘸於細木桿端。向有紅色光藥細粉之盒面劃之。其紙上所塗紅粉與易燃火之硫質。融合。亦立時火生。

此西人造自來火柴之法也。其桿端所蘸之「黃色光藥」或「硫磺流質」猶地球上人稟受之胎毒也。其盒面所塗之「粗草碎砂」或「紅色細粉」猶天空流行之疫氣也。蓋由其物一經觸養。立卽火生。猶之人體素因（卽胎毒）

觸疫卽痘之義至其物性已盡所餘炭桿必不復燃不可爲除郤素因得免疫質必不再染之確據乎因無不染故無再染斯理甚明特引此以申終身無再染之理雖古人復起不易吾言矣（凡種痘之發而未盡者不在此例）

右第七節以已發之情窮盡發之性因無再發之理所以終身無再染之痘疫其反覆申明之意益中切矣

問小兒已經種痘出亦甚佳迨有疫時代依然復染而且甚險何歟

保曰此種痘時之所誤也其因有二一爲出痘不多所發未盡一爲認痘不確以僞爲眞出不多斯認不眞認不眞斯出不盡二者必相因爲害切不可作除郤素因已得免疫質論愼之愼之至其痘疫復染之險必因此時感受之性與傳染之力俱强故也

然其素因究藏人身何所〇吾國痘學家皆據先天胎毒伏於命門立說西醫古魯修孟氏曰胎內傳染之症其經過良又黑衣姆氏曰或家族數世不感痘卽先天免疫質是是二說者亦據先天胎毒而論特未能指實爲何所耳

診斷學（來稿）

◉◉辨舌新編

四明　曹炳章撰述

緒論

嘗考泰東西各國諸大名家之學說。莫不先有理想。而後有實驗。醫學一道。亦何莫不然。如診斷則聽病有筒。診脈有表。探淋有管。壓舌有板。度寒者有針。食管、尿管、直腸各有探。耳目喉鼻牙與陰道肛門俱有鏡。此外醫家用器。不勝枚舉。較之我國四診之書。精而細。約而明。無非以器具為能事。然而氣化色相。我中醫四診諸書。亦確是精深閱歷之言。非模糊影響者可比。而四者之中。惟望色為先。如面部分方位。定形色。雖不足以折服新學家。而望舌一端。用以察病。纖毫攸分。較之用器實驗。尤為明著。非若切脈憑指之涉於惝恍。而杳無可據者比。

經云。舌為心之外候。又云舌氣通於心。舌和則知五味矣。新靈樞云。此說非是。何丁君福保之飽看東西諸書。只知東西醫之言形迹。而不知中醫之言氣化耶。揆厥經旨本指氣與外候而言。非指形與內藏而言。明明言氣言外候。則氣自氣。形自形。外候自外。內藏自內。非拘拘於迹象也可知

故徐靈胎云。舌爲心之外候。苔乃胃之明徵。察舌可占正之盛衰。驗苔以識邪之出入。有病與否。昭昭若揭。舌鑑辨正云。舌居肺上。腠理與腸胃相離。腹中元氣。熏蒸醞釀。親切顯露。新靈樞亦云。舌與消化器有密切之關係。凡腸胃有病。必現於舌苔。參合二說。理精而義亦同焉。

余素不敏。自幼業藥。暇輒流覽古今醫籍。迄今十五年矣。參以平時治驗。略有所得。爰撰是編。首列大法一十六條。次以時病各苔歌括。並附拙註。俾便初學入門之誦讀。又以認色分經。發明理想。先淺簡而後略深。非敢貢　高明之研究。第以爲初學之導線云爾。

至於精益求精。密益加密。仍當參之四診診斷諸書。以窮其變。而達其微。庶幾審病用藥。靡有孑遺矣。是乎否乎。用敢錄呈　貴報以質博雅諸君。務乞指余之不逮。則余實有厚幸矣。

甘草平緩。遂用一錢二分。又監制麻黃附子。服一帖無汗。改用氣腎丸。矣氣腎陰柔藥。多乃敢大用。如何能效。陳蔭山先生入內室。取念捌日陳頌帚所用原方。分量一毫不差。在坐者六七人。皆譁然笑曰。何吳先生之神也。余曰、余嘗與頌帚先生一同醫病。故知之深矣。於是麻黃去淨節用二兩。附子大者一枚。得一兩六錢。少麻黃四錢。讓麻黃出頭。甘草用一兩二錢。又少附子四錢。讓麻黃附子出頭。甘草但坐鎮中州而已。衆見分量。又大譁曰。麻黃可如是重用乎。余曰。此症固閉已久。陰霾太重。雖盡劑未必有汗。余明日再來發汗。病家始敢買藥。而仙芝堂藥鋪竟不賣。詡想是錢字先生誤寫兩字。主人親自去買方。得藥服盡劑。竟無汗、衆人見汗不出。僉謂汗不出者死。此症不可爲矣。余曰不妨。自有妙法。竟用原方分量一劑。再備用一帖。又用活鯉魚一尾。得四觔。不去鱗甲。不破肚。加葱半觔。薑半觔。水煮熟透。加醋半觔。服麻黃湯一碗。飯即接服鯉魚湯一碗。汗至眉上。又一次汗至上眼皮。又一次汗出下眼皮。又一次汗至鼻。又一次汗至上唇。大約每一次汗至寸許。二帖俱服完。鯉魚湯一鍋。合一晝夜亦服盡。汗至伏兎而已。未過膝也。臍以上腫俱消。腹仍大。腰以下其腫如故。因用腰以下腫當利小便例。與五苓散服至十五天。不效。病亦不增不減。陳蔭山云。先生前用麻黃。其效如神。茲小便涓滴不下。奈何。祈轉方。余曰。病之所以不效者。藥不精良耳。必去求好肉桂方效。陳蔭山購得新鮮紫油安邊靑化桂一支。重八錢。乞余視之。余曰。得此桂。必有小便。但恐脫耳。膀胱爲州都之官。氣化則能出焉。氣虛亦不能化。於是用五苓散二兩。加桂四錢。頂高遼參三錢。服之盡劑。病者所睡係棕床。余囑其備大盆二三枚。置之牀下。溺完被濕。不可動。俟明日余親視挪床。其溺自子正始通。至卯正方完。共得溺三大盆有半。余辰正至其家。視其周身。如空布袋。又如腐皮。於是用調理脾胃。百日全愈。

虔製犀珀至寶丹

時邪蒙閉世多混治蒙則邪犯包絡溼蒙用太乙紫金丹熱蒙用紫雪丹皆稱神效閉則直入心臟若痰迷心竅以清心至寶安宮牛黃等丸治之獨於血塞心房一症如男子熱邪陷營婦人熱入血室及產後瘀血衝心小兒痘疹內陷急驚暴厥皆非尋常丸丹所能奏效本堂存心濟世遍採良方虔製是丸靈應無匹不敢自秘以貢病家湯引列後◉一治熱邪陷營便通用鮮生地汁熱童便調服便閉煎生錦紋川連等分調服內閉外脫煎人參青竹皮調服◉一治婦人熱入血室便通煎桑葉丹皮廣鬱金等分調服便閉煎桃仁製錦紋等分調服血脫不在此例◉一治產後瘀血衝心挾風寒煎當歸桃仁乾薑桂枝等分調服風熱煎歸尾桃仁白薇竹葉等分調服崩厥不在此例◉一治小兒痘疹內陷煎蟬衣薑虫紫草茸櫻核等分調服痰食內閉不在此例◉一治急驚暴厥煎羚角石菖蒲廣鬱金芽茶等分調服慢驚不在此例

浙紹天保堂敬啓

看護學問答預定價

看護學之關於醫家與病家已於五月初十日申報及紹興公報中登載詳矣茲因購者紛至而書爲印刷未及尚不出版抱歉實深爰定預購價以答惠顧者之雅原價二角預購者七折同行預購上十冊者六折五十冊者五折書准六望日出版出版後不能援例折算

紹興大路內紹興教育館

總發行所水澄巷內第一

支店同啓

◉◉秋燥症治

靜安續錄

（病源）由病後元氣未復。感受新涼所致。　戊申九月初四日診

（病狀）頭痛惡寒。無熱作瘧。氣上熱則轉厥。氣下行則少腹痛引兩腿。

（病所）邪傷衛分。　（病變）深慮暴脫。化瘧則輕。

（診斷）右脉弦滯。左弦微。舌滿布白厚。（療法）温和衛陽

（藥方）川桂枝　八分　左牡蠣　三錢　薑半夏　錢半　茯苓　三錢

淡附片　五分　明天麻　三錢　生甘草　五分　橘白　八分

青竹皮　錢半　寬筋草　三錢先煎代水　服一劑

（看護）切忌煩擾。務宜靜攝爲要。

九月初五日復診

（病狀）寒多微發熱。頭面兩手抽動不已。氣逆則胸塞。吐痰下行則腹痛引腿。

甚則骨痛如針刺。髓冷如水澆。

（病所）衛分受邪。氣衛阻滯。　（病變）已成秋瘧。最慮痰盛厥逆。

（診斷）脉舌如前。（療法）仍宜温衛爲主

（藥方）照前方去茯苓生甘橘白加　石决明　三錢　白殭蠶　錢半　雙鈎籐　三錢　再服一劑

（看護）磨服伽楠香一分。禁食生冷

九月初六日三診

（病狀）寒熱分清。胸膈壅塞嘔逆惽食。抽動腹痛骨刺與冷俱如前。

（病所）衛陽不能宣布。（病變）防轉入營分。

（診斷）兩脉弦而微大舌仍白厚。（療法）平衛安營

（藥方）生牡蠣　三錢　石决明　三錢　直殭蠶　錢半　雙鈎籐　三錢

白蒺藜　三錢　仙半夏　錢半　川貝母　錢半　明天麻　三錢

川朴花　錢半　服二劑

（看護）泡炒米茶代飲。

九月初八日四診

（病狀）寒熱輕。腹痛緩。抽動猶然。頭痛微汗。嘔逆流涎。日夕盈碗。

（病所）胃中流飲上泛。　（病變）汗多防脫。

（診斷）脈浮大弦微舌較前少薄。　（療法）運中和胃兼清燥氣。

（藥方）仙居朮　三錢　茯苓　三錢　炙甘草　六分　川桂枝　六分

石決明　三錢　橘白　八分　麥芽　四錢　微炒甘菊花　錢半

直殭蠶　錢半　雙鈎籐　三錢　沙苑子　四錢　桑椹子　三錢　服二劑

（看護）按摩遍體。

九月初十日五診

（病狀）頭痛寒熱已除。氣逆吐痰。腹痛如故。言語如歌如哭。晝夜不安。肌肉消瘦。大便不暢。

（病所）中宮倉廩無權。　（病變）防元氣虛脫。

（診斷）兩脉弦寸關略大舌尖薄。　（療法）降逆緩痛

(藥方)生牡蠣　三錢　晚蠶沙　錢半　川萆薢　三錢　絲瓜絡　錢半
嫩烏藥　錢半　宣木瓜　錢半　白蒺藜　四錢　豨薟草　三
錢　仙半夏　錢半　白蜜三錢作甘瀾水煎服二劑
(看護)吞服燕醫生補丸一粒。

九月十一日六診

(病狀)腦筋少寬。衝氣略平。痰涎與痛皆減。空嘔兼嗽。言語如歌如哭。抽動時發時止。大便下濃如漿色。無臭氣。
(病所)肺氣不肅。胃氣不宣。　(病變)防津氣枯槁。
(診斷)脈如前。舌根仍厚。　(療法)潤氣化津。
(藥方)薏苡仁　四錢　冬瓜子　三錢　絲瓜子　三錢　旱蓮草　三錢
澤蘭　三錢　茺蔚子　四錢　白蒺藜　四錢　南沙參　三錢
米炒麥冬　二錢　海蛇　三錢爲引　服二劑
(看護)鍋焦湯代茶。

●●醫醫新說（三續）

山陰若霞氏來稿

鼠瘻療法●余昔時頭上鼠瘻壘壘痛癢不堪雖多方試用總難治愈一日試驗電機手巾中著有硫酸水忽頭上鼠瘻痛癢更甚余即以此巾擦之不數日而鼠瘻盡脫毫無疾苦之患余奇不藥而自愈也憶惟前日擦以含硫酸之手巾或者硫酸能治鼠瘻耳後以硫酸卽（硫强水）一分清水二分搽於鼠瘻無不應手奏效查西醫方書亦未載有硫酸能治鼠瘻之功用也故特誌之

驗濕之法●潮濕之氣能生養黴菌故有害衛生不知者往往以拂塵掃穢似室中乾淨矣今得驗之之法事易而法良頗有準度法以初化之乾石灰一千觔舖置室中嚴閉窗戶幷塞隙竇使外氣不入越一晝夜最取石灰權之仍重一千觔則無濕氣如加重十觔是百分中加一分濕氣也有此濕氣須當除之否則居之不宜與衛生有害

◉◉會場記事

本年新正十五日常會時提議本社擴充要點大綱有三。一編譯醫書。二籌辦學堂。三創設病院。除編譯醫書外。學堂病院兩者乃相附而行。經費苦難。談何容易。莫若先組織一公立施醫局於郡城。名曰越中醫院（施醫規則另訂專章）。度有相宜地方。暫行租用。本社會所、事務所、編輯所、發行所、會計處。均得與焉。蓋不特爲下流社會之無力就醫者謀公益實濟。而且與本社研究地步甚有關鍵。將來經費若充。即足以達病院學堂之目的。特於此首立基礎。業蒙多數贊成。即荷普通社員孫寅初君首先創捐墨銀五十元。並力肩勸捐職任。本社已照章公認爲名譽贊成員。擬請拍影以留記念。並登公報以揚高誼。又蒙正社長何廉臣君樂捐醫學綱要三十部。俟到即行分贈社友。藉以開通智識。合先聲明。

箴醫格言

何小廉選錄

余最喜讀孫氏千金方。讀至張湛先生論大醫精誠一則。句句名言。洵足爲余儕之座右銘也。試節述其言曰。病有內同而外異。亦有內異而外同。五臟六腑之盈虛。血脉營衛之通塞。固非耳目之所察。必先診候以審之。而寸口關尺有浮沉弦緊之亂。俞穴流注有高下淺深之差。肌膚筋骨有厚薄剛柔之異。惟用心精微者。始可與言於茲矣。今以至精至微之事。求之於至粗至淺之思。豈不殆哉。若盈而益之。虛而損之。通而徹之。塞而壅之。寒而冷之。熱而溫之。是重加其疾而望其生。吾見其死矣。奈世有愚者。讀方三年。便謂天下無病不治。及治病三年。乃知天下無方可用。故學者必須博極醫源。精勤不倦。不得道聽塗說。而言醫道已了。深自誤也。凡大醫治病。必當安神定志。無欲無求。先發大慈惻隱之心。誓願普救含靈之苦。若有疾厄來求救者。無論貴賤貧富長幼妍媸怨親善友華夷愚智。普同一等。皆如至親之想。省病診疾。至意深心。詳察形候。纖毫不失。處判針藥。毋得參差。雖曰病宜速救。必須臨事不惑。唯當審諦覃思。不得於性命之上率爾自稱俊快邀射名譽甚不仁矣不得多語調笑談謔喧嘩道說是非議論人物衒燿聲名訾毀諸醫不得恃己所長專心奇僻以彼富貴處以珍貴之藥令彼難求自衒功能更不得瞻前顧後自慮吉凶護惜聲名見彼苦惱若已有之深心悽愴勿避嶮巇晝夜寒暑飢渴疲勞一心赴救無作工夫形迹之心必如此可為蒼生大醫反此則是含靈巨賊

肝鬱用逍遙散流弊說

何幼廉選錄

余讀吳氏醫醫病書云今人見肝鬱症僉用逍遙散加減效者半不效者半蓋不知有仲景新絳旋覆花湯繆仲淳蘇子降香湯之妙也蓋經主氣直行屬陽逍遙散中之柴胡直行為縱絡主血橫行屬陰新絳等湯專走絡橫行為橫治肝宜橫而不宜縱蓋肝之怒氣直衝上行豈可再以柴胡直性而上行者助其勢乎其間有見功者肝喜條達故也肝主血絡亦主血同類相從順其勢而利導之莫如宣絡再肝鬱久則血瘀瘀者必通絡豈有逍遙之柴荷朮草等氣藥所能治乎往往激動衝氣輕則脘痛乾嘔重則衝逆血厥愈治愈重良可慨也

通訊

●方仲宣君致駱保安君函　戊申臘月自廣東瓊山縣署郵啓

迭奉　手教。並　惠賜越郡醫藥學報等件。研閱再四。曷勝欽佩。後漢郭氏云。醫者意也。得醫之意。斯爲上乘。毓於醫藥一道。莫窺藩籬。然以意逆之。亦有息息相通者。吾越素產名醫。自兵燹後。學將中絕。今得同社諸君。研究其間。舊學商量。加以邃密。將見岐黃治法。自此更新。豈僅云小道可觀乎哉。矧　諸同志類皆磊落通明之士。維持醫教。實惠斯民。其意更美。然毓歷覽世故。善諸始者。往往難守厥成。所謂興一利。必有一弊。何獨醫家爲然。所願公而忘私。勿存己見。則有志者事竟成。吾其爲　足下勉。並爲　貴社幸。瓊州僻處海南。瘴霧蠻煙。流毒既甚。產斯土者。苦無精攻和緩之輩。昔　足下曾游藝於此。受惠者猶稱道弗衰。爾來良有司崇尚實學。悉心提倡。由觀察使俞公。郡太守慶公。會銜出示。傳集諸醫。分科考試。以醫國之手。醫彼蠢愚。偏訪高才。開通風氣。適　足下學報頒到。毓擬卽呈當道。聊資臂助。以見存心濟世。無往不利。幷未識 前度劉耶。願再來否。候 覆。秋後得家書。知內子患痢甚劇。幸賴 尊翁與 足下至戚相關。盡心調治。始獲更生。報中所載甚詳。極爲感服。年下案牘稍繁。略寄數行。藉紓下悃。並欲告 同社諸君。實事求是。以踐初終。當不特蠡城生民。馨香以祝已也。肅此致謝不盡。

內科時症全書　中西彙參

何廉臣未是草

引言

僕自問才疎學淺。邀集同志。共相研究。每月朔望。或討論。或講演。惟一月兩會。彼此所得究屬有限。爰再聯合同人。編輯醫書。先從內科入手。內科之中。先編時症。每症分六大綱。一病源。二症候。三診斷。四療法。五藥方。六辨似。首本症。次變症。次夾症。次復症。茲先登載目錄。就正海內同人。務乞缺者補之。訛者正之。惠函指教。以便更正。

目錄

目錄

以上四時感症往往四季皆有。惟何季最多。則先列於何季耳。

近聞　學部注意醫學

學部以醫學一科理論精微。關係於民命者實非淺鮮。亟予提倡。庶足以收實效。茲擬定新章。凡留學醫科自費在高等學校以上各校者。應由留學生監督查明咨行該生本省督撫。幷本部補給官費。以資補助云

觀此。則學西醫者品格日高。名譽日盛。我輩中醫政府不爲提倡。不予獎勵。則中醫有向隅之歎。安望有振興之日。全在醫界結合團體。富者則出資財。貧者則助心力。速辦中醫學堂。新學國粹。兼收並蓄。畢業後、要求政府考驗。給予文憑功名。庶中醫尚可存立於學戰激烈之場。否則愈趨愈下。不堪設想矣。噫。

錢少堂君認定一股

續本報第七期勘誤表

頁	行	誤	正	頁	行	誤	正
論文 二	六	生之	之生	論文 二	八	成	生
又	七	成	生	又	十八	木以生土	土以生木

醫案　九　十八賑　脈　專件　十四十二　儀器應避御名改宜器

雜錄　十一　二駱　酪　十五九　例下落一如字

又　十七此次下落一以字

本報第八期勘誤表　封面題簽己酉正月誤排己酉十二應正

	頁	行	誤	正		頁	行	誤	正
啟事	二	十五	秉下落一產字			一	四	套	套
論文	一	十八	叅	參		又	廿一	輔	補
	二	七		一		又	八		寒
	又	十六	溝	滙		三	一	減	滅
學說	六	廿一	蒁	莪	學說	七	五	煤	媒
	七	廿三	祥	詳	醫案	九	八	泣	濇
醫案	十	十一		藥	雜錄	十二	九	蓰	蓰
專件	表	天時首	始凝氣凝氣始			表	月末	Eel'.	Feb.

編輯者　紹興醫藥學研究社

印刷者　紹興印刷局

總發行　紹興宣化坊醫藥學研究社事務所

宣統元年二月初一日出版

●●售報價目表　每月朔日發行

●●全年十二册　五角

●●半年六册　三角

●●每月一册　六分　（外埠郵費另加）

●●廣告價目表

本報廣告以行計

每行以三十字爲率

第一期每行收費一角

第二期至第五期每行均收費六分

第六期以上每行收費三分

特別廣告及刊刻大字圖表者價另議

紹興醫藥學報
己酉閏二月第十期

代派處

紹城 教育館
紹城 紹興公報社
紹城 阜通錢莊
柯鎮 傅伯揚君
安昌 嚴繼春君
杭州 謝丹初君
杭州 貴翰香君
湖州 李浩生君
湖州 阮屏候君
蘇州震旦醫院陸炳常君

申江 王問樵君
申江 醫學研究所
南京 濮鳳笙君
江陰 馮箴若君
天津 婁公館
奉天 王叔眉君
奉天 會文書局
奉天興仁衚同裘吉生君
潮州 新羣書局

本期目錄

◎◎本社徵文啓

本社以硏究爲名。原以各個人之智識有限。冀得互相交換之益。組織社報。亦爲社員一得之愚。質諸海內。以求指正。與他報之提挈社會引導國民爲質者。性質不同。願閱報諸君。時賜讜論。匡勷敝報。當照登載之多寡。答相當之報酬。其不登載之稿。恕不檢還。

◎◎敬告醫藥兩界諸君啟

醫界諸君。藥界諸君。亦聞我中國數千年來。積習深痼之宗教醫藥。一躍而入於政治醫藥者乎。諸君如未有所聞。請看數日中肅邸之整頓醫學。江督之考試醫生之章程。可也。諸君聞之。爲喜爲憂。未敢知也。惟聞醫生而不知藥。藥師而不知醫。民命相關之大事業。而不學無術者操之。可乎否乎。醫院設立者教會也。藥品販賣者外商也。諸君總不以同胞生命計。亦當以一已立足計也。本社之設。有鑒於斯。冀以各人之學識閱歷。互相交換。千慮一得。豈眞不能漸臻發達。以存立於競爭劇烈之塲者耶。諸君盍起而共扶之。

◉◉請閱醫藥學報以重生命啟

嘗考德日維新。首重醫學。英初變政。先講衛生。故近今歐美日各國醫林藥界。精益求精。新理新法日出不窮。朝登報紙暮達通衢。與國醫之自私自利秘而不顯者大相逕庭。吾儕對之能不悚惶。又且吾國病家不講衛生。不知看護。若遇重病危症。惟持一日一至之醫生。一日一服之方藥。庸有濟乎。甚或迷信鬼神。受愚巫卜。仙方靈丹。雜藥亂投。及至人財兩失。始痛詆醫藥之貽誤。土偶之無靈也。悔何及已。本社有鑒於斯。特爲愼重生命起見。不揣固陋。研究中西醫學。凡生理病理證治方藥。以及衛生事宜。看護要則。與夫通俗簡便療法。靡不廣收博採。逐期刊列報章。似此苦心孤詣。應亦各社諸君所曲諒焉。敢乞　仁人君子。體天地好生之德。存民吾同胞之心。逢人說項。廣勸購閱。庶病家智識日開。而醫家亦不得不力求進步也。頹風既挽。壽域同登。本社實深厚望焉。

本社公啟

本社醫藥總董題名

府教授翁又魯廣文。年高德劭。品學兼優。向爲醫藥董事。現經提倡實行研究藥物。素精醫學。熱心社會。久爲本社同人所欽仰。特於前月十五日常會時。公邀爲本社董事。業蒙　承認。共勸義務。庶幾醫藥聯合得以互相研究焉

錢少堂君認定一股

本社社員一覽表

姓名	科目	住址	姓名	科目	住址
○○何廉臣	內科兼產科	寶珠橋	○○胡東皋	內科兼產科	義恩寺前
○○裘吉生	遊藩辭副社長職		○○楊質齋	內科兼兒科	繆家橋
○○包越湖	內科兼產科	倉橋街	○○任漢佩	內科兼喉科	童家街
○○胡瀛嶠	眼科	三官堂	○○姚小漁	內科	府直街
○○舒欽哉	內科兼產科	鮑家街口	◉高光瑞	痧科	大路
○○趙逸仙	內科兼產科	長橋	○○汪竹安	兒科	斷河頭
○○李錦帆	內外婦三科	府橋南	○○施莘耘	遊藩辭評議員職	

○○胡幼堂 內科 大路
○○陳心田內科兼產科 觀音街
○○駱保安兒科兼內科 接龍橋
○○陳誼臣 內科 魚化橋
○○周越銘 內科 作揖坊
○陶芝蘭 內科 鏡清寺前
○○蔡鏡清 會計員 筆飛衖
○○何幼廉內科兼產科 宣化坊
○○何小廉內科兼兒科 同上
●沈伯榮 外科 大慶橋
○鄭少春兒科兼產科 寶珠橋
○施葆卿 外科 老虎橋
●吳麗生 內科 廣甯橋

○孫康候眼科兼內科 香橋
●潘文藻 內科 鮑家衖口
●趙晴孫 內科 廣寧橋
●史慎之 內科 酒務橋下
●金海珊 外科 東街
●王伯延 內科 西咸歡河
●王傳經 針科 大路
●陳潤齋 內科 新試前
○朱橘泉 外科 鏡清寺前
●范少泉 內科 錦鱗橋
○○高慎生 內科 教場沿
○朱葆生 內科 前觀巷
●賀純賢 內科 獅子橋下

○駱國安　兒科兼推拿　接龍橋　○駱靜安　兒科　接龍橋
○○孫寅初　德康錢莊　○○李蓉裁　內科兼產科　樊江
○○嚴紹岐　內科兼產科　官塘橋　○○傅伯揚　兒科兼內科　柯橋
○○章吉堂　外科兼內科　道墟廟漊　○○錢少堂　產科　石門檻
○謝福堂　內科　菖蒲　○○嚴繼春　兒科兼內科　安昌
○○魏芳齋　外科兼內科　湖塘　●傅克振　內科　湖塘
○馬幼安　外科兼喉科　小皋埠　●章友三　內科　道墟

收新入社員酈鳳鈞君英洋三元
陶芝蘭君　認定一股

以上雙圈者。社費及月捐全繳。單圈加黑圈者。社費已繳。月捐未清。單圈者。但繳社費。無圈者。已先一律除名。前月十五日常會時公衆議決。僉謂本社經費。以社費月費及派報費爲大宗。似君等觀望不前。遲滯不繳。其與社會何。此次列表聲明。務請君等顧全大局。維持本社。統限於二月初一日一律繳清。如再置若罔聞。有違本社定章。當援社律。開除姓名。以清界限。如　君等收款有錯。請隨時向蔡鏡清處更正。

會計員蔡鏡清謹告

催繳去年報費

本報定章應將進出各款。彙結報銷。所有去年之報欵未清者。務乞從速惠下。以了前欠。倘置之不理。本報准將該欠戶姓名住址。詳列下期報上。俾衆咸知。公欵攸關。非本社好爲此不情之舉也。奉勸諸君子毋吝此小費而貽笑大方也可。

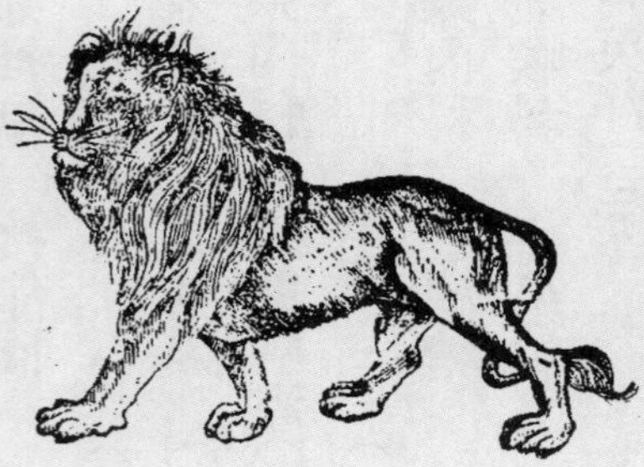

創製肝胃氣痛散

痛有九種惟肝胃氣痛爲最多發時痛不可忍或如繩縛或如板硬或如針刺或串背筋或串兩脇或串腰腹或從小腹衝心心中熱煩甚至痛極而厥厥後轉瘁見人欲咬撳桌扯衣急服此散二分冷茶送下立能平肝降氣和胃止痛較左金丸越鞠丸效速

太和春白

創製瘧疾五神丹

專治風瘧寒瘧暑瘧溼瘧痰瘧食瘧瘴瘧鬼瘧夜瘧及三陰瘧等凡發時寒熱有定期或一日一發或隔一日一發甚至隔二三日一發俗名四日兩頭較諸瘧病深難治悉以此丹主之每服一錢瘧未發前一時用鮮生姜兩片陳茶葉一撮泡湯送下暫服止瘧久服除根永無後患

太和春白

創製水瀉至神丹

水瀉一症春冬多屬風寒夏秋多屬暑穢而挾濕挾食則四季皆同此丹開胃健脾分清利濁逐穢化滯運氣殺虫善治風瀉寒瀉暑瀉火瀉濕瀉食瀉及小兒虫積疳瀉每服三錢各照引送下如虫積藥同煎可用四錢無不所投輒效入湯

太和春白

節齋化痰丸

專治痰因火升凝結喉間吐咯難出凡老痰燥痰鬱痰黏痰皆由於此若用辛溫豁痰則爍肺液甘柔潤肺則滯肺氣往往做成肺癆終歸不治此氏清金保肺利氣活痰軟堅散結止咳定喘功在礞石滾痰丸指迷茯苓之上每服三四錢開水送下奏功極速醫家病家幸勿輕視

越城府橋存仁堂虔製

續吉林醫學研究會獻議　衛魂　本社選錄

醫失其眞無以應社會之求而失其信用遂旁出於媚神信佛之一途又或倉猝致病求之醫門無所施療寒熱雜投適以增劇而病家無決斷力者乃轉而乞命於神靈且以東省而論冬寒地凍不必言矣如夏秋之交濕淫司令以吾民起居之不時飲食之不潔道塗之不除溝渠之不洩庖湢溷厠之不滌絪縕絪縕醞爲癘疫朝受病或不待暮而已死使醫家當此發爲議論警惕人以清潔之法不然施治於受病之先補偏救弊及其無形而除之不然病在毫毛藥而去之又不然候血脈調方劑火巳燃而息之則社會又何至大蒙其毒乃事前譊譊以爲可知言笑未已寒病復始倉皇切脉痛哭已沸於後庭是則求醫反促其年又何怪社會之日趨於迷信也然則欲收神速之效果仍惟有待於醫耳吾意吉林之當道既提倡醫學矣必亦知醫學之關係於社會者爲甚重

會獻議 一

固宜籌措的款擴充規模俾當事者求其進而大其用若小試之是今日可以舉明日亦可以廢且於研究之宗旨亦不副矣吾國古醫家之妙用簡編不著其綱然可考者大抵分病藥二宗其療病也以望色聞聲問症切脈爲四科扁鵲見齊王而却走蓋其症也仲景傷寒論徵候之術四者並稱魏晉而後始有所謂脉經以切脈獨著而古法已失其半脈有手足腕三部而今止切腕則切脉之古法又失大半此宜研究者也至藥學一門於古尤重非深知其性不輕用故本草木之寒溫量疾病之深淺假藥味之滋因氣感之宜辨五辛六苦致水火之濟雖至李唐之時猶命醫官特設藥園嗚呼尙已今之醫者其於藥也執陳法而用之究不知其性質功用之宜相此殆如將不知兵兵不知器按名點籍白無一是今欲講求醫學則藥性亦不可不研究似宜乎設藥學一門命醫者辨別其根葉華實草石骨肉之異及其有毒無毒陰乾燥乾採造時日皆

分別焉。且辨其所產土地。而貯納庶不至用非其用。此關於舊醫之研究也。夫近日西歐文明。輸入東亞大陸。一時神州學子。通達外國語言文字者。或自以意爲書。或取他人之書譯之。醫學一科。亦間有譯者。其爲言也。復博而精。留心斯道者。搜而讀之。無難得其要領。然而其中之至理。則千頭萬緒。微乎其微。習而弗專。弗切於用。專而勿精。亦勿切於用。人命至重。輕於嘗試。非醫家之存心。使無人爲之口講指畫。幾何不至於殺人。是則研究之時。西醫宜聘也。西醫之來助之。以曾習西醫者之中醫。而其研究之方。則解剖一端。尤其要者。精於醫者。診人之病。必知其疾入何竅。何穴。何經。何絡。從而藥之。而其疾瘳然。有時亦至於誤事。此其弊在求之以理。未驗之以實。而人之竅穴經絡。流通不息。必非一定之理所能括。故有待於解剖。解剖者。所以驗之於實。昔者無爲軍醫張濟善用針。因歲饑疫。人相食。凡視一百十七人。盡知其經絡。而行針無不愈者。近代王勳臣亦以痘疫流行日往墟墓中觀小兒棄屍而臟腑結搆血絡循環洞悉無遺此非解剖學之見端乎後來醫生不能擴先哲之遺緒今則西醫業此最精不可不假之爲前導以爲吾醫之輔助此關於新醫之研究也夫醫學精深爲各科之冠數片研究不能竟其功十數人研究不能廣其用必多招知醫者入會研究定速成與完全兩科日日臨會願長住者聽之速成或以兩學期完全或以五年爲期一班期畢復招二班源源而來無有止境非有會中之文憑不得施診如此行之則東省之醫學自能精益求精矣所謂病夫者無難一朝愈所謂徵號者亦無難一朝去嗚呼吾言及此吾不知其喜心翻倒也

按醫學第一前提有志者須先習普通理化學生理學衛生學惟解剖現在尚無實驗之地須廣講模型標本借以實習非此則醫學決無進步銳志斯學者不可不實行研究也　（完）

內科時症全書（中外並參）

越醫何炳元廉臣氏編撰

春季新感病篇

風寒證治

內經云風從外入令人振寒汗出頭痛身重惡寒又云風寒客於人使人毫毛畢直皮膚閉而爲熱當是之時可汗而發也戈氏存橘謂卽傷風稟寒症實則俗稱冷傷風是也四季皆有故名四時感冒症分輕重二種輕者名曰冒風（卽鼻傷風東醫名鼻感冒一名鼻加答兒又名風寒流涕）重者名曰傷風（卽肺傷風東醫名急性氣管支加答兒一名急性氣管支炎又名風寒咳嗽）而其爲感冒風寒則一也故分別爲風寒輕症風寒重症若破傷風症則較傷風爲尤重

●風寒輕症　俗稱小傷風

（病源）吸受冷風鼻管發炎

（症候）鼻塞聲重時流清涕頭額微脹頻發噴嚏言帶鼻音常欲張口呼吸惟

身不發熱。故無傳變。若延及肺氣管。則兼咳嗽。其症較重。

(診斷)脈右浮滑。或浮而微弦。舌苔薄白。或竟無苔。診察病原症狀。直可斷之曰鼻傷風。雖謂風寒輕症。而時愈時發。往往釀成鼻淵鼻䶊之症。

(療法)內治宜辛平輕解。外治宜常令嗅引。

(藥方)加味葱豉湯主之。(拙製經驗方)

鮮葱白三枚　淡豆豉三錢　荆芥穗一錢　辛夷花四分

白桔梗八分　炙甘草四分　太倉薄荷腦三分冲

(方解)葱白味辛中空。豆豉質輕氣芳。本爲肘後輕解風寒之良劑。故本方用以爲君臣。以荆芥薄荷上散風寒。佐以辛夷桔梗善通鼻塞。使以炙草和諸藥而養胃。此等輕劑。凡治四時冒風。最穩而有效。

葱白蘇葉湯　(簡便驗方)

鮮葱白三枚　紫蘇葉三錢

方解　葱白紫蘇。氣芳香而味微辛。煎湯熱服。以取微汗。輕散風寒。最爲簡效亦一普通之發汗劑也。

外治嗅引法

每日晨起先去盡鼻垢。旋以溫水少許。納入鼻管。其患自愈用掌盛水。嗅入亦可、冒風頭痛鼻塞用此法治之亦效。惟水中宜、微和以、鹽。如治鼻流清涕宜用硼砂、白礬、糖各等分。爲散吹入此法甚驗。

(辨似)此症易辨。故不列表。

按內經云春傷於風。又云春氣者病在頭。故春善病鼽(卽鼻流清涕)衄。(卽鼻流赤血)。觀此則冒風傷風等症雖四時皆有畢竟以春季爲最多。故將風寒證治列入春季新感病篇

●●風寒流涕　一名鼻黏膜加答兒。又名鼻內皮發炎症。(東西並參)

(病源)本症多基於冒寒。及器械的刺戟。(塵、埃)化學的刺戟。(沃度、吐根)等或發於急性發疹病梅毒腺病等之症候。其尤劇性之膿性鼻粘膜炎。則爲淋毒性之分泌物所誘發者。

此症之起。多因風塵所致。故凡頸膊受冷。與脚由熱地忽下冷水。或由冷水忽站熱地等事。常易起此。更有等氣味。聞之亦令鼻內皮發炎者。如依畢格散及生煙之塵末皆是極少遺傳者。

（症候）本病主要之症候。爲涕汁之分泌。或爲少量而呈粘液狀。或爲多量而呈水狀。或爲多量而濃厚粘膜腫漲而致鼻道閉塞。患者必張口呼吸。言語帶鼻聲。小兒則妨害哺乳。嗅覺減少。鼻孔緣及上唇有灼熱之感。鼻粘膜之知覺過敏。故於反射的起發噴嚏。若炎勢波及前額。則自覺前額卽痛。全身症狀輕微。體溫之昇騰不著。

凡因受風寒而起是症者。初起發寒。困倦身痛。鼻乾不舒。常有噴嚏。久之則流稀而鹹之涕。鼻前孔則紅而炎痛。噴嚏不止。再久之則其涕膠結如膿。內有水泡。蟲其聲音。與平日不同。總帶鼻音。緣其鼻內皮腫脹之故。然數日腫消。膿涕亦少。則可漸愈。

（診斷）此症亦於診察。毋須打診聽診等法。自起病至愈期。計十四日或十六

參桂四物湯方　潞黨參　砂仁拌熟地　歸身　炒芍　川芎　製香附　茯神　肉桂　艾炭　小茴　紫石英　四物爲肝經調血之專劑。然不得補氣藥。無以成陽生陰長之功。故此方特用黨參肉桂。扶氣分之弱。香附小茴。化氣分之滯。補氣卽所以生血。又加歸身補血。艾炭理血。茯神養心生血。石英柔肝和血。庶氣足血行而經自調矣。

生地阿膠湯方　細生地　陳阿膠　炒白芍　枸杞　天冬　茯苓　茺蔚子　女貞子　炙甘　陰虛與血虛不同。血虛而補其氣。則氣足而血自生。陰虛而助其陽。則陽亢而陰益耗。故此方純用陰劑。生地阿膠皆養陰之品。佐枸杞甘草之甘平。茯苓之甘淡。兼白芍之酸寒。天冬女貞之苦平。茺蔚子之辛潤。合用之可以養心營。潤肺燥。緩肝急。益腎陰。誠陰虛內熱之良劑也。

加味四君子湯方　潞黨參　炒白朮　茯苓　炙甘草　廣皮　澤瀉　大腹　香附　雞內金　參朮苓草。性味甘溫。甘得中之味。溫得中之氣。故能益胃補脾。有健運之功。具冲和之德。然證見便清浮腫。補氣之中。必須利氣。

故加廣皮、澤瀉、大腹、香附、等藥行濕化滯。鷄內金卽鷄之脾。亦取其善消水穀。助健運之功也。

經色不正證治

朱丹溪曰。經水者陰血也。陰必從陽。故其色紅。禀火象也。血爲氣之配。氣血調和。經來色必淺紅。是爲正。若淡白或深紅或紫或黑或黃如米泔或如綠水。皆不正也。當分寒熱虛實而治之。淡白者必寒。宜用溫經湯法。深紅者必熱。紫黑者熱更甚。均宜黃芩四物湯。然有紫黑而暗如死猪血者。此屬虛症。急宜調和陰陽。當歸附子湯。至黃如米泔者。脾氣弱而兼有濕也。六君子湯加扁豆、薏苡仁。如綠水者乃大虛大寒之症。若投涼劑必誤。宜仿葉氏烏骨鷄丸法。

當歸附子湯方　當歸　川芎　阿膠　熟地　續斷　蓯蓉　蒲黃　萸肉　茯苓　甘草　乾薑　製附子　方中芎歸阿地。及續斷、蓯蓉、萸肉、等藥。皆入陰分。而必兼乾薑附子以通陽。蓋無陽則陰無以生。加茯苓甘草、補脾助胃。以培生化之源。亦無非調和陰陽之義也。

周越銘稿未完

小兒疳症淺說

汪竹安

疳者乾也。血液乾枯而疳狀著矣。疳者積也。溼食停積而疳症生矣。原其病所自起。每在二三歲後。兒體漸長。母乳日衰。不敷吮吸。與以餻餅充飢。瓜果適口。並際進茶湯香[illegible]等味。若體質強健。運行得力。尙無窒礙。適逢外邪相侵。或稍作微熱。或偶形咳嗽。此時胃雖納食。而消化器必然遲鈍。正當酌量食品。宜減則減。諺曰。欲使小兒安。常帶三分飢與寒。此言眞可謂養子秘訣。無如爲父母者。每以愛子之故。不忍違其所欲。且以爲尋常微恙。不甚關心。飲食如常。肥甘不節。殊不知小兒腸胃柔弱。所受之邪。與所食之物。混合一處。輸化維艱。而脾氣鬱。脾鬱不能爲胃行津液。而胃氣餒。由是水穀之溼。停滯於中。鬱而爲熱。蒸而生蟲。久而成積。或口湧痰涎。或泄瀉不止。或煩渴自汗。小溲短赤。外則形色枯槁。毛髮焦稀。鼻起光[illegible]。脊聳肉削。腹大筋靑。甚則便血脫肛。兩目紅腫。項後結核。耳中流膿。牙齒蝕爛。肢體生瘡。此皆疳之明證也。大抵疳病得之膏粱之家者十居八九。得之藜藿之家者十居一二。蓋緣膏粱之家。衣必溫煖。食必旨甘。保姆乳媼、尤恐其啼。凡有所嗜、輒先投之。一切每多過分。是以致病反多於藜藿。經曰。飲食入胃。遊溢精氣。上輸於脾。脾氣散精。上歸於肺。通調水道。下輸膀胱。水精四布。五經並行。故脾胃和而病不作。苟或飲食失節、脾胃受損。諸病遂生。小兒之疳症。大都皆由於此。故平居以及斷乳後。食物務宜撙節。切不可雜物亂投。至論治法。景岳則謂血氣兩虛。必須大補。其說斷不可從。錢仲陽從脾胃施治。頗有合於內經之旨。此外諸家。不外知柏芩連以清熱。枳朮神查以消積。檳榔椒梅以殺蟲。惟葉氏諸方。清和平淡。最合治幼法度。如疏補中焦。升降胃氣。運動脾陽。調和營衛。皆妙法也。洄溪有曰。此老幼科。不但名家。可稱大家。是知疳症一門。遵葉氏必無大謬。其次王氏清任、病理療法。亦多切實。然前人立法。無非為後學示準繩。全在醫者胸有把握。隨機應變。不可膠柱鼓瑟。僕行道以來。每見業是科者。泥用成方。千人一律。以致變證疊出。因此戕生者。不勝枚舉。故敢不揣鄙陋。略陳大致。以質當世之善治疳病者。

黴菌則爲植物性。是其異點也。菌既蘊結。復得穢濁之氣。爲之蕃殖滋培。則必旁溢橫生。發爲疫癘之症。爲患不可勝言。故屛除腥穢。戒絕陳腐實衛生之最要機關。

(乙)愼重飲料　人身全體。每百分中。含水七十分。少於此數則病。蓋水之爲物。本輕養二氣化成。能溶化營養料。以灌輸於四肢。實裨益最要之原料。然下流社會。恒飲冷水。最爲百病之根源。以水中多附微生物。非至沸度。不能使之殭也。爲衛生計。第一當先濾水。用水缸下開一孔。下盛碎石。中置木炭。上鋪粗砂。粗砂之上。復散細砂。厚約尺許。於是注之以水。由孔流入蓄水之器。則水中毒質及不潔之物。均可一掃而空。然後加火使沸。用爲飲料。有百利而無一弊矣。

(丙)辨別食品　人身所賴以滋養者。以蛋白質爲最要。其次水分。其次脂肪。又其次灰分。均爲必需之資料。故必採擇食品。富於此項要質者。方得完全之發育。以動物性食品言之。價最廉而益最大者。首推雛鳥各卵。以其中蛋白脂肪各質。凡益於人身者。無不纖悉畢具也。故格致家爲雞卵十枚。功力勝於牛肉十兩。其他魚肉蛤貝之屬。及牛乳馬乳。亦爲滋養之要品。若夫植物性食品則米麥爲最。其菜蔬亦多滋養之質。然最不潔者則爲豚肉。最、損者則爲蟹類。衛生者不可不防。(格致家謂豚肉多生旋毛蟲、爲害最烈。)

以上三大部分。誠能講求完備。而並使衣服勤濯。(格致家謂勤濯去垢、發育最涼、且夏令宜用麻布、以廣傳導之力、冬則惟棉呢最能保護體溫、若夫緊衣窄袖、束縛形骸、氣血不調、爲害最烈、)沐浴之以時。則體質健康。外邪退避。獲益非淺鮮矣。然當此天擇物競時代。强國必以强種爲基。故尤當由個人之衛生。進而爲團體之衛生。用收普及之效果。爲今之計。宜用各府州縣官紳。組織衛生學會。編輯衛生學報。俾一般婦人孺子。咸恍然衛生之利益。相率實力奉行。遇有疫癘之時。並由會中多置消毒防疫各水。廣爲散佈。務使各項毒質。皆消滅於無形。則其裨於人羣。不更廣且大哉。願有志之士。起而圖之。完

（辛）●●曹心怡（字侯甫）先生實驗法

曹侯甫曰。麻黃爲喉痧初起必用之藥。若時令嚴寒。或證起數日。表邪鬱極。當急與解散者。可獨用。分量少只三分。多至五分。不過取其輕揚之性。以達毛竅。非若西北正傷寒之需重汗也。或時令溫暖。邪鬱不甚者。可炙入豆豉內用之。（分量亦少至三分。用豆豉三四錢同水炙透。去麻黃煎服）彷彿仲聖麻沸湯之法。然亦不可拘。若時令雖暖。而表邪甚急者。仍當專用爲捷。若在暑月。可用桑白皮監之。或其人素有痰血。或病中曾見衄血者。俱宜兼用桑白皮。此局方華蓋散之遺製也。至於救逆諸法。則有麻黃與白膏同用者。（如邪鬱數日。已從火化。苔黃口渴者。以麻黃豆豉霍山石斛同用。舌尖微絳者。尚可用）有與黑膏同用者。（如誤治在前。表邪未達。痧透不暢。而舌色絳赤者。麻黃可與豆豉生地同用。手足瘛瘲者。可用羚羊角）並有與石膏同用者。（如發於暑月。而復誤治。痧火與暑邪交并。熱甚生暈、手足瘛瘲、神色昏亂、而邪仍未達、舌焦黑口渴者、不得已可試用之、卽非霽月、但見以上諸證者、亦可參用）活法在人、是在臨證者審體之、總之喉痧一症、（冬燠春寒、邪鬱肺胃、逆火令火結而爲伍、上竄咽喉、紅腫而痛、或但痛不腫不紅、憎寒發熱、或壯熱、或不甚熱、或乍寒乍熱、微者飲食如常、甚則胸痞咽阻不能食、脉形弦數、或濡數、或沈數、或沈弦不數、或右寸獨大、或兩寸並沈、或左部兼緊者、皆邪鬱未伸之象也、舌白不渴、或微渴而苔滑膩者、或渴甚而苔仍白滑者、邪在表分也、荆防麻豉湯主之、　荆芥　防風　麻黃　豆豉　牛蒡子　桔梗　杏仁　土貝　甘中黃　西河柳）歷來鮮善治者。以不敢暢發其表也。不知此症重在痧子。不重咽喉。顧氏早已言及之矣。溫癘之邪。鬱之深而發之暴。不能自出於表。以至上竄咽喉。苟非洞闢毛竅。暢宣肺氣。何以洩其毒而殺其勢。此開手所以必用麻黃也。以余近年所見用麻黃者十治十生"　（未完）

由是觀之。凡病中譫語神昏。如見鬼狀。及鬼話連篇者。皆神經病也。凡乩方藥籤。求神送鬼時。或有效者。皆心理作用也。非眞有鬼祟憑依。一禳禱間足以愈病也。全在醫家悉心治療。病家細心看護。庶可轉危爲安。雖然使病家不能破除迷信者。非吾儕學術不精之過歟。吾願爲醫家者。精神病學。急宜研究。爲病家者。衛生學看護學。不可不瀏覽也。

續第四期濕溫時疫之驗案

山陰陳安溦命男秋舫錄

陳氏醫案

春溫證用補肝獲效

病源 已酉新正。蕭山湯某。年二十。素體血虛肝旺。患春溫證。新舊夾發。

病狀 身熱無汗。便阻溺短。神昏譫語。氣逆咳嗽。痰內兼血。右胸及肋。手不能近。按之痛甚。

診斷 察舌白滑而黃。切脈左關弦數。兩尺微小。檢閱前醫方法。不外葦莖牛旁花粉元參。以及枳桔杏蔞薄荷連翹等味。服之益甚。更服麻黃細辛干姜五味。倍覺昏沉。因思地道不通之故焉。疊進大黃芒硝。便愈。閉而勢愈危矣。束手無策。求治於余。余曰。證則外感。脉則內傷。據脈而斷。新年有盛怒否。伊曰有。余曰。得之矣。此肝病也。蓋青年多內。其腎必虛。腎虛則肝失所養。故木浮陽亢。易犯而易怒。更兼春令木旺。內外兩相鼓盪。每易招風而醸溫也。世俗盡知肝盛則怒。鮮知肝虛則易怒。惟知右間胸脅主乎肺。詎知肝脉貫膈。亦注乎肺。僅知咳專主乎肺病。豈知有木叩金鳴之肝病乎。

療法　仿魏玉横前輩法。

藥方　一貫煎加減。

大生地六錢　白歸身錢半　川楝子二錢　甘杞子三錢　瓜蔞仁四錢

冬桑葉三錢　杭白芍一錢　蜜炙橘紅錢半　蜜炙枇杷葉一片

一劑神清便通。汗出津津。血止痛減。大勢十去七八。嗣用柔肝養胃法。調理以善其後。

雜錄

喉症驗方

錢清陳蕚梅來稿

蓋聞天下有非常之事。必有非常之人以治之。有非常之病。必有非常之醫以療之。近年紹屬疫氣流行。喉症甚衆。病家不知求醫。順便呼喚。醫家不知辨證。隨意投方。治斃亦不治亦斃。哀號之聲。盈於道路。聞者傷心。美自愧瘍醫。焉知內理。今見紹興醫藥學報。始知社會諸君文明大進。與鄉僻之風。何啻霄壤。挽近今頹敗之醫風。非古聖之功臣。而何美屢爲俗務羈身。不克糾會研究。而心實深欽佩。今以購報之便。不揣冒昧。敢將喉症驗方。節錄數條。請　政。

計錄

爛喉瘟（內外諸書無考。後開治方。僕試之屢效。）其狀寒熱咽痛。滿喉腐爛。氣穢。喉有痰聲。項內腫硬。若初起咽不甚爛。普濟消毒飲去升柴芩連。加羚羊角。如白腐大起。加犀角牛黃大黃元明粉。以逐其熱毒。四邊喉中不紅。雖有白腐。不能用犀角大黃。宜加丹皮麥冬。項頸堅硬。內腐已退。毒欲外潰。宜用托毒透膿之法。膿熟針之。內服補托收斂。若帶丁腐盡者。胃爛汗出痰聲如鋸者肺絕。二證俱不治。

痧喉（張鐵若有痧喉正義一書。採集各大名家論說而成。）其狀身中微熱。疹發如瘄。一二日間目赤喉黴。體倦不食。疫氣傳染。連及村社。傷亡甚速。初發疹時。宜輕清解毒透疹潤肺之法治之。火甚者用上爛喉痧治法亦效。

爛蛾　喉間如蛾腫爛。此肝胃風火上鬱。普濟消毒飲亦效。如喉中肉色淡白。脈細。火不甚旺。消毒飲加生地麥冬丹皮之屬。

時毒　其狀項腫喉黴。寒熱。脈數。感受時邪。荆防敗毒散。或喉科六味湯。火甚者普濟消毒飲。

喉痺　其狀寒熱喉閉。痰涎壅塞。必須探吐其痰。用清咽利膈湯。

虛喉　喉中塞痛。水不能下。色白不腫。此虛陽之火。蘇前湯可治。大忌凉劑。

風寒爛喉　其狀寒熱大作。喉痛漸爛。四肢厥冷。姜夏甘桔湯服後得手足和。進普濟消毒飲。爛甚者加羚羊角。

一

醫界福田述略

楊質安

宣統建元歲次己酉清明之節。爲我紹興醫藥學社出第十期醫報。鄙人濫廁其間。愧無寸進。謹就平日所熟聞者。畧述一二。爲我同人造福。並冀我醫藥學之進步焉。　先外祖李公諱赤文。爲杜尺莊先生快婿。以進士改郎官。外簡知府。道光戊戌。奉檄督銷鄂岸引鹽。時同官黃霽春觀察安濤。述其封翁退安先生。精於醫理。每遇疑難之症。應手輙效。故求治者。踵常相接。虛己待人。不以貧富易其術。而於貧病尤所注意。凡無力延接者。徒步前往。不憚艱苦。秘製刀圭。不計價值。三十年如一日。活人無算。晚年究心詩詞。與同志結宣南詩社。箸有友漁齋醫話八卷。藥籠小品一卷。詩稿二卷。霽春先生以二甲第一名入詞林。典黔試。觀察荆襄。福善之報。捷於影響。又元和陸鳳石尚書封翁九芝先生。以文學名。讀書日以寸計。食古而能化。著有世補齋醫書十卷。而一種慈善之心。尤不可及。每見茅簷蓽屋。寡鵠孤雛。床褥呻吟。無資醫藥。則必多方調護。竭盡心力。以相援手。嚴寒酷暑。日炙而淋。不計也。至今吳中猶能道其隱德。而鳳石尙書竟以甲戌大魁天下。近鑒於此。遠鑒於彼。良醫之食報於天者。同一轍與。

時瘄驗方

何小廉謹述

近今時瘄盛行。症候之險。傳染之廣。幾與天花痘有順險逆之別。新出痲症集成。言之甚詳。看症則辨明氣候。治法則窮究根源。下藥則酌定後先。飲食則剖分禁忌。蓋朱載揚先生取古人之成方。而以平生所歷驗之症。運化之。當時活人無算。鄉人皆以痲仙稱之。良不誣也。中載治痲妥藥。頗爲簡效。方用葛根、荆芥、防風、苦杏仁、大力子、廣皮、桔梗、甘草等藥。用泉水煎服。再從四時之氣候加減之。如寒閉者加麻黃。熱閉者加石羔。食閉者加枳殼、山查。熱甚者加黃芩、黃連。毒甚者加白花地丁、西河柳。渴者加知母。喘者加杏仁。裡實者加葶藶子、白牽牛。此時瘄用藥之大要也。惟悶瘄一症。尙缺精當之療法。今述陳元益先生治法。以補之。其方仿治悶痘之法。先以紫雪芳逐於前。繼以犀羚、芩連、丹皮、鮮地、石羔、人中黃等味。大劑清凉解毒。始得轉重爲輕。易危爲安。如或病深藥淺。必至危變。全在臨此症者。因時制宜。因症立方。勿以痘重瘄輕而忽之。

寃哉李醫

錄上海醫學報

樊江醫士李容栽本館不識其人。亦未詳其家世。緣上年紹興公報載有章仙芸登庸醫殺人一則。始知有李容栽其人。詳審所述病狀及先後兩藥方。雖未能游刃有餘。要亦不爲無見。藥性平淡。何至遽殞生命。章必欲指實其罪。殆因痛妻心切。而遂不覺其言之甚耳。欲加之罪。何患無辭。李君不知引避。致蒙此不白之寃。固屬咎由自取。惟此風一長。我醫界前途。尚可問乎。爲不揣冒昧。竊效豐干。孰是孰非。還請我醫界同人。一伸公論。茲錄其方藥如下。　痰濕而致肝鬱氣逆。上乘犯脾。化腫脹。襲肺作喘嗽。二便阻。濁氣上冲。呼吸粗。痰出則爽。舌白滑。肢體寒。兩關脈沉弦。兩寸上魚際。病屬溼阻氣滯。胃氣尚可。免疏濁飲利濕降逆。通絡散鬱。方以塞責。其方爲旋覆花三錢、春砂末八分、滑石四錢、姜製半夏三錢、姜製川朴八分、陳香圓皮六分、生香附錢半、廣皮錢半、沉香麯錢半、川椒目八分、益智仁錢半、佛手花一錢、青橘葉七片、丹溪越鞠丸二錢、覆診寸口脉尚長。大便不暢。知肺氣不宣。援下實趨上之例。開降肺氣。俾三焦水濕得以流行、其方爲薄荷梗二錢、薄橘紅一錢、江枳殼八分、廣鬱金三錢、旋覆花三錢、帶皮茯苓三錢、瓜蔞皮四錢、苦桔梗一錢、陳香圓皮六分、苦杏仁四錢、白蔻仁末四分、沉香麯錢半、冬瓜皮一兩、丹溪小溫中丸二錢　近聞紹興醫藥學社已爲開特別會評判其事俟探實再行續告

公論難逃

李醫蓉栽。在樊江行醫多年。未聞有大過失。上年公報中。疊見章仙芸君載庸醫殺人一則。爾時本社之不即評判者。一則彼此是非各執。本社未得其詳。殊難懸斷。當經函詢該處同人去後。即被外部方崇儒君責備本社。乃逕請章李二君約期赴社公同評判。兩次函邀。雖據李君屢詢會期。而章君終不一覆。意者章君日久晤生。或有欲然於中者乎。不然何前之勇於登報。而後之怯於談判也。嗣聞館董有讀曾子謂子襄勇一節者。乃恍然晤曰。縮不縮。因自反即得。亦何待旁人爲之評騭哉。雖然爲李醫與李醫類者。因激刺而生競爭。因競爭而速進化。轉將以章君爲紀念人物。勿以其無意失而目笑存之也。

通訊

敬告杞憂子先生書

今春讀上海醫學報、見有新名詞發現、曰醫賊醫賊二字、可謂新頴之極矣、元始而駭然、旣而釋然、知 先生有所見而云然、必非以盛氣淩人而出此謾罵也、處今學術競爭之時代、治新醫學者、挾其進取之學說、以傲舊醫、治國醫學者、挾其經驗之成蹟、以傲新醫、皆各道其所道、本無足怪、所可恥者、西醫發言、却能中中醫之弊、中醫立說、未能發西醫之覆、歷檢中國醫書、惟唐蓉川中西滙通五種、畧言其槪、然於西醫所論之病理診斷、尙未深悉其精蘊、外此則未之聞、此則吾國醫界之一大憾事也、

今推 先生之意、殆謂養成國醫之人格、首以保國粹爲主義、當取舊學磨洗而光大之、苟能是、是亦足以爭存矣、竊思淬厲其所固有、採補其所本無、原爲吾儕之天職、卽欲磨洗舊學、保存國粹、若無新學識以鑑別之、究竟孰爲精粹、孰爲糠粃、正不知若何抉擇、特恐所以保守者、仍不外五行生尅空談氣化之

老生常談而已、又烏能致廣大、盡精微、進取文明、以發皇舊籍也哉、近今風氣、薾然頹敗極矣、流品之錯雜、學說之幼稚、幾達極點、雖云剝極則復、天理循環、然無新醫界以激刺之、則舊醫界俔俔伣伣、如醉如夢、依然蹈一二冊方書、讀湯頭歌數首、率爾懸壺、問能發明內難精義者、有幾人乎、問能善用仲景藥方者、有幾人乎、元恐軒岐之古學、將自此而墜地、矣豈不痛哉、總之吾國醫界之舊習、病在尊大、病在固蔽、非病在不能保守、愚以爲處今之世、爲今之醫、正宜大開門戶、容納新學、俟新學門徑、瞭然於心、然後以四千餘年之舊醫學、互相比較、互相競爭、而舊醫學之眞精神、乃愈出、眞道理乃愈明、屆時發揮而光大之、豈不完美、彼新醫學者、或棄或取、或招或拒、或調和、或並行、固在我不在人也、似此苦心孤詣、彼古人何遽遽棄我乎、倘　先生以辨正學理之心、將東西醫籍、一一揭彼之短、顯我之長、言之有物、著而成書、俾盛稱新學者、咸知舊學之猶足尚焉、若以罵斥之、則是以有限之精神、弄無益之筆墨、矣元不敏、粗述所見、乞　先生教之、　越醫何炳元頓首

丁仲祜君覆何廉臣君函

頃奉手簡。繼誦數回。慚汗慚汗。弟學殖荒落。德慧日損。欲盡綿力於醫學界。未知能如願否。吾儕處過渡時代。不能以完全之醫學。普及社會。似宜用速成法補習之。弟之醫學補習科講義。卽此意也。若嫌此書太畧。則先閱新靈樞。可得解剖生理之大要。次閱新素問。可得近世衞生學之大要。此乃學醫之基礎也。次閱內科學綱要。或內科全書。次閱藥物學綱要（惟藥物須實驗。買普通藥約百元。若有人指授。一月已可得大畧。如熱病甚重時用退熱藥。劇咳時用鎮咳藥。頭痛時用鎮痛藥。淋病用注射藥。喉頭或氣管病用吸入藥之類。皆能立獲奇效。大可補舊法之不足）似於內科藥物二類。亦稍知其一二矣。次閱肺癆病預防法。以吾國之肺病最多也。次閱育兒談。及竹氏產婆學。皆不可少之智識也。而醫學綱要。尤爲普通智識中之最要者。或先閱亦可。次閱看護學。此書頗爲重要。須嚴囑病家看護病人之法。爲用藥之助。次閱實驗却病法。醫生須有健全之身體。方可爲人治病。否則抵抗力不强。恐有傳染之虞。然診斷學尤爲必要。猶航海時之指南針。即臨床醫學之柱石也。惟博大精深。一時恐難卒業。弟所以有初等診斷學教科書之作。刷印未完。附上樣本四頁。尚祈指示。尊著內科症治全書。條理精密。頗爲完善。「樊君一書已送去　祈勿念」忽覆多語。病祈　諒之。爲荷專此。即請　道安。

專件　續敬告海內醫學家　　中國自新醫院汪惕予

某甲年五十歲。陷於惡液質。消化不良。吐沈澱物之液體。以手撫上腹部正中線邊。有硬結物。其胃稍有擴張情形。日久衰弱而死。死後。醫者將屍體解剖之。見胃之幽門。有癌腫性潰瘍。又稍形逼窄。肛門腺與上腹部腺。皆腫大結硬。肝臟內有大小不等之結節數枚。腹膜內有小結節。肺臟稍有氣腫之狀。心臟肝、臟變褐色而萎縮。腎臟與各臟器之組織。呈貧血萎縮之狀態。乃定其病名曰、胃癌。其死亡之故。則在多數之病竈也。

某乙年五十餘歲。適廁所。卒倒而亡。解剖者見乙之腦核與內鞘。及視神經狀。皆有出血處。其第三腦室。凝血已滿。溝動脉及基底動脉已硬變。心臟之左室肥大。環狀動脉亦變硬。腎臟之表面有顆粒狀。而腎質亦較硬。胃之小灣部。舊潰瘍甚多。此外之臟器組織皆呈萎縮之狀態。大小動脉之內膜亦皆變硬。乃知速死之故在腦出血。其兼病在左心肥大。腎萎縮。胃潰瘍。此病名之曰動脈變硬。

近聞　請考醫生批示從緩

天台附生李君漢東以現在醫生流品混雜。程度不齊。每至誤人生命。非嚴加考試。定以優劣不可。特於前日具呈撫憲。擬定章程。請核示遵行。茲奉增帥批示。略謂據禀考試醫生分別等第。俾無夭枉。立起沉疴。濟世壽人。莫善於此。本部院早經意及。惟考試醫生。必具考官之資格。非深明中西醫理者不能。現在遍訪實難其選。惟有暫從緩議云云。

產蛇誌異

餘姚滸塘地方。有周某之妻。於十二夜肚痛。分娩生蛇子一盤。性命尚屬無妨。雖亦異聞。但業產科者。不可不研究其故也。

產蛇誌異　近聞一

續本報第八期勘誤表

	頁	行	誤	正
醫案	十一	廿五	使	施
通訊	十三	三	痛	庸
	十三	十七	照	昭
雜錄	十二	廿三	歧	岐
	十二	六	於	疑

本報第九期勘誤表

	頁	行	誤	正
論文	一	五	篙	嚆
	一	十五	蕫	童
	一	二十	多一裹字	
	又		傅	敷
	一	廿五	土尅水	水尅火
	一	廿七	朮	木
學說	五	十	爲	謂
	五	二十	爲	謂
	四	八	絡	經
醫案	十	二十	濃	膿
雜錄	十一	一	醫	藥
	十一	十一	最	再

創製滲濕四苓丹

專治風濕寒濕暑濕酒濕茶濕濕溫濕穢溼瘀濕瀉溼瘧溼痢溼腫溼滿溼濁溼毒濕鬱濕滯濕霍亂及水土不服等病但看病人舌苔白滑而膩或黃白相兼而厚者溼邪在三焦氣分也悉以此丹主之每服一塊各照湯引送下價廉功敏　太和春藥蘆謹白

代　醫　學　報　每月兩期每期售英洋三分郵費在內定閱者預繳報資半年

派　上　海　醫　報　每月三期計定半年一張以上大洋四角十張以上大洋三角六分郵費在內報資先惠

編輯者　紹　興　醫　藥　學　研　究　社
印刷者　紹　興　印　刷　局
總發行　紹興宣化坊醫藥學研究社事務所

宣統元年閏二月十五日出版

●●售報價目表　每月望日發行

●●全年十二冊　五角

●●半年六冊　三角

●●每月一冊　六分　（外埠郵費另加）

●●廣告價目表

本報廣告以行計

每行以三十字爲率

第一期每行收費一角

第二期至第五期每行均收費六分

第六期以上每行收費三分

特別廣告及刊刻大字圖表者價另議

代派處

紹城　教育舘
紹城　紹興公報社
紹城　阜通錢莊
柯鎮　傅伯揚君
安昌　嚴繼春君
杭州　謝丹初君
杭州　貴翰香君
湖州　李浩生君
湖州　阮屏候君
蘇州震旦醫院陸炳常君
嘉興　姚定生君

中江　王問樵君
中江　醫學研究所
中江　自新醫院
南京　濮鳳笙君
江陰　馮箴若君
天津　婁公館
奉天　王叔眉君
奉天　會文書局
奉天興仁胡同裘吉生君
潮州　新羣書局
臨平嬰室　陳樾喬君

紹興醫藥學報　己酉三月第十一期

本期目錄

●●本社徵文啓

本社以研究爲名。原以各個人之智識有限。冀得互相交換之益。組織社報。亦爲社員一得之愚。質諸海內。以求指正。與他報之提挈社會。引導國民爲質者。性質不同。願閱報諸君。時賜讜論。匡勦敝報。當照登載之多寡。答相當之報酬。其不登載之稿。恕不檢還。

●●敬告醫藥兩界諸君啟

醫界諸君。藥界諸君。亦閔我中國數千年來積習深痼之宗教醫藥。一躍而入於政治醫藥者乎。諸君如未有所聞。請看數日中肅邸之整頓醫學。江督之考試醫生之章程。可也。諸君聞之。爲喜爲憂。未敢知也。惟聞醫生而不知藥。藥師而不知醫。民命相關之大事業。而不學無術者操之。可乎否乎。醫院設立者。教會也。藥品販賣者。外商也。諸君縱不以同胞生命計。亦當以一已立足計也。本社之設。有鑒於斯。冀以各人之學識閱歷。互相交換。千慮一得。豈眞不能漸臻發達。以存立於競爭劇烈之塲者耶。諸君盍起而共扶之。

◉◉請閱醫藥學報以重生命啟

嘗考德日維新。首重醫學。英初變政。先講衛生。故迄今歐美日各國。醫林藥界。精益求精。新理新法。日出不窮。朝登報紙。暮達通衢。與國醫之自私自利。秘而不顯者。大相逕庭。吾儕對之。能不悚惶。又且吾國病家。不講衛生。不知看護。若遇重病危症。惟持一日一至之醫生。一日一服之方藥。庸有濟乎。甚或迷信鬼神。受愚巫卜。仙方靈丹。雜藥亂投。及至人財兩失。始痛詆醫藥之貽誤。土偶之無靈也。悔何及已。本社有鑒於斯。特為慎重生命起見。不揣固陋。研究中西醫學。凡生理病理。證治方藥。以及衛生事宜。看護要則。與夫通俗簡便療法。靡不廣收博採。逐期刊列報章。似此苦心孤詣。應亦各社諸君所曲諒焉。敢乞 仁人君子。體天地好生之德。存民吾同胞之心。逢人說項。廣勸購閱。庶病家智識日開。而醫家亦不得不力求進步也。頹風既挽。壽域同登。本社實深厚望焉。

本社公啟

本社醫藥總董題名

府教授翁又魯廣文年高德劭。品學兼優。向爲醫藥董事。現經提倡實行研究藥物。素精醫學。熱心社會。久爲本社同人所欽仰。特於前月十五日常會時。公邀爲本社董事。業蒙　承認。共勷義務。庶幾醫藥聯合。得以互相研究焉。

錢少堂君認定一股

本社社員一覽表

姓名	科目	住址	姓名	科目	住址
○何廉臣	內科兼產科	寶珠橋	○胡東皋	內科兼產科	義恩寺前
○裘吉生	遊瀋辭副社長職		○楊質齋	內科兼兒科	繆家橋
○包越湖	內科兼產科	倉橋街	○任漢佩	內科兼喉科	童家衖
○胡瀛嶠	眼科	三官堂	○姚小漁	內科	府直街
○舒欽哉	內科兼產科	鮑家衖口	●高光瑞	痧科	大路
○趙逸仙	內科兼產科	長橋	○汪竹安	兒科	斷河頭
○李錦帆	內外婦三科	府橋南	○施莘耘	遊瀋辭評議員職	

○○胡幼堂 內科 大路
○孫康候眼科兼內科 香橋

○○陳心田內科兼產科 觀音衖
●潘文藻 內科 鮑家衖口

○○駱保安兒科兼內科 接龍橋
●趙晴孫 內科 廣寧橋

○○陳誼臣 內科 魚化橋
●史愼之 內科 酒務橋下

○○周越銘 內科 作揖坊
●金海珊 外科 東街

○陶芝蘭 內科 鏡清寺前
●王伯延 內科 西咸歡河

○○蔡鏡清 會計員 筆飛衖
●王傳經 針科 大路

○○何幼廉內科兼產科 宣化坊
●陳潤齋 內科 新試前

○○何小廉內科兼兒科 同上
○朱橋泉 外科 鏡清寺前

●沈伯棨 外科 大慶橋
●范少泉 內科 錦鱗橋

○鄭少春兒科兼產科 寶珠橋
○○高愼生 內科 教場沿

○施葆卿 外科 老虎橋
○朱葆生 內科 前觀巷

●吳麗生 內科 廣甯橋
●賀純賢 內科 獅子橋下

○駱國安　兒科兼推拿　接龍橋　○駱靜安　兒科　接龍橋

○○孫寅初　德康錢莊　○○李睿栽　內科兼產科　樊江

○○嚴紹岐　內兼科產科　官塘橋　○○傅伯揚　兒科兼內科　柯橋

○○章吉堂　外科兼內科　道墟廟漊　○○錢少堂　產科　石門檻

○○謝福堂　內科　蔦蒲漊　○○嚴繼春　兒科兼內科　安昌

○○魏芳齋　外科兼內科　湖塘　●傅克振　內科　湖塘

○馬幼安　外科兼喉科　小皋埠　●章友三　內科　道墟

○○鄺鳳鈞　內科　八士橋　○○陳樾喬　內科兼兒科　臨平嬰堂

○○曹炳章　內科　致大藥棧　○○樊星環　內科兼婦科　武勳橋

收新入社員鄺鳳鈞君英洋三元

收又　曹炳章君英洋三元

收又　樊星環君英洋三元

陶芝蘭君　認定一股

以上雙圈者社費及月捐全繳單圈加黑圈者社費已繳月捐未清單圈

者但繳社費無圈者已先一律除名。前月十五日常會時公衆議決僉謂本社經費以社費月費及派報費爲大宗似君等觀望不前遲滯不繳其與社會何。此次列表聲明務請君等顧全大局維持本社統限於三月二十日一律繳清。如再置若罔聞有違本社定章當援社律開除姓名以清界限如　君等收款有錯請隨時向蔡鏡清處更正

會計員蔡鏡清謹告

催繳去年報費

本報定章應將進出各款彙結報銷所有去年之報欵未清者務乞從速惠下以了前欠倘置之不理本報准將該欠戶姓名住址詳列下期報上俾衆咸知公欵攸關非本社好爲此不情之舉也奉勸諸君子毋吝此小費而貽笑大方也可

收孫寅初君特別贊助洋五十元全社同人皆深欽佩已公推爲名譽贊成員

何廉臣啓事

每日從九點鐘起十一點鐘止在寶珠橋舊寓候診餘時在府橋下宣化坊何氏醫家恐就診請診者往返跋涉特此佈告

太和春寄售

補天汁　月月紅　女界寶　自來血
疳積花塔餅　魚肝油精丸

創製化痰止咳丸

痰咳之病總由脾腎兩虛脾腎虛則不能勝水而痰生以致由痰而咳由咳而喘甚至肺痿失音癆瘵吐血等症本號此丸專治火痰結痰老痰頑痰凡男婦老幼患熱咳燥咳及風火咳者服之應驗如神每服三錢用茶送下戒食一切煎炒肥滯等物　太和春白

梅蕚調肝丸

近患肝病者多犯胃則嘔承脾則瀉脹痛鬱悶苦況難鳴治不得法反種病根此方得自仙經藥品純良虛實到修合盡善功效特奇洵壽世靈丹也

天保堂虔製

甘露消毒丸

專治溫熱溫溼吐瀉瘧痢胸痞頭疼惡心煩躁淋濁班疹黃疸時疫

天保堂謹啟

醫家宜和衷共濟論

任漢佩

醫濟世之學也。上古聖皇。愼遠民命。辨草木之毒。身先輕嘗。設宰輔之官。情殷下問。醫之術何其仁。醫之品何其高。醫之學抑何其重歟。後世之克承其志者。如張太守之著書示後。陸宣忠之錄方活人。本治民以治疾。能壽世而壽人。范文正所謂不爲良相。必爲良醫者。意在斯乎。他如董奉栽杏成林。蘇耽樹橘療疫。亦以大公無我之心。體大造好生之德。自聖而賢。賢而士。雖千百年如一日者。要皆不以醫學爲業。故能心心相印。確得醫學之正宗也。乃既以醫爲業矣。倘著作者。貌古蔑今。工營謀者。抑人揚己。此攻彼訐。爾詐我虞。醫家之釁起蕭牆。夫豈今時爲然哉。推厥所由。得二病焉。一在嫉妒。一在希冀。嫉妒者何。彼有所長。我未能及。彼有所得。我未能獲。於是因羨慕而設計傾陷者有之。希冀者何。得一思二。有求無厭。瞻左顧右。既得患失。於是因貪鄙而設計排擠者有之。若僅以門戶之分。意見之異。其受病決未有若是之深且痼者。此無他。私利之邪中之也。然以利而論。繫人心者在此。鼓勵人才亦在此。欲舍利而求醫林之發達醫學之昌明吾恐處今之時視醫爲利藪者將轉爲畏途矣吾又恐嫉妒希冀者之醫日益少而病家之患目瞽耳聾神昏心蕩者更未免致慨無人耳爲若人計則惟有一藥也曰和衷共濟蓋專科學術短長原有不同況醫學博大精微合羣思而力索尚難遽窮其幻變不和衷既不能聯爲一體非共濟更何以相與有成今試從實地而論醫家之實地則莫如治病譬有一症人不能愈而我竟愈之我不必詆前醫之失而病者已恨遇我之過晚前醫之技術已可不言而喻矣我若詆之我亦不能愈彼後我而愈斯疾者苟亦如我之性質其詆我則更切而我之羞不較前醫爲尤甚乎明乎此而嫉妒之見不必存且每見有病非開遜不可者不醫則身靜聲寂經醫則手舞足揚亦有非攻瀉不可者不醫則氣壯力猛經醫則體倦神疲儻遇信道不篤之病家去而就諸見理不明之醫者非平反其治即增減其方及其弄假成眞若仍假手原醫而奏效設或互相指謫報復詎有已時即不貽笑旁人而於古人濟世之學之心相去不已遠哉明乎此而希冀之心可以泯彼仇視同儕者盍返已忠之

◉◉論醫道與聲學光學之關係

新入社員陳樾喬著

醫學大矣哉。窮天地之化而不能究其終。盡畢生之力而不能造其極。尙足云小道之不足觀耶。且自新學昌明之後。聲光汽電格致理化各立專科。累月窮年。尙難錄其止境。何況醫道範圍最廣。與各學均有密切之關係。誠世界上深邃細密偉大無匹之學問也。請以聲學光學關係於醫道之可採者。爲吾同胞約略陳之。

·醫道與聲學之關係·

（甲）　聲音之原因

張載正蒙曰。聲者。形氣相軋而成也。兩氣相感者。谷響雷聲也。兩形相觸者。桴鼓叩擊也。形軋於氣者。羽扇敲矢也。氣軋於形者。人聲笙簧之類也。按其議論意近似矣。然究未能闡發成聲之精義。此舊學之所以不敵於新學也。今之聲學家曰。以木擊鐘。覺其撼動。則知聲爲物體顫動而成。何以能傳送入耳。是必又有送之者矣。試以瓶懸小鈴。抽去瓶內空氣。塞以棉絮。搖之無聲。漸鬆其塞。

則音轉洪。或以絮塞小鈴。撼之無聞。去其絮。即成聲。則知空氣實爲傳聲之導體。凡聲之來也。其音必直。遇物所隔。則成迴聲。吾人在空谷大呼。卽聞四圍有肖已之聲者。實被迴音之所折也。若見遠處放礮。先有火光。若干秒後始聞響聲。乃知空氣傳送之需時。而音之外傳。自稀體入於密體。必有一定之曲折。與光之被折同。然光線直行。有物障之則中斷。音則能透過耳內曲管。或迂迴繞過障物之小者。而後復有前進之能力。凡此皆足證光之與音。所行相似。而所以成聲與光之理。必需空氣以爲傳送之導物體也。

（乙）聲音之現象

且音者。聲之所寄也。說文曰。聲也。出於心。有節於外。謂之音。國醫曰。肝病則音悲。肺病則聲促。心病則聲雄。脾病則音慢。腎病則音沉。推其理想。悟其原因。未始不可爲治療之一助。然新學則以爲口出音之變異。實在聲帶收縱之作用。蓋咽喉之間。有筋二條。橫張而顫動者。出音之器也。人聲之高低大小。皆在聲帶顫動之長短廣窄爲度。試取樂器以證之。張弦於板。一長一短。用手撥之。則長弦聲低。短弦聲高者。以短弦顫動之數較多故也。彈琵琶者。上弦和緩而低。下弦急促而高者。同此理也。又以弦聲顫動試之。初彈之聲寬而和。以其顫動時之占幅廣也。繼則愈彈愈緊。而聲音變爲急小者。又以顫動時之占幅窄也。故吾人之平日發聲。和時音緩。怒時音高。悲時音顫。驚時音嘶者。可舉隅而三反矣。

（丙）耳形與聲音之關係

耳爲司聽之官。實人身之奇妙之器也。位近腦髓。以外耳中耳內耳所合成。外耳形如漏斗。外有耳輪。非肉非骨。甚屬脆質。內爲耳管。管內有茸毛微垢。以防外物之潛入。且以潤管內之皮膚。中耳與外耳之間。有鼓膜隔之。膜內爲鼓室。其中常滿空氣。有一小管。名曰氣管。通至口中。故能與外氣相通。中耳內有三小骨。曰錘骨。曰砧骨。曰馬鐙骨。皆以其形似得名。互相銜接。用以傳達聲音。自外至內者也。內耳又分三所。曰內耳墀。曰半環管。曰螺蛟管。亦皆以形似得名。三所彼此相通。水滿其中。而以耳內之腦線末絲。散布其上。凡聲在空氣之中鼓而成浪聲者。一遇外輪。卽被收入管內進擊鼓膜。膜與中耳之氣均被鼓盪。其聲乃由膛內之三小骨傳至耳內之水。觸動聽覺神經傳報至腦卽覺有所聞也。

(丁)　耳之衛生

耳貴清潔。宜時時以溫水滌之。切勿以硬物爬剔。致傷生垢之薄膜。如有微生蟲竄入耳中。用油抹之。蟲卽出矣。小兒嬉戲每樂於人之耳畔。大聲疾呼。恐傷鼓膜。可不愼哉。

醫道、與光學之關係

(甲)　光色之原因

考光之學。吾國闕如。今光學家發明光體。其原有四。一太陽恒星。二熱極生光之物。三電光。四北方曉也。乃分其自能發光者曰發光體。不能發光者曰闇體。能蔽光者曰不透明體。不蔽光者曰透明體。然其光所行之路與聲之直線同。但爲物所障。光必反射人能所見之物形。亦因感此反射之力。不然不能見也。

◉◉通告醫界之要言

本社節錄　貴中權

暫任醫學會總理貴氏中權。敬拜言於浙之醫界曰。諸君諸君。亦知現今之時乎。夫現今之時。非中國過渡之時乎。試觀政界也◎學界也◎商界也◎何莫非使其帆檣◎奮其篙櫓◎以相與競放於中流◎雖遲速或有不同◎要必有一日誕登於彼岸◎獨我醫界◎則泄泄焉◎沓沓焉◎一仍乎閉關時代之舊◎絕未聞有人焉◎大聲而呼◎攘臂而起◎以爲之警覺乎醫林◎非讕言也◎迺實況耳◎古人云。寗爲鷄口◎毋爲牛後◎天下事唯疾足可以先得◎洵不誣也◎況外人復以我國家優於懷柔之道。致內地亦儘與通商。故西醫先之◎東醫繼之◎西藥既行銷於前◎東藥復求售於後◎環顧閭閻◎幾無淨土◎一省如此◎省省如此◎不待智者而後知也◎即以內部而論◎社會上於醫藥一端◎亦漸有揚西抑中之概◎且前時出洋學習專科之醫士◎又將源源而來◎不十年◎不五年◎我中醫必居於淘汰而漸臻消滅◎此必至之勢而無可倖免者◎時乎時乎不再來◎嗚呼。諸君◎其亦可以興矣◎試更明醫會之事。溯客、春。草創之初。入會人數。尚稱踴躍。繼以中權提議醫報招股之事。而反對者多。彼反對之人。又不明公會性質。雖有意見。並不當衆宣佈。俾得另議。竟爾竊竊私言。互相猜忌。當時雖經中權一再說明。而猜忌如故。人數遂逐會減少。旋以明白公會。並非專制性質。又少聚焉。夏四月。於會中附設送診。又以推舉職員之風潮。籌集用款之困難。而合而復離者。又半焉。與在會之友。一再磋商。均以爲非進稟立案不可。不圖一稟再稟。均未獲報。直至秋冬之間。上稟撫憲。始蒙批准立案。刊給鈐記。而醫會方得成立。會中人數。亦漸加增。深幸醫會似可久立。無如放棄者多。担任者少。長此因循。何堪設想。勢必將我黃種之生命。盡數懸於外國醫生之手而後已。嗚呼。諸君盍亦留心訪問臺灣之中醫近況。而借爲前車乎。

句句實情。言言沉痛。讀此通告。而猶不發憤爲雄。同心協力。實事求是。共圖進化。以抵制東西醫之侵入者。皆死心人也。吾不得不爲泄泄沓沓之中醫悲。吾尤不得不爲譆譆哈哈之中醫悲。

越醫何廉臣書後

論溫病風溫溫疫濕溫溫毒溫瘧之異

楊質安

溫病者。冬月伏寒化熱。至春而發。所謂春時陽氣發於冬時伏寒者是也。風溫者。溫病而兼新風。發汗已則風氣去而溫氣發。故身灼熱也。溫疫者溫氣盛而成癘也。溼溫者溫氣而兼濕邪。溼能生溫。溫亦生濕也。濕毒者溫氣發而不能遽散。怫鬱成毒。猶傷寒之有陽毒陰毒也。溫瘧者。溫病繫在少陽。時作時止。乍進乍退者也。春溫之症。輕重不同。舊有冬伏之寒邪。新感春時之風氣。其寒從風而併於外者輕。其風從寒而併於內者重矣。併於內者。治其內。毋遺其外。併於外者。治其外。毋傷其內。若舊伏之寒。已變爲熱。而更感春時之風。風熱相激。多成風瘧。其引之而隨出者輕。其發之而轉陷者危矣。又有七情飢飽勞倦之人。復受六氣風寒暑濕之邪。若內就外而甚於外者。先治其外。而後調其內。若外就內而甚於內者。先治其內。而復調其外。王好古曰。治內兼外者。不可寒下。若寒下。則經邪陷於內矣。治外兼內者。不可熱發。若熱發。則益中熱於外矣。又曰。外重而內輕者。先治其外。後治其內。若積寒傷冷。脉已從陰。雖有標病。不須

濕溫溫毒溫瘧之異　第十一學說

治標。獨治內也。內既得溫。標病不發而自愈。何以然。發表之藥不遠熱也。故曰陰症治本不治標。標本俱得。治標不治本。標本俱失。

溫邪之發。陰必受傷。設有當行解散者。必兼滋陰之品於其中。昔人於葱豉湯中加童便。於梔豉湯加地黃麥冬。亦此意也。

溫毒發斑與傷寒發斑不同。溫毒之邪。從內之外。傷寒之邪。從外入內。是以溫毒發斑者。邪氣入裡而之表。其症輕。傷寒發斑者。邪氣甚於內而見於外。其證重。盛於內者必使下泄。而後邪可去。華元化所謂須要下之。不可留於胃中是也。之外者。可從表而出之。郭白雲所謂其毒久鬱而發病。不在裡。故不可下。必隨表証治之。當用藥解肌熱者是也。故治外感。必知邪氣之變態。治內傷。必知藏府之性情。治六淫之病。如逐外寇。攻其客。毋傷及其主。主弱則客不退矣。治七情之病。如撫亂民。暴其罪。必兼矜其情。情失則亂不正矣。

按此特論其大要耳。若欲求詳。宜看陸久芝先生校訂溫熱論條分續析。辨症最精。實為當今切用之書。較吳氏溫病條辨王氏溫熱經緯吳氏溫熱贅言等書。尤為精確。

何廉臣書後

天花痘之預防法及醫療法

何小廉選錄

錢崇潤著

傳染病種類之多。出人意外。毒人之盛。不忍盡言。而流行於春季。戕害兒童甚烈。且貽人終生以痲醜者。其惟天花痘乎。甚矣哉。天花痘之害人也。日本三島人口不過四千餘萬。天花痘流行之年。全國病人多則四五萬。少則一二萬。我中國亦天花痘時常流行之地也。人口號稱四萬萬。多日本近十倍。以此例彼。每年當有病人二三十萬。死者十萬左右。不亦巨乎。加之日本醫學。逐年發達。衛生政事。漸次擴充。改良不遺餘力。上有強令種痘之法律。下有服從國法之志念。宜乎近年天花痘病人死者之數。漸次減少。至我中國。醫界黑暗。國家毫無衛生政法。地方又無完備可觀之傳染病醫院。舉國人士。昏昏沌沌。不知傳染病為何物。一遇瘟疫纏身。惟諂神媚鬼。煎草茹皮。是務。束手坐視。十中九亡。棺材舖為之一空。余敢斷言曰。中國天花痘病人死者數目。遙出日本之上。未能與日本比例也。哀我前途有望之兒童。不幸逢此逆境。今日活潑遊玩。不知明日身命何若。為父母者。既不能防痘瘡於未病。舊法醫生。又無力醫之於已發哀哀我童何不幸若是耶。今日何日。非天花痘最易流行之春季乎。日本報章盛載各處痘瘡流行情形。已多日矣。我國報紙尙不見有此種報告。豈我國眞無痘瘡發生哉。特無人稽查之耳。鄙人游學異邦。繫心祖國。不惜金陰。特草是編。願意紹介西醫新法。保護兒童之康健。願我同胞勿作畫圖觀。

◉◉論天花痘之原因

凡傳染病。不問輕重吉凶。莫不因微生物而起者也。微生物者何。微細不可言狀。非借顯微鏡之力。不得目睹之一種最賤動植物也（微生物之性質形狀及爲害人身之原由中國國民衛生會會報衛生世界所載傳染病之預防法及論微生物與人身之關係言之較詳大可叅考）天花痘因微生物纒身而起。故有傳染之危。病人之血及痘膿內涵有微生物甚多。中醫之論天花痘病原。奇妙渺茫而不可測。醫宗金鑑曰。夫痘胎毒也。伏於有形之始。因感而發。爲生人所不能免。然其發也。或染時氣。或感風寒。或因飲食。或由驚恐。以病引病。爲患多端。變更莫測。如此憑空設想。全無根據之妄誕。何足取信於人哉。未完

辨舌新編　　新入社員曹炳章稿

◉辨舌大法　十六條

常苔○欲知其變先察其常凡事皆然辨舌何獨有異故平人無病常苔宜舌地淡紅舌苔微白隱紅須要紅潤內充白苔不厚或略厚有花然皆乾濕得中斯爲無病之舌乃火藏金內之象也一經傷寒白苔必滑傷溫傷熱紅色必外露矣然無病常見白厚苔者多衰滯脾虛濕勝也有病而苔不顯者多中虧胃枯液涸也病本無苔而忽有者胃濁上泛也病本有苔而忽無者腎陰將竭也

染苔○舌本紅白偶食酸甜等物皆能染成羔色非因病而生也又如食枇杷則成黃色然染成之色必潤而不燥刮之即退又虛寒舌潤能染若舌苔乾燥實熱之證亦不能染也凡臨證欲視病人舌苔潤燥必先禁飲湯水及燈下看黃苔亦成白色不可不知也

烟苔○凡吸烟之人無病亦見燥苔故一經染病不拘白苔黃苔必兼灰羔故

臨證時先宜問其吸煙與否。常苔染苔。斯可攸分。爰吸煙之人。上焦皆燥痰。中焦皆積滯。下焦則寒濕也。其熱在腑。其虛在臟。然脉象便尿。亦與常人不同。細詳僕著戒煙說理書中。不及備錄。

濃淡〇舌色本紅。淡者血虛也。淡紅無苔。反微似黃白苔者。氣燥不化濕也。青者血分虛寒也。婦人子宮冷者。舌色亦多青。深紅者絳也。舌尖絳者。心火上炎也。舌根絳者。血熱內燥也。通絳無苔。反似有苔粘膩者。血熱又挾穢濁也。絳而深紫。紫乾而晦者。肝腎內竭也。紫潤而暗者。中脘瘀也。舌本無苔。隱隱若摻烟煤者。若兼之煩渴。乃平素胃燥舌也。不渴而肢冷者。爲陰症。舌光黑苔者。水凌火也。

榮枯〇榮者有光彩也。凡病皆吉。枯者無精神也。凡病皆凶。榮潤則津足。乾枯則津乏。凡病初起。舌卽乾者。中竭可知。病久而舌猶潤者。胃氣尚存。望之若乾。捫之却潤。其色鮮絳者。濕熱蒸濁也。色紫而暗者。瘀血內畜也。望之若潤。捫之却燥。其苔白厚者。氣濁痰凝也。苔白而薄者。氣虛傷津也。枯者液脫也

所不能生者。爲日已多。誤治在前。毒陷已深。揚之不達耳。其甚者。津液已枯。厲邪與氣血交混。此時散之無可散。清之不能清。雖使扁倉復起。恐謝不敏。抑知致此之由。半由因循。坐誤。半由從橫雜治。誠使循經按法。詎至是哉。

(壬)◉◉王維德(字洪緒)先生實驗法

王洪緒曰。麻黄辛開腠理。閉塞温通。氣血凝滯。配合得法。奏效如神。余家藏有秘方。名陽和湯。(熟地五錢用麻黄五分拌搗　鹿角膠三錢　白芥子二錢　官桂　生甘草各一錢　薑炭五分)　凡遇平塌。不痛。白疽。陰症。歷驗不爽。妙在麻黄得熟地不發表。熟地得麻黄不膩膈。神用在斯。蓋諸白陷疽者。乃氣血虛寒凝滯所致。其初起毒陷陰分。非陽和通腠。何能解其寒凝。已潰而陰血乾枯。非滋陰温暢。何能厚其膿漿。故諸疽平塌。不能逐毒者。陽和一轉。則陰分凝結之毒。自能化解。血虛不能化毒者。尤宜温補排膿。此陽和湯之所以爲神劑也。茲將歌訣錄出。以便記憶。

訣云。龍宮特獻許眞君。遺下余家爲秘金。熟地分兩休少用。膜外之痰白芥侵。鹿角膠滋陰分怯。桂同薑炭解寒凝。仰仗麻黃開腠裡。寒轉陽和氣血巡。

按孟河馬培之徵君評曰。陽和湯爲溫散血中寒邪。果係陰寒凝結。取效無出其右。若乳岩萬不可用。陰虛有熱。及破潰日久者。亦不可沾唇。

又按有一種似傷風而實非傷風。乃本實先撥。腎水上泛成痰。浮陽上衝爲咳。證似微患傷風。誤投豁痰降氣。不數日而告危。此症高年老弱者居多。壯年幼孩體虛者亦間有之。余隨家君侍診。屢有所見。恒書此方加牡蠣八錢。澤瀉二錢。屢奏捷效。葉香岩前哲云。凡遇痰咳氣喘。外感治肺。內傷治腎。洵不誣也。　何拯華謹誌

(癸)●●周維翰(字雪樵)先生實驗法

九月十三日七診（再續） 駱靜安錄

（病狀）鎮日語言如歌如哭抽動時作頭面與手、微有汗。

（病所）太陰陽明合病。 （病變）臟燥無疑。

（診斷）苔尖薄而根厚脉濡緩。 （療法）清金潤燥

（藥方）北沙參 四錢 原麥冬 三錢 百合 三錢 旱蓮草 三錢

茺蔚子 六錢 冬葵子 四錢 絲瓜子 四錢 穭豆皮 三錢

陳海蟄 三錢爲引 服三劑

（看護）每夜三點鐘。作渴思梨。禁勿令食。姑與蘋果數片。

九月十六日八診

（病狀）言語歌哭。抽動猶然。大便不暢。小便如淋。

（病所）中宮不運。傳化失司。 （病變）深恐陽明結毒。

（診斷）舌根仍厚。脉濡緩。 （療法）行氣潤燥。通陽降濁。

（藥方）淡附片 八分 生甘草 一錢 炒吳茱萸 六分 生米仁 一

兩　小胡麻　五錢　旱蓮草　三錢　嫩烏藥　錢半　宣木瓜　錢半　陳海蟄　三錢爲引　敗醬草　絲瓜絡　各五錢　先煎濃汁代水煎藥　服三劑

（看護）燈火宜少點。藥爐宜遠隔。因病者惡聞油捻燭燼煤煙諸氣。是以避之。

九月十九日九診

（病狀）言語歌哭不休。上身牽引至兩足始緩。大小便如故。腹時作痛。痛緊必淋淋。後痛減。

（病所）脾肺不宣。胃腸多滯。　（病變）防成腸癰。

（診斷）脈舌俱如前。　（療法）和陽袪濁流金化燥。

（藥方）淡附片　一錢　生米仁　一兩　炒吳茱萸　七分　小胡麻　四錢　冬瓜子　四錢　旱蓮草　三錢　絲瓜絡　敗醬草　各五錢

煎如前法。　服三劑。

（看護）每日早晨宜開戶牖。以換空氣。

創製肝胃氣痛散

痛有九種惟肝胃氣痛爲最多發時痛不可忍或如繩縛或如板硬或如針刺或串背筋或串兩脇或串腰腹或從小腹衝心心中熱煩甚至痛極而厥厥後轉痙見人欲咬撳桌扯衣急服此散二分冷茶送下立能平肝降氣和胃止痛較左金丸越鞠丸效速

太和春白

創製瘧疾五神丹

專治風瘧寒瘧暑瘧溼瘧痰瘧食瘧瘴瘧鬼瘧夜瘧及三陰瘧等凡發瘧時寒熱有定時或一日一發或隔一日一發甚至隔二三日一發俗名四日兩頭較諸瘧病深難治以此丹主之每服一錢瘧未發前一時悉用鮮生姜兩片陳茶葉一撮泡湯送下暫服止瘧久服除根永無後患

太和春白

創製水瀉至神丹

水瀉一症春冬多屬風寒夏秋多屬暑穢而挾濕挾食則四季皆同此丹開胃健脾分清利濁逐穢化滯運氣殺虫善治風瀉寒瀉暑瀉火瀉濕瀉食瀉及小兒虫積疳瀉每服三錢各照湯引送下如虫積藥同煎可用四錢無不所投輒效入湯

太和春白

節齋化痰丸

專治痰因火升凝結喉間吐咯難出凡老痰燥痰鬱痰黏痰皆由於此若用辛溫豁痰則爍肺液甘柔潤肺則滯肺氣往往做成肺癆終歸不治此丸清金保肺利氣活痰軟堅散結止咳定喘功在礞石滾痰丸指迷茯苓之上每服三四錢開水送下奏功極速醫家病家幸勿輕視

越城府橋存仁堂虔製

◉◉奇症奇治　并引

山陰陳安波君來稿

鄉年癸卯游豫章獲交范子焉名鑑字鏡川籍貫山陰生長江右博士也其於學無所不窺亦無所不精偶談醫理源源本本悉中肯綮聞之適適然驚規規然自失也出著世守拙齋識小編中載奇疾示余并言奇症隨地皆有恨醫生不察耳僕思此症可與夏子益奇疾並傳爰擴報端以供同好云

鄉人某犁地被土塊擦傷外踝當覺微痛初不介意晚歸用温水洗足擦傷處起一小泡遂覺奇癢奇痛夜轍大痛大止紅腫至膝三日後大腿亦腫至半月踝上穿一眼大如指膿血淋漓半年腿盡紫黑以手按之內若稀泥蓋一腿已內潰矣有老人見之曰此鬼氣所中內有惡物可拾狗屎之乾枯而白者燒煙向瘡口薰之當有惡物出如言燒薰瘡口果有清水涓涓流出約數碗尋見瘡口內有黑物阻塞拔出乃亂髮一團卷束作結如指大不知何以入內徐又有髮如前共拔出十三團水亦不流痛亦減半次日膿血亦減半月水乾瘡合但

腿已黑枯。僅餘筋骨。痛癢不知。如木矣。其人腿雖就痊。虛弱已極。終至不起。又一婦人因折足。醫治已愈。惟踵內異痛不能履地。聞乾狗屎能薰鬼氣。遂拾而漫薰之。薰一次無驗。至第二次踵下突出紅肉釘三個。形如棗核。乃硬肉結成者。拔出痛卽若失。狗屎能薰鬼物邪氣。方書不載。用之乃奇驗若此。安波曰、予戚某有幼女。足無故奇痛。初起皮肉如故。醫皆不知爲何症。年餘始穿潰一穴。流水不止。足漸枯細。旋至夭殤。觀此、蓋卽鬼氣之類。惜不早聞狗屎薰治法也。

按所謂鬼氣者卽東醫所云黴菌毒也。向聞狗食屍骸枯骨。糞下白色。糞內大抵含有一種殺菌毒之質。取其以毒攻毒耳。卽拔出之亂髮一團、亦屬毛細管叢形細如髮日久炭氣積滿乃轉黑色。是歟否歟。乞高明教之。　何廉臣書後

實驗鼠疫良方　何拯華摘錄

桃仁八錢去皮研粉　川紅花五錢　連翹三錢　當歸錢半　川柴胡二錢
葛根二錢　鮮生地五錢　生甘草二錢　赤芍三錢　川朴一錢

此方名曰解毒活血湯。原方枳殼。（鼠疫彙編）改厚朴。因朴色赤。取其入血分云云。方見王勳臣醫林改錯一書。時未有鼠疫（一名核疫）名目也。且不知今日核疫一症。有如是其怪且酷也。自光緒十七年。石城核疫大作。羅君芝園。日以未覩良方爲恨。偶見是書。論道光元年時疫最詳。中有熱毒鬱於血管。血壅不行數語。始恍然於核疫之爲患。其故不外此也。又恍然於是方之立法。於核疫一症實相宜也。屢試之屢獲效。因著爲鼠疫彙編。至今凡五刻。肇城黎君詠陔繼之。著良方釋疑。發明此方之功用。信之者日益衆。而藉此以存活者又益多。良以核疫總由血熱而來。熱鬱毒生。遂紅腫成核。故凡患此者。無論先熱而後核。先核而後熱。或核熱同見。或見熱不見核。或見核不見熱。或有汗。或無汗。或見渴。或不見渴。或惡寒。或不惡寒。皆無不頭刺身熱。四肢痠痺。其兼見者。則更疔瘡癍疹。口鼻出血。吐痰帶血。甚而煩躁懊憹。昏蒙譫語。瞀亂顛狂。痞滿腹痛。便結旁流。舌焦起刺。目眩耳聾。舌唇俱裂。及一切種種惡症。幾難悉數。無非熱毒迫成瘀血所致。是以治病之法。斷以解

第十一期雜錄

毒瀉火爲得手也。此方專主治血。畧兼解表。施之核疫。確能起死回生。此症多起於冬至前。而衰於夏至後。我粵羊城由甲午至甲辰十餘年來歷試不爽也。儒醫羅君肇宸嘗論及之。其畧爲癍症屬陽明實熱。熱鬱血瘀而成。核症多起於陽明少陽部位。亦爲熱鬱血壅所結。方用柴葛。帥桃紅。直達陽明從少陽。轉樞而出。此爲一路勝敵之師。惟恐桃紅專於攻散。邪去而正亦難存。故以歸地護未瘀之血。以期瘀去而新生。遂成節制之旅。連翹赤芍以治熱。散後之餘邪。川朴當歸以行瘀。散後之新血。獨以甘草守中。協和諸藥。俾建奇功。斯眞能百戰而百勝也。夫觀此言。則此方立法之高。趣洵爲無儕可擊。幸勿信道旁耳食之言。以柴胡葛根爲發汗。以生地當歸爲補血而議減也。有心者取鼠疫彙編及良方釋疑合觀之。便知其妙。惟恐購買二書。難於急就。故畧叙其原。另刊一紙。以爲好行方便者。權濟不時。近觀患是症者。往往倉皇無措。遂至失醫。其甚者。明知此方於核疫爲宜。又或以脉不對症。未能深信。豈知醫學一道。有時當舍脉從症者。

未完

◉◉杜同甲君來函

醫藥學社同人公鑒。昨日 何廉臣君枉顧。面交 貴社傳單。並承 邀商各事。事關桑梓公益。理宜居日趨 教。惟弟以家叔母新喪。例須清明上墓。不克躬與 盛會。敬述鄙見。聊代面陳。竊謂宜注意研究。以長知識。而尤宜先設醫學補習科。以爲他日辦完全醫校之預備。並宜設局送診。以便實地考驗。則研究不涉空談。而醫會不致虛設。凡研究之談論。教科之講義。送診之醫案。匯而錄之於報。四者交相爲用。庶幾勉益加勉。精益求精。而吾紹醫界放大光明。即同胞咸登仁壽矣。諸祈 公決。敬請 台安。

◉◉陳樾喬君致駱保安君介紹入社書

辦理臨平育嬰堂醫務、兼許村仁濟局正醫生。愚弟陳祖培、敬致書于紹興醫藥學報館編輯處、保安仁兄大人譔席。讀 手書。並第九期 貴報。琳琅滿目。美不勝收。乃承不棄葑菲。屢徵拙作。展誦之餘。竊有感焉。(中略)既爲貴社慶。又不禁爲貴社憂。慶者慶醫社之有人。憂者憂經濟無着也。今年春。

陳樾喬君致駱保安書—第十一期通訊

會塲提議擴充要點。編輯醫書。籌辦學堂。創設病院。規畫井然。力謀進步。範圍廣大。眞出人意料不及者。足見吾越山川靈秀。淑氣所鍾。代出偉人。如近代之王陽明公。良知良能。最爲社會藥石。數百年游係一落。續其後者。其在之諸君之此舉乎。然善謀其始者。必善慮其後。凡事之成敗。未有不孕於初機之萌動。諸君實事求是。當必克踐其志。煦育醫林。必達目的。亦足徵吾越人苦心孤詣文明進化之實比例也。培每思貢愚。轉念雷門布鼓。未免爲 大雅所譏。今正回里。迺蒙殷殷相勗。亟以小說一門。囑培貂續。並勸在外埠開通風氣。熱誠眞摯。洵爲醫界之藎忠。然培不無慮焉。近時小說著繹家。每用最新之理想。鼓動社會興趣。使閱者攝入腦筋。受我感觸。以啓文明之進化。小說一道。又爲社會之喜悅。質料用以砭吾國數千年之痼疾。實亦不可少者。但其資格不同。名稱各異。科學小說爲尤難。 貴報適合科學體例。深邃細密。與新學之天文地理。聲光化電。均有維繫。正易所謂範圍天地之化而不過者。竭吾人畢生之精力。尙難達其極點。庸陋如培。而能膺此重任者耶。雖然。科學其用也。而其體貴有

德之眞實際。醫士至於科學。科學至於道德。實與社會有密切之關係者焉。俗
諺有之。醫有割股之心。此言最宜爲吾人之注意。醫而不良。誤治殺人。推伯仁
由我而死之義。捫心不幾愧乎。吾國醫林之頹敗。殆亦個人之利害爲重。含靈
之精神。寶貴之歲月。卒消耗於日用柴米油鹽之瑣事。而病家不求實濟。惟望
時醫運氣。妄冀造我生命。又爲巫祝妖蠱之誤。不亦悲夫。培勉承　雅囑擬著
小說曰醫林外史。即儒林外史之拍照。以科學爲經。社會爲緯。兩兩織成。暗寓
懲勸。使醫家病家之深痼積習。迷信鬼神之種種荒謬。直截痛快。一掃而去之。
並用白話編派。俾各種之神情口吻。易於描摹。或亦　貴報振聾發聵之一小
助也。如蒙　許可。培當捐去一切。搜羅材料。專事編登。以副　足下之望。至於
勸導贊助。培固越人。而又爲醫界之一份子。敢不稍盡義務。第念徒口傳揚。大
費唇舌。應請印發報面各啓。暨章程。以便各處寄閱。刻已函致各同人。勸其結
一小團體。以附麗於　貴社。蓋此地略有名譽之醫士。受徒必二三人。或多至
二三十人。如能招致而來。不特謀　貴報之利益。而醫界前途。亦盡受　貴報

孫寅初君致本社同人書　一第十一通訊

之利益矣。現有定購二分。幸乞　照寄賤名。既蒙　謬愛。應請　足下保證入社。社費報費統俟下月返里面繳。爲禱。茲論醫道與聲學光學之關係一則。斧政後請登入論説部份。俟有續編。容再寄呈。把晤匪遙。順頌　著安

何廉臣先生暨　貴社友鈞鑒並乞道候

孫寅初君致本社同人書

閱第九期本報會場記事。因弟略助經費。公推爲名譽贊成員。竊思區區之款。聊表同情於本社。以盡義務。遽荷　彰揚。慚甚慚甚。本月初接到傳單併簡章細閲一通。條理井然。事關週年紀念大會。理應屆期領　敎。適弟於是日續弦。不克躬逢其盛。歉仄殊深。茲肅寸椷。聊代面陳。竊謂本社注重之要點。約有四端。一宜設醫學校。以造就新醫生。二宜立公醫院。以救療貧病。三宜製戒烟良方。以消滅人民之黑籍。四宜改良神廟藥籤。使愚民免致藥誤。此四大端。皆當今必不容緩之急務也。芻蕘之獻。務希　公決。專此佈臆。敬請　道安。

二十日大會時選舉本社職員弟仍舉何廉臣君包越湖君爲正副社長

專件　保安醫館種痘簡章　　痘術家駱秉鈞報告

一　宗旨　種痘爲人類衛生之要點。本館悉心研究。力勸改良。以普種牛痘。痘疫絕跡爲宗旨。

二　處所　附設在紹城謝公橋下東首本醫館內。

三　種期　西國通律四季皆種牛痘。而紹俗種痘。僅在春季。雖免痘疫流行。宜援西律普及。爲是然遇嚴寒酷暑。又非所宜。本館擬分上下半年爲兩期（上種期）以二三四月爲最佳。「如春分前後至芒種時止」（下種期）以八九十月爲最佳「如秋分前後至大雪時止」於本年三月初一日實行。

（甲）日期　每逢單日上午。

（乙）時間　九點鐘至一點鐘。

四　用苗　本館選用純粹牛苗。概不收取人漿者有二因。

（甲）因人漿最易傳染他病。缺點頗多。

附種痘證書式　十四　第十一期專件

（乙）因收取人漿有碍小兒液質致生他病。

五　施術　查牛苗人漿均含有各種細菌本館預備無菌痘苗以西國通行最新種法先用藥水消毒然後種之庶無他弊。

六　復驗　種後七日須憑本館細細檢查以盡法律上之義務。

（甲）驗其疫質善感不善感　善感者給與證書（强迫種痘之國、凡已種痘者醫師必給證書以爲憑）不善感者隨時補種。

（乙）驗其疫質全免或暫免　全免者毋須再種（各國種痘定律凡小兒一歲以內須種痘、必再種至三種）暫免者必須再種。

七　取費　本館種痘經費須由痘家津貼不另勸募列目如左。

（甲）來種　苗資兩角。號金十六。凡貧乏無力就種者苗資作送。

（乙）往種　在城二元下鄉五十里以內者三四元。舟輿外加種資先惠。

八　治療　本館力謀進步凡一切治療之法無論痘前痘後無不悉心研究。因症用藥惟藥資均須痘家自費。

附種痘證書式

種字幾號某某年某月某日生係某君之男/女現年幾歲住某處

本年某月某日種左/右手各種幾顆某月某日復驗左/右手已出幾顆

初/再種畢疫質暫/必免次年毋須再/三種給與證書爲憑此記

宣統某年某月某日　痘術家某某人證書

創立中國醫會之旨趣及辦法　楊君謀君原稿　本社選錄

古者民俗尚鬼故醫與巫卜異途而同崇。夫人生百年。受氣於天。氣盡則淹化。非所能免。而中更陰陽寒暑之不時。哀傷愉戚之異趣。或不幸而爲金石水火顛蹶摧折之阨。其事往往而見。則資方受治。不容稍緩。五穀以衛其常。百藥以濟其變。故醫者補農之不足。而皆爲民之天。龜筮符祝。何足並列也。自岐黃而下。代有方書。素靈本草。視爲經典。漢藝文志列醫經七家二百十六卷。經方十一家二百七十四卷。歷世既久。或佚或殘。其後則張劉陳朱四家之書。各泥偏指。內症尚然。外科尤絕。所以然者。則千金肘後。闕爲禁方。金匱舊交。奉爲圭臬。

士無共研之業。人闇博濟之指。專家私學。再世遂斬。諺之訾曰有病不治得中醫。醫之阸乎人之阸矣。環海大通。西國之士挾其藝術以東來。吾土蹈常習故之見。乃爲之一破。中醫憑口授。西醫憑剖驗。其得力之源既異。中醫能用藥而不必能製藥。西醫則無不能製藥者。則命方之自信與否。亦微有不同。(未完)

近聞。中國醫士留學日本○中國大學院此次各堂官會議擇該院醫士中最優等者數名。於今春赴日本留學云。

添設醫官○法部議飭京外審判廳一律添設醫官。

將要傳考○民政部令內外廳。造醫生產婆[illegible]師清册將傳考。

本報第十期第勘誤表

	頁	行	誤	正		頁	行	誤	正
論文	一	廿五	乎	專	學說	三	九	別	列
學說	四	十九	卜	上		四	二十		額
	四	廿六	亦	易		七	十七		有
	七	十九		之		七	廿三	用	勸

代醫學報

每月兩期每期售英洋三分郵費在內定閱者預繳報資半年

派上海醫報

每月三期計定半年一張以上大洋四角十張以上大洋三角六分郵費在內報資先惠

編輯者　紹興醫藥學研究社

印刷者　紹興印刷局

總發行　紹興宣化坊醫藥學研究社事務所

宣統元年三月十五日出版

●●售報價目表　每月望日發行

●●全年十二册　五角

●●半年六册　三角

●●每月一册　六分　（外埠郵費另加）

●●廣告價目表

本報廣告以行計

每行以三十字爲率

第一期每行收費一角

第二期至第五期每行均收費六分

第六期以上每行收費三分

特別廣告及刊刻大圖表者價另議

紹興醫藥學報 己酉四月第十二期

代派處

紹城 教育舘
紹城 紹興公報社
紹城 阜通錢莊
柯鎮 傅伯揚君
安昌 嚴繼春君
杭州 謝丹初君
杭州 貴翰香君
湖州 李浩生君
湖州 阮屏候君
蘇州震旦醫院陸炳常君
嘉興 姚定生君
中江 王問樵君
中江 醫學研究所
中江 自新醫院
南京 濮鳳笙君
江陰 馮箴若君
天津 婁公館
奉天 王叔眉君
奉天 會文書局
奉天興仁胡同裘吉生君
潮州 新羣書局
臨平嬰堂 陳樾喬君

本期目錄

◉◉本社徵文啓

本社以研究爲名原以各個人之智識有限冀得互相交換之益組織社報亦爲社員一得之愚質諸海內以求指正與他報之提挈社會引導國民爲質者性質不同願閱報諸君時賜讜論匡勦敝報當照登載之多寡答相當之報酬其不登載之稿恕不檢還

◉◉敬告醫藥兩界諸君啟

醫界諸君藥界諸君亦聞我中國數千年來積習深痼之宗教醫藥一躍而入於政治醫藥者乎諸君如未有所聞請看數日中肅邸之整頓醫學江督之考試醫生之章程可也諸君聞之爲喜爲憂未敢知也惟聞醫生而不知藥藥師而不知醫民命相關之大事業而不學無術者操之可乎否乎醫院設立者教會也藥品販賣者外商也諸君總不以同胞生命計亦當以一已立足計也本社之設有鑒於斯冀以各人之學識閱歷互相交換千慮一得豈眞不能漸臻發達以存立於競爭劇烈之塲者耶諸君盍起而共扶之

◉◉請閱醫藥學報以重生命啟

嘗考德日維新。首重醫學。英初變政。先講衛生。故近今歐美日各國。醫林藥界。精益求精。新理新法。日出不窮。朝登報紙。暮達通衢。與國醫之自私自利。秘而不顯者。大相逕庭。吾儕對之。能不悚惶。又且吾國病家。不講衛生。不知看護。若遇重病危症。惟持一日一至之醫生。一日一服之方藥。庸有濟乎。甚或迷信鬼神。受愚巫卜。仙方靈丹。雜藥亂投。及至人財兩失。始痛詆醫藥之貽誤。土偶之無靈也。悔何及已。本社有鑒於斯。特爲愼重生命起見。不揣固陋。研究中西醫學。凡生理病理證治方藥。以及衛生事宜。看護要則。與夫通俗簡便療法。靡不廣收博採。逐期刊列報章。似此苦心孤詣。應亦各社諸君所曲諒焉。敢乞　仁人君子。體天地好生之德。存民吾同胞之心。逢人說項。廣勸購閱。庶病家智識日開。而醫家亦不得不力求進步也。頹風既挽。壽域同登。本社實深厚望焉。

本社公啟

會員一覽表

右表分會董、名譽贊成員、贊助員、義務職員、普通會員、五項。義務職員仍以票數之多寡爲先後。

會董

翁又魯廣文

名譽贊成員

孫寅初君

贊助員

徐友丞君　王子餘君　張若霞君　何壽萱君

義務職員

姓名	科目	住址	姓名	科目	住址
何廉臣	內科兼產科	寶珠橋	趙逸仙	內科兼產科	長橋
駱保安	兒科兼內科	接龍橋			

以上正副會長兼任編輯

包越湖 內科兼產科 倉橋街 任漢佩內科兼喉科 童家衖

陳心田 內科兼產科 觀音衖 胡東皋內科兼產科 義恩寺前

陶芝蘭 內科兼婦科鏡清寺前 楊質齋內科兼兒科 繆家橋

汪竹安 兒科 斷河頭 陳誼臣 內科 魚化橋

周越銘 內科兼婦科作揖坊 樊星環 內兒婦三科 謝公橋

胡幼堂 內科 大路 高慎生 內科 教塲沿

何幼廉 內科兼產科宣化坊 范少泉 內科 錦鱗橋

嚴紹岐 內科兼產科官塘橋 酈鳳鈞 內科 廣甯橋

以上評議員

曹炳章 內科 致大藥棧 會計員

吳麗生 內科 廣甯橋 何小廉 內科兼兒科 宣花坊

以上書記員

史愼之　內科　酒務橋下　趙晴孫　內科　廣寧橋
以上庶務員
普通會員
裘吉生　遊瀋　胡瀛嶠　年老辭職　眼科
舒欽哉　親病辭職　內科東街　李錦帆　戒烟辭職　內外婦科
姚小漁　內科　府直街　高光瑞　痧科　大路
施莘耘　遊瀋　蔡鏡清　事繁辭職
嚴繼春　兒科兼內科　安昌　李蓉裁　內科兼產科　樊江
傅伯揚　兒科兼內科　柯橋　魏芳齋　外科兼內科　湖塘
錢少堂　產科　石門檻　謝福堂　內科兼婦科　菖蒲漊
章吉堂　外科兼內科　道墟廟漊　王傳經　針科　大路
孫康候　眼科兼內科　香橋　潘文藻　內科　鮑家衖口
駱國安　兒科兼推拿　接龍橋　駱靜安　兒科　接龍橋
陳樾喬　兒科兼內科　臨平　王伯延　內科　西咸歡河
傅克振　內科　湖塘　俞少湄　內科兼喉科　袁家垯

催繳去年報費

本報定章應將進出各款。彙結報銷。所有去年之報欵未清者。務乞從速。惠下以了前欠。倘置之不理。本報准將該欠戶姓名住址。詳列下期報上。俾衆咸知。公欵攸關。非本會好爲此不情之舉也。奉勸諸子君毋吝此小費。而貽笑大方也可

本報新增內容之預告

敬啟者本報自去年六月創辦以來已將一載銷數逐期加多現已再版惟外埠疊有來函皆云內容尙欠豐富閱者恒引以爲憾本館擬從本年六月起將內容新增六頁每本加報價二分全年墨銀八角仍月出一册外埠定報則以半年爲率倘蒙熱心諸君願爲派分務乞　卽惠好音不勝盼禱之至

本報館謹啓

虔製犀珀至寶丹

時邪蒙閉世多混治蒙則邪犯包絡溼蒙用太乙紫金丹熱蒙用紫雪丹皆稱神效閉則直入心臟若痰迷心竅以清心至寶安宮牛黃等丸治之獨於血塞心房一症如男子熱邪陷營婦人熱入血室及產後瘀血衝心小兒痘疹內陷急驚暴厥皆非尋常丸丹所能奏效本堂存心濟世遍採良方虔製是丸靈應無匹不敢自秘以貢病家湯引列後◉一治熱邪陷營便通用鮮生地汁熱童便調服便閉煎生錦紋川連等分調服內閉外脫煎人參青竹皮調服◉一治婦人熱入血室便祕煎桑葉丹皮廣鬱金等分調服便閉煎桃仁製錦紋等分調服血脫不在此例◉一治產後瘀血衝心挾風寒煎當歸桃仁乾薑桂枝等分調服風熱煎歸尾桃仁白薇竹葉等分調服崩厥不在此例◉一治小兒痘疹內陷煎蟬衣薑虫紫草茸櫻核等分調服痰食內閉不在此例◉一治急驚暴厥煎羚角石菖蒲廣鬱金芽茶等分調服慢驚不在此例

浙紹天保堂敬啓

看護學問答預定價

看護學之關於醫家與病家已於五月初十日申報及紹興公報中登載詳矣茲因購者紛至而書爲印刷未及倘不出版抱歉實深爰定預購價以答惠顧者之雅原價二角預購者七折同行預購上十冊者六折五十冊者五折書准六望日出版出版後不能援例折算

紹興大路內紹興教育館
總發行所水澄巷內第一
支店同啓

◉◉治病宜審天時論

僧韜光來稿

病機之變幻無窮。而治不本四時。先聖垂爲厲禁。然則爲醫者可不知天時乎。是故春溫、夏熱、長夏濕、秋燥、冬寒。古人論辨綦詳。幾無遺蘊。然時之常者易知。時之變者難測。卽如春溫一證。其偶然兼冒風寒者。可以一表而愈。若受風寒而鬱極化熱。或受風寒而逐漸傳經。此時但有畏寒惡熱之現象。無不先解其表。後清其裡。風寒多者用辛溫解表。熱多者用辛涼解表。此定例也。卽或有冬不藏精。及冬傷於寒。而其春發爲溫病者、大抵皆爲新邪所觸動。或爲新邪所抑遏。雖熱勢已盛。斷無不先解表而後清裡者。其或表裡俱盛。則用雙解法者亦有之。從未見有春溫之症。一起卽發熱、口燥、舌絳、津枯者。獨今春則不然。余自入春以來。所見溫症。不下數百人。當初春時尚可解表。至春分以後。則可用表發者十不得一。其現證無不發熱。而見浮洪弦數等脉者。故予治此證。頭痛、則用桑菊。口燥則用鮮地、花粉。熱甚則用犀羚。大便閉結者。用括蔞元明紛。小便閉及神昏者。用竹葉燈芯。咳嗽者用沙參麥冬。痰多者用雪羹竹茹。肺熱者用西洋參蘆根貝母。腎熱者用熟地露元參。有毒者用金汁銀花露綠豆湯。挾食者用萊菔汁元明粉。挾瘀者用益母膏絳通。血熱者用鮮地元參紫草。按證施治。應手取效。非特辛溫不敢用。卽苦寒如芩連亦不敢輕用。用之往往燥熱愈甚。卽偶有惡風惡寒。舌白舌滑者。亦祇用辛潤通降之法。絲毫不敢用發散藥。服藥之後。有微汗而解者。有痰降而解者。有發斑疹而解者。有舌潤津回而解者。有二便通行而解者。其餘溫邪犯胎。則用生地阿膠竹茹桑葉。溫邪發痘初起則用燕窩犀角。行漿則用鮮地天冬。善後則用麥冬玉竹石斛之類。一切芩朮安胎。升葛發痘等藥。概不敢用。其他症因甚多。不能枚舉。惟內傷久病。未便一律。然可用以上諸法者。亦復不少。總之宜用辛潤甘涼鹹寒者最夥。較之往年溫症。情狀雖同。而用藥頗異。往年溫症。其風寒重者。雖麻桂亦不禁。今春溫症。雖荊防亦難施。無論症之輕重。不能捨清涼爲治。雖葉氏論中。原有辛涼甘寒諸法。但葉氏兼熱病言之。非專指溫症也。此中病理。請得而明之。蓋今春溫症。伏氣居多。外感極少。何也。因去歲秋熱太甚。冬溫太過。初不過傷太陰之液久則幵傷及陽明之津◎故此時已有喉痛齒痛等症。但所傷甚淺◎治之猶易◎及感春令發升之氣。少陰伏邪。乘機外出。而陽明適當其衝。又今歲陽明司天。不無聲應氣求之感。陽明雖多氣多血。一傷於秋令之濕熱。再傷於伏邪之燔灼•而又重以歲氣之加臨◎津液幾何◎能保其不告匱乎◎所以治此症者◎不得不以急救津液爲先務◎非特此也。陽明居中土。土燥則耗水◎故腎亦病◎土燥則不能生金◎故肺亦病◎土燥則木無以滋生。故肝亦病。稍不經心。變症蜂起。其最難治者。或其人津液素虧◎又被伏邪銷鑠◎雖投以淸潤之劑◎而杯水車薪。仍歸於燎原莫遏◎如欲力爲挽救◎雖二冬二地◎亦不妨穀然用之◎然病家每以膩補留邪◎動輙掣肘◎又有更難治者◎則莫如吸烟已戒而服戒烟丸之人。蓋藥之柔潤◎斷不敵烟與丸之剛燥◎欲禁之勿吸烟◎勿服丸•則烟癮適來◎服藥易致傾吐◎聽其吸之服之◎則一勺淸涼之散◎豈能勝毒霧之迷漫◎與參茋之橫發◎既欲與病爭◎又欲與烟與丸爭◎勢不敵則必敗而已•故余於此二種病人◎每每束手◎夫審時以治病。且有時無所施其技。稍不審。則岌岌乎殆矣。又況以今春之多寒多雨。而病之燥熱尙如此。恐自今以往。其燥熱必有更甚於今日者。然不可逆料也。夫春令之病。異秋冬之氣而化爲燥熱。安知夏令之病。不稟春令之氣而化爲寒濕乎。是故善治病者。非特審現在之時也。幷審及過去之時。非特審過去之時也。幷審及將來之時。夫所謂春溫夏熱長夏濕秋燥冬寒者。此時之常。而不待審者也。至於因寒反熱。因熱反寒。因濕反燥。因燥反濕。及寒熱燥濕之太過不及。皆足以致病。知病之所由來。而後用藥無扞格之患矣。若夫予之所言。不過舉今歲春時之症。就余所一一親驗者。略陳之。異時之變態。非可一例論也。又或疑余往年好用溫燥之藥。理中眞武搖筆卽來。四逆五苓。探囊而出。何今日忽作此論。得毋因燥熱易招人謗。而畏避之乎。抑或因涼潤之易使人信而傚倖之乎。不知因寒因熱。病狀各殊。或燥或潤。爲方不一。往年未嘗不用涼潤。特不如今春之多。今春未嘗不用溫燥。特不如涼潤之獲效。非但兩法各有所宜。之才十劑。何劑不可用。考之天時。參之病情。似有定而仍無定也。至於畏避僥倖。僕雖不肖。亦何敢昧心至此哉。

◎傷風誤治釀成肺病說

史慎之

病有似重而實輕者。有似輕而實重者。何謂似重實輕。溫熱時邪。一發而熱勢熾盛。飲食不思。起居不適。岌岌乎有不可終日之勢。若夾痰夾食夾穢。則見證尤重。或昏沈不語。或奔走如狂。病之足以嚇人者。莫此爲甚。然苟治療得法。一經淸解。病勢遂減。半月一月之間。必平復如常矣。此所謂似重而實輕也。何謂似輕實重。傷風咳嗽。初起之時。不過微惡寒。微發熱。起居如故。飲食如故。人皆視爲微恙。而忽之。不知此乃生死攸關。吾見有成血證者。有成肺痿者。有成癆瘵者。有成痰火者。有成哮喘者。而溯病所自來。無非自傷風始。無非自咳嗽始。此所謂似輕而實重也。洄溪徐氏有言曰。傷風之疾。由皮毛以入於肺。肺爲嬌臟。寒熱皆所不宜。太寒則邪氣凝而不出。太熱則火爍金而動血。太潤則生痰飲。太燥則耗津液。太洩則汗出而陽虛。太澀則氣閉而邪結。又曰咳嗽由於風寒入肺。藥最難用。一味誤投。卽能受害。若用熟地麥冬萸肉五味等滋膩酸斂之品。補住外邪。必至咯血失音。喉癬肺癰。喘急寒熱。近者半年。遠者三年。無有不死。蓋其服此等藥之日。卽其絕命之日也。甚哉。徐氏之言。不啻痛哭流涕。大聲疾呼。爲百世下發聾而振聵。無如病者仍漠然不察。醫者仍茫然不解。吁可哀也。僕行醫二十餘年。凡遇傷風之症。悉遵徐氏治法。驅風則蘇葉荆芥之類。消痰則半夏象貝之類。降氣則蘇子前胡之類。和營衛則桂枝白芍之類。潤津液則蔞仁元參之類。養血則當歸阿膠之類。清火則黃芩山梔之類。理肺則桑皮大力子之類。以八者爲主。力餘則隨症加減。無不獲效。每見有不讀徐氏之書。而師心自用。初則用桔梗甘薑辛燥升提。使氣從上逆。繼則用萸肉五味酸斂收濇。使痰無出路。終且用熟地麥冬柔膩滋補。以阻遏肺氣。使不得清降。迨遷流日久。必爲泉下之人。卽性命無憂。亦貽終身之害。果誰執其咎耶。僕之此著。非敢拾前人牙慧。第以傷風一症。治宜如是。徐氏之言。固千古不刊。徐氏之法。亦萬世不易。故特推衍其說。發明其意。登之於報。爲病家患傷風咳嗽而不知小心者。喝一棒。爲醫家治傷風咳嗽而亂投雜藥者。下一砭。

論天花痘之傳染

天花痘病人之血。及痘膿痘痂等物。皆有傳染之性。故病人所用被褥衣服。與夫種種物具均有微生物黏附其上。身有瘡傷者。及未經種痘者。而用其被褥衣服。俾病原得親肉體。由表傳裡。卽感其毒。而與病人同桌同器飲食。則微生物從胃腸傳染。爲害不亞於前。惟已經種痘者。卽用病人被褥衣服物具。亦無感染之患。如與他人接近。却爲痘瘡傳染之媒介。轉傳病毒於人。一人傳十。十人傳百。流行之勢。於是乎成。曾記瑞西某地方。於前世紀鳥毛蓐廠女工。忽然發生痘瘡。衆咸不解病原之傳自何方。後經學士悉心考查。始知病原出產之地。在俄羅斯及波蘭。該廠鳥毛購自俄國波蘭。當時兩國盛發痘瘡。是以確信該女工之痘瘡◎傳自隣邦也◎天花痘之能越國而傳◎非我國民聞所未聞者乎◎又痘膿等物乾燥之後。病原飛散空中。健人吸入肺臟。亦可感染。不甚通風之病房。其害尤烈。此痘瘡病房所以不宜緊閉門窗也◎本病之發。不擇老少。而兒童患之最易。餘若孕婦產婦。亦有感染之危。已經種痘者。七八年以內得免此災七八年以後。種痘之效全失。不能保不感染矣。

論天花之病狀

出疹之前。忽然惡寒戰慄。繼發壯熱。晝夜不解。遍身倦惰不舒。嘔吐頻頻。頭痛舌燥。腰痛甚劇。睡生惡夢。譫語。穀氣全無。大便或瀉或堅結不下。小便減少。如是者三日而後出疹。亦有在第二日卽見疹者。痘疹先自額頰發起。形狀近圓。色紅而平。大如碗豆。二十四點鐘內。頸胭背腹腰四肢次第發疹。遍身皆疹。幾與痱子不能分別。隔一日後。痘疹突出皮膚之上。再經一日。變爲水泡。起病後第九日。化成膿泡。膿泡中央凹沒如臍。名曰痘窩。窩之四週。圍以痘暈。三日後。乾結成痂。五六日後痘痂落脫。皮膚亦落細屑。痘瘡於是告終。自起病至愈。總計六星期。愈後因手指搔爬而留瘢醜者。屢見不一見矣。痘瘡如延至眼內。則眼發炎。紅腫流淚。甚者失明身亡。延至鼻喉。則流涕噴嚏。嚥物生痛。聲音嘶嗄。咳嗽有痰。喉痛甚者。聲門水腫。立刻悶死。延至口嚥食管。則流涎。嚼物覺痛。甚者食管窄狹。不久餓死。老人重病後。及好酒之徒。如患本病。

未完

滑潤○滑則水氣甚。潤則津液足。全舌淡白滑嫩無點無罅縫無餘苔者。虛寒痰凝也。如邪初入裡。全舌白滑而浮膩者。寒滯中宮胃陽衰也。若全舌白而有點花罅裂積沙等苔者。眞熱假寒也。（面苔刮不淨底色却隱紅多刮欲嘔重刮則沙點旁或出血少許此假證也。最易惑人宜辨之）滑而黑者。水極似火也。若舌潤而白者。陽氣內虛也。舌潤而黑者。陰衰於裡也。

乾燥○乾爲津乏。燥爲液涸。皆屬熱毒亢甚。胃陰欲竭之勢。立方切忌溫燥。必須以存津爲先。若燥而白者。胃陰亡也。燥而垢者。疫熱甚也。燥而黃者。胃熱結也。燥而黑者。熱極而陰竭也。若全舌黃黑積滯或乾焦罅裂芒刺者。實熱也。如全舌絳色無苔。或有橫直罅紋。而舌短小者。陰虛液涸也。（如見黑厚焦乾裂縫芒刺之舌。卽用老生薑均平輕擦。卽脫。舌底必淡白不紅。口渴不多飲。是眞寒假熱也。如薑擦面苔堅不退。而口極渴喜多飲。是寒實熱甚也。宜慎辨之。）

厚薄○苔薄者。表邪初見。苔厚者。裡滯已深。白而薄者。寒邪在表。或氣鬱不舒。

白而厚者。中虛素寒。或濕痰不化。黃苔薄而滑者。表猶未罷。熱未傷津。黃苔有根地而濁者。邪已入裡。若黃濁愈甚。則入裡愈深。熱邪愈結。黑苔焦枯者。火熾水竭也。汗出不徹。則舌亦焦枯。發汗則焦退。

鬆膩○鬆者無迹。揩之卽去。爲正氣將欲化邪。膩者有形。揩之不去。爲穢濁盤踞中宮。故凡苔糙者。穢濁也。粘者。痰涎也。

滯鬱○食滯於中宮。則舌現灰白。滯積甚則黃厚。灰白宜消運。黃厚宜攻下。食消則苔必自退。邪鬱於血分。則舌紅。鬱甚則舌紫。紫而枯燥者。血鬱熱甚也。紫而滑潤者。寒鬱血瘀也。鬱於氣分者。則舌浮白而薄也。陽爲陰鬱。則舌青。升陽則青退。陰竭則舌光亮。陰枯多死。

紋點○苔點凸而起瘰者。梟毒內伏也。凹而缺陷者。藏形萎頓也。苔有斷紋者。土燥水竭也。苔點如粞者。內有蟲慝也。

偏全○全者苔鋪滿地也。爲濕痰滯中。偏者苔或偏內偏外也。凡外有苔而內無者。邪雖入裡而尤未深也。內有苔而外無者。裡邪雖減。胃滯依然也。

周雪樵曰。麻黄配附子治浮腫症。最爲神效。余開診後。用之而效者。不下五六人矣。第一爲夏穗卿曾元之夫人。舊患腫脹病。今年復發。凡以五皮飲及行氣等藥治之者。多不應。余於行氣藥中加麻黄附子。僅二劑。腫退頗速。第二爲孫燕秋進士之夫人。患臌脹症。已垂危亦以此治之。腫亦全退。後凡遇腫脹症。無不以麻黄附子治之。而亦無不愈者。近治常州人之小兒病。兒年三歲。病係喉痧後。內腎有傷腹脹面腫。一目以腫而閉。四肢腫而有光。所奇者肘膝以上則俱不腫也。余用五皮飲加附子麻黄。初用麻黄僅四分。然一劑後。閉目已開。因逐漸減附子而加麻黄。三劑而腫退。脘腫亦漸退。至五劑。則足腫亦退至半矣。嗣以五皮飲合二陳湯調理而痊。近又治何靜淵夫人。氣血瘀滯。易於小產。易於浮腫。時覺惡寒。飲食無味。爲時已久。余以附子麻黄歸芎赤芍延胡烏藥青皮厚朴枳殼藿香生甘稍等治之。囑以漸加麻黄至一錢爲度。以漸加附子至二錢爲度。今將其來書節錄其下。以爲之證。

（上略）敝內浮腫身面俱退。面色亦淸正。胸腕如常。惟脚上浮腫。每於下午時仍然稍現。刻已將麻黃附子照法加至一錢二錢矣。近當炎夏之初。煎藥頗多未便。　先生曾囑以腫退後可由郵局寄函。擬一丸方。故將原方奉上。請　賜一方。卽希寄下。不勝感戴之至。自此方出而鄉僻之宿醫羣驚爲駭異。且有囑余以不可服。恐變病云云。僕置之不問。照法遞加遞進。諸恙霍然。雖足上稍有腫象。然視前象已不知相去幾何矣。自貴報第四期出表彰麻黃附子之所以退腫之原因。而益信　先生用藥之奇且神。豈管窺蠡測之醫所能見及哉。（下畧）

又曰、風寒咳嗆。初起時宜以麻黃發其汗。使邪由毛竅出。否則歷久不愈。未有不成肺癰者。余每遇此症。輒師小青龍法以麻黃五味子投之。皆數劑而愈。五月中英租界石路一孫君者。延余診其病。悪寒

醫案

▲偏門外跨湖橋金錦三君之母、年五十七歲、患病三年、醫治罔效、於三月二十日報告病情、開特別評議會、次日會員往診、酌議治法、列方於後、

(病源)據述丁未年八月間因怒陡動肝風。人隨坐到。昏厥不省人事。嗣用河間地黃飲子蒸露法。服後隨醒。此後屢醫罔效。

(病狀)右半身麻木痺痛。右耳後至項皆腫。手臂微腫。自汗。胸膺、腹背、悶多在右邊。口燥而渴。頭暈目眩。便結溺利。寒微熱甚。日四五作。得噯與便。胸腹頗寬。五更微咳。略見微喘。以表測其體溫。適一百度。

(病所)以臟腑論。則肝胃腸受病。延累於肺。以神經論。右邊脊腦筋皆麻痺。

(病變)久延防血液枯涸。腦筋癱瘓。

(診斷)左脈弦勁而長。溢出寸口。右脈軟大無力。寸尺下墜。舌苔微黃。尖邊俱紅。參合病狀病源。中醫所謂右瘓。西醫所謂偏癱是也。凡偏癱症。男子恒在左。女子恒在右。歷驗不爽。病在半年以內。仿徐洄溪治法。用聖濟

大活絡丹。往往奏効。今已延及三年。在中醫既無必効之方法。卽攷諸東西醫。亦皆云豫後不良。病已至此。直可斷之曰不治矣。

(療法)議甘鹹法增液熄風。辛潤法活血通絡。參以疏導法宣肺氣以通腑。

(藥方)羚羊角　錢半　眞新絳　錢半　淡蓯蓉　二錢　杏仁　三錢

桑麻丸　三錢包煎　旋覆花　三錢包煎　黃草川石斛　三錢

鮮生地　五錢　東白薇　錢半　括蔞皮　二錢　括蔞仁　四錢

聖濟大活絡丹　半粒研細用絹包煎

溧淡陳海蟄　三兩　嫩桑枝　一兩　開水洗(二味煎湯代水)

(看護)戒惱怒。節飲食。避風寒。無風時多開窗戶。服藥後二句鐘方可飲食。切忌對之流涕。動病人悲憂之感情。

駱保安　陶芝蘭

趙逸仙　前月廿一日會診

陳心田　汪竹安

◉會場記事

二十日本會開週年紀念大會。是日午後四時開會。會員到者四十餘人。來賓十餘人。先由會長何廉臣君宣佈開會詞。繼由酈鳳鈞君、代會計員蔡鏡清君。報告一年內之收支統計。繼由庶務員何幼廉君報告一年內之事務。又由編輯員駱保安君、報告本報已出十一期。五月爲本報週年。於六月後擬歸集股辦法。幷加增內容。擴充報務。經全體贊成。又宣佈杜同甲君來函。及孫寅初君、陳越喬君意見書。又由評議部趙逸仙君、演說戒烟方法。及提議神廟藥籤之害。任漢佩君演說醫學補習爲當今之急。宜妥籌辦法。再由何廉臣君、宣佈改名紹興醫學會之理由、及議決章程。並演說改良藥籤及籌辦補習科方法。繼請會員分任本會經費。終則投票選舉職員。何廉臣、包越湖均最多數。次爲任漢佩君。當由職員中提議主留何廉臣君仍爲正會長。以包越湖任漢佩二君。副之。包任堅辭不認。遂公議推升次多數趙逸仙君駱保安君爲副會長。並分任編輯義務。會務既畢。有來賓金錦三君因母病三年。屢藥無效。請會中研究病情云。

◉◉新發明戒烟之實驗

高純生謹述

鴉片流毒中國將百年矣。食之者衆。戒之者寡。其間雖有創深痛鉅悔悟自新。又苦無良法以濟之。故欲戒而終不能戒也。大抵戒煙之法宜速而不宜緩。一鼓作氣。再而衰。三而竭。今之戒烟諸方。或用煙灰。或用嗎啡。吞服經年歷時已久。而癮則猶是。庸有濟乎。近來　朝廷銳意維新。禁煙之令雷厲風行。逾限不戒。將定煙律。分等科罪。僕廣採羣書。遍試諸藥。惟有紫背金牛草一味。無毒質。無流弊。試驗多人。已著成效。山林草野。隨處皆有。形似白菜較小。土名山白菜。面有白毛。至老背底現紫色。梗中空。枝葉對節而生。味苦甚於黃連。春夏之交抽穗起蕻。開小白花。入秋結子。子落次年生苗。春夏秋三季均有。冬則凋枯。凡採此草。晒乾研末。水泛爲丸。食烟一錢者。服丸一錢。癮前開水送下。如再吸烟亦無煙味。此其抵制烟性之力也。服之日久。腸胃中積毒。俱從大便帶出。色或黑或青。雖年久癮深者。悉可戒除。其性涼而無毒。兼治痔瘍熱毒諸症。如不食烟者亦可服食並無醉腦之弊此草誠濟世之良方指迷之寶筏也嗚呼黑水茫茫誕登無路得此新發明之效力芙蓉屆內撥毒霧而見青天東亞病夫庶不至貽譏於白種也

丙午七月既望趙子逸仙泛舟於鑑湖之西舟子告予曰本年竹醉日有白人某乘吾舟遊七星巖僕烟癮本深忘却購烟中道癮發舟不能進白人登岸閒眺意以爲棄舟而陸也及歸舟有搓熟野草兩團令先嚼其一明日再嚼其一自此可無癮矣試之果然今高純生君新發明之紫背金牛草意者其即此歟

編輯員趙逸仙謹書

◉提議講演討論爲本會首務之急

任漢佩

本會於去年三月大會選舉時到者有七十餘人之多咸謂風氣初開羣賢薈萃吾紹醫林之發達當在指顧間及至常會人遞見少甚至十餘人或七八人不等即在到者亦一聚即散非不欲研究直無可討論耳先盛後衰幸不貽笑外人者在報之不停故也今將本會簡章通過同志諸君欲立本社於不敗之

本會首務之急

地。似非始終如一。研究爲首務之急。不可。本會簡章第二節。一則曰輸入新理。再則曰闡發舊學。若大會有人。常會無人。試問新理從何輸起。舊學從何闡起。其勿貽有名無實之誚幾希。鄙人統閱全章。獨於第三節丙字條下邀請講員。第六節討論時症兩層。最爲贊成。但於會外延東西醫。則經費苦無所出。延中醫則程度未必能駕乎本會會員之上。鄙見諸君苟能破除勝負之成見。以演講爲研究之萌芽。於本會員中公選平日考求東西學者若干人。講演新理。融貫中學者若干人。講演舊學。無師弟之名。無高下之資格。或是或非。互相辯駁。俾蹈研究之實地者一也。至時症初起。緩急不同。症之緩者。可於常會時討論病理。本報中詳載治法。症之急者。凡我同會一再經歷。無論診治之得法與否。即宜通報會長。刊發傳單。公同議定急救方法。先由公報廣佈。然後將診治理論續登本報。俾收研究之實效者二也。以上兩層。俱照本章通變辦理。鄙見如此。未識諸君以爲何如。

介紹新醫書

丁君仲祜無錫人研究醫學十餘年成書二十餘種付印成書者有十種由本社代售列名於下爲醫界同志之介紹云○內科學綱要二元○醫學指南二角○實驗却病法三角新傷寒論六角○新內經一元四角○醫學補習科講義三元○看護學七角○藥物學綱要共十六章洋裝精本每部一元五角○內科全書共分七類洋裝精本每部兩元○醫學綱要共分三編每部一元二角十○癆病預防法共二十一章洋裝精本每部五角○育兒談共八章每部四角○竹氏產婆學洋裝精本每部六角外埠寄費自理郵票不收此佈

通訊○臨平陳槭喬君來函

敬肅者。吾國醫學。數千年歷聖相傳。病理療法。確有見地。迄今世衰道微。外人乘虛而入。恃其解剖器械之精良。痛詆中醫不遺餘力。而國民之受其魔障者。亦以中醫視若贅疣。幾欲取括醫書。盡付一炬。若不共起圖存。恐炎黃壽世之文。難乎免於今之世矣。深幸大江南北。迭有興者。立醫會。創醫報。大聲疾呼。發人猛省。不特為醫界之功臣。亦以全國民之性命。蓋西醫善治外症。因有形迹實驗可憑。若內傷、情志、病機、變幻。古聖之名言精義。恐彼未嘗夢見。每見輕信之人。報入西醫病院。初謂可治。旋進猛劑。不數日而大命告殂。以吾人寶貴之身命。供彼族試之物品。甚至甘作犧牲。死而不悔。豈不痛哉。僕於各科新學。非不崇拜。特醫學一門。則中西互有短長。不得不審慎而明辨之。第際此競爭劇烈之秋。而欲立於大舞臺。非先整理醫學。出羣力以提倡不可。而謂長夜漫漫大夢未覺。其可恃乎。吾越於去年創立醫藥學社。月出報章。杭垣醫報亦接踵而起。方謂醫學改良。保國粹。強種族。必有如浙江潮之雪浪滔天。後先湧接者。

昨閱。杭州醫學七日報。貴君之通告書。哀痛呼號。言之流血。何期出報僅五期。而內容之困難如此。勢將停止。日後能否維持。正未可必。此外各府縣辦醫會醫報。又復闃寂無人。豈醫界諸君。尙不知天演淘汰公例耶。興念及此。不勝悲惻。今接　惠書。欣知本月二十日。爲吾越醫會成立第一年紀念之期。特開大會。共謀進步。捧讀所訂簡章。立法妥善。有條不紊。仰見擘畫周詳。和衷共濟。可敬可敬。且本會組織以來。既無公款挹注。又無紳耆贊助。僕方憂心孔亟。幸賴諸君子矢心堅忍。得以逐漸發達。現在會員日多。報紙亦日形流暢。此次籌議。擴充著著實地。似無襲虛蹈空之弊。或者吾越人合羣策羣謀之力。爲炎黃一吐抑鬱。爲全國立挽大局。未可知也。拜讀之餘。不禁爲吾紹醫界賀。又不禁爲吾國醫界慶也。僕濫厠醫林。學荒識淺。而又雲天遙隔。未克躬親赴會。與諸君子共相觀摩。挹悵何如。但僕荷承不棄。收錄會中。感優寵之有加。愧報效之無日。惟有馨香禱頌。吾越醫學會千秋而已。茲將鄙人意見數則。陳列左方。伏乞　采納。（一）願何廉臣先生仍聯會長。庶會中應興事宜。得以日逐展布

(二)請諸執事先生勿辭勞瘁。俾免放棄職任。(三)勸諸社友同心同德。共濟時艱。切勿稍存意見。(四)僕入會後。當恪守會章。斷不以個人私義。破壞大局。(五)將來或輔翊撰述之處。以貢千愚一得。(六)在外凡可爲本會謀公益者。無不竭力贊成。(七)願遵丁級每年捐助會費。俟有餘力再圖報稱。(八)僕遠在臨平。未能按期聽講。嗣後務求　諸君子時賜讜論。以匡不逮。然僕更有請者。天下事創始甚難。守成亦復不易。況過渡時代。陰霾未淨。熟誠任事之人。動輒棘手。事有非局外人所能知。竟有爲人所不諒者。幸乞　諸君子任勞任怨。始終如一。即遇萬不可忍之事。當以大局爲念。意氣自平。挽既倒狂瀾。作中流砥柱。是所望於諸公。無任切禱之至。(下略)

會董翁又魯廣文來函

廉翁保翁尊兄大鑒。今因上府。不克到會。歉甚。前偏門一病。如何治療。示悉。爲荷。牛痘本治痘良法。故人蔡雨翁實吾浙痘科鼻祖。渠得之洋商。治法簡易。不致夭殤。近今牛痘往往再出。痲面傷身。不一而足。病在孩童。童有先天之毒。牛爲土濇。凡毒得土卽收入合化。牛漿誠爲良劑。保翁告白有用牛漿。是否養牛已經試驗。其以牛試痘法亦各不同。果用何法。祈詳示。曾見一西醫言西人必連種三次。終身不食櫻桃。誤食致死者甚多。貼身須絨布衫。以中棉含硫多也。(見類書)故櫻桃核、棉紗線、檉柳、(卽西河柳)俗傳發痘頗驗。方見本草萬方。檉柳枝頭。風雨火出。含電故也。方書以瞖痘出爲毒盡。故取龍雷之火。麻疹混用。亦必有害。不可不愼。又西人種痘不但三次已也。學堂軍營有年一種者。疫年再種。人多氣雜。一人染則累及衆人。況國家需用重大。養此人才。期望大用。少數累多。殊爲可憐。況軍中遭痘毒。全軍盡罷。影響於國家者何如哉。吾國每一種卽了。一逢天行。危險殊甚。反沒牛痘之功。而詆牛痘之失。亦風氣未開。擇漿不善所誤也。如徽署教份之師範生。其初人盡以爲水痘。俄而成對。俄而成漿退痂。一一如痘。且喉中舌上皆成對。竊疑前種之毒未盡。從痘毒出耳。獨處藏姦。醫固不易言也。求賜新論。以開茅塞。又肺風嗽痰用麻黃須配石膏。麻附辛一方。爲寒哮設。誤用卽關性命。與風火鬱熱症屬反對。尤宜注意。此上

◉◉敬告越中種痘家　（育兒要則）　駱保安

（甲）未種痘前預宜注意

（一）年齡須知

凡小兒生後四越月至一週歲者。即宜種痘。此爲初種最善之期。因其知識尚鈍。不覺苦楚。種之良切勿聽信神巫星瞽而拘幾歲宜種不宜種之說。致染天痘而貽後悔。若過歲以上之兒。如生齒期、如離乳期、非不宜種。因其知覺已靈。不特種時困難。即種後亦多障碍。種之次良。惟兒生未滿百二十日。切不可種。

（二）時候須知

牛痘四季俱可種。且較鼻苗種穩當。最適宜者。莫如春之二、三、四、月。秋之八、九、十、月。兩種期。就中又以三、九兩月爲尤佳。若遇天痘流行時。不拘何季種之。決無害。惟空氣極寒、極熱、時宜避之。否則證候必變重。易起炎性合併病。

（三）體質須知

種時以兒體健全。抵抗力强。甚毫無疾苦。爲最宜。若兒體薄弱。及患急性熱病。氣管支加多流、腸加多流、蔓延性皮膚病者。均不宜種。然遇天痘流行。亦不拘此。惟罹腦水腫、急癎及腦膜炎者。必俟體力恢復。方可施種。否則恐起險症。

(乙)既種痘後尤宜注意

(一) 飯食須知

種後十天之內宜吃筍、與香蔴、菇、麪、與糯米、粥、蝦、與黃鱔、黃魚、鷄、腰、燕窩、鵝尾子、等發物。此後卽以腐皮、筍、乾、白菜、瑤柱、淡菜、鯽魚、猪腰、肚、肺、精肉、鹽鴨蛋、火骹、以及北麪、米糕、藕粉、芡實、牛乳等物、以調養之。均須和淡少吃爲妙。忌食葱、韭、大蒜、香甜、辣味、油膩、煎炒、各色水菓、猪頭、鵝肉、一吃鹹、鯗、各霉、蒸物。約一百日。惟素常食慣之物。可不必忌

(二) 衣服須知

十二天後。宜時刻察看。不可大意。其所穿裡衣。須用綢小衫。或舊洋布小衫。亦好。袖須寬大。切勿漿硬。庶乎柔軟。不致擦破。或預備兩側有紐之菱式綳帶二以棉布爲之。內實棉絮。用包兩膊患部最好。

(三) 居處須知

居室宜清潔明亮。調適溫度。毋使過寒。時通空氣。毋使過熱。蓋覆亦宜適中。不可過厚。切忌行經婦人、抱負以及父母房事、葷酒、穢氣、燈、柴烟、燼、溝渠、汚物。悉宜避之。

◉◉紹興醫學會簡章

第一章　定名

第一節　本會於戊申三月成立原名紹興醫藥學研究社現以杭滬名地均立有醫學會特改名曰紹興醫學會以期名稱合一幷資聯絡

第二章　宗旨

第二節　本會以研究東西醫藥專門科學輸入新理交換智識幷闡發吾國固有之醫藥學爲宗旨

第三章　會務

第三節　本會辦理之事務如左

（甲）編輯醫藥學報　是報已於舊歲六月出版現暫仍舊章按月出版一册徐圖擴充

（乙）編譯醫書　中醫古方多奇効而理論間有蹈虛西醫理論精確務在實驗而用藥究嫌峻猛本會擬中外並參擇尤編譯以發明新學而

保存國粹

(丙)設講演會　邀請精於東西醫學及中醫根柢純粹者爲本會講員分期講演醫術闡發病源並試驗藥物器械解剖諸術共收觀摩之益

(丁)辦施醫院(施診辦法另訂專章)

第四章　會員職務及權限

第四節　會長一人副會長二人評議員十六人會董若干人書記二人會計一人庶務二人

(子)會長　由會員中公舉醫理優長品行端正素有聲望者任之凡會中整理事宜釐訂學報均由會長主任之

(丑)副會長　由會員中公舉充任凡一切會務及編輯學報均有協助會長公同籌辦之責如會長不能到會之時由副會長代表之

(寅)評議員　會中施行事宜及應病家之詢問會員恐未能全體到齊先由會員中公舉歷有經驗識見明通者爲本會評議員凡有事故開

特別會時均邀評議員到會以代表全體會員各陳意見即以多數取決之

(卯)凡有志醫學願入本會者經會員一人之介紹並繳納會費者均得爲本會會員

(辰)精通醫術聲望素著之士因行醫他處或遠在鄉僻不能按期到會而願表同情於本會以經費及著作扶助本會者公推爲本會贊助員

(巳)素有聲望之紳耆及商學界熱心之士倘蒙惠助經費當推爲本會名譽贊成員

(午)由贊助員名譽贊成員中公邀若干人爲本會之會董有糾察本會施行事宜之權

(未)書記擔任繕錄平議及研究各件此外證治驗方及新書新報中有關於醫藥之事者悉須錄存副本

(申)會計任收支經費報告年結等事

(酉)庶務任會中一應雜事及發行醫藥學報

(戌)本會經費支絀會中各項職員如編輯書記會計庶務等員暫由同人擔任義務由會員中公推俟會欵充裕後再行公議酌給薪水

(亥)會長副會長評議員及各項任事人員均以一年爲任聯舉者得聯任

第五節　凡本會會員無論門診出診如遇疑難重大證候經一二方後大有効驗者須將症治方案赴會報告應派員調查果係一手治愈除由本會登報表揚外並入册登記年終按員比較其治愈最多數者推爲本會優等會員

第六節　時症初起病理藥用須及時討論者應開特別大會由會長發傳單邀集會員公同研究如病家有疑難雜症本會員屢治無效欲由本會開特別會商議治療法者由本會員邀同病家到會報告情形經開會公同研究擬定治法後仍由原會員如法施治以全名譽惟開會時必須酌助會費

近聞

日本醫士來浙遊歷

日本醫士靑木麟太郎君。由蘇至浙遊歷。考察醫學情形。已由該管領事函致各地方官照章妥爲保護。聞至杭後。暫留數日。卽欲買棹矣。

議飭各省創立官醫院

民政部堂憲以該部設立醫院以來。頗著成效。各省巡警道漸次設立。而醫局亦應推廣。擬飭各省督撫。先在省城創設醫局。所需經費由何項指撥。卽行報部核辦。

民政部訂醫生誤殺專律

民政部以醫生不明醫理。誤殺人命。已飭司員。訂專律。

太醫院有設法改良消息

太醫院各醫官。不解新學者居多。甚至有不知衛生爲何物者。聞某相國已致忠諫於攝政王。云人生性命。非同兒戲。亟宜設法整頓。以資改良。

續本報第十期勘誤表

	頁	行	誤	正		頁	行	誤	正
學說	八	廿二	甘	人	醫案	九	十三	婁	叜
雜錄	十	五	無亦字			十一	十三	而	雨
	十二	廿三	晤	悟		又	廿四	晤	悟
	又	廿六	失	識	通訊	十四	十二	險	驗

本報第十一期勘誤表

	頁	行	誤	正		頁	行	誤	正
論文	一	二	遠	重	學說	五	四	濕	温
	二	廿二	也	者		又	廿四	續	縷
通訊	十二	十六	[illegible]	絲		七	九	羔	黑
	又	又	多一之字			又	十三	羔	黑
	十三	一	落一道字						
近聞	十五	八	落一[illegible]字						

代派

醫學報　每月兩期每期售英洋三分郵費在內定閱者預繳報資半年

上海醫報　每月一册每册六分郵費外加報資先惠

醫學世界　理法兼到組織完善每月一册每册英洋一角七分郵費在內定閱者報資先惠

編輯者　紹興醫學研究會
印刷者　紹興印刷局
總發行　紹興宣化坊醫藥學研究社事務所

宣統元年四月十五日出版

●●售報價目表　　每月望日發行

●●全年十二册　五角

●●半年六册　三角

●●每月一册　六分　（外埠郵費另加）

●●廣告價目表

本報廣告以行計

每行以三十字爲率

第一期每行收費一角

第二期至第五期每行均收費六分

第六期以上每行收費三分

持別廣告及刊刻大圖表者價另議